新入职护士应知应会手册

葛　萍　王海燕　刘君香　李银铃◎主编

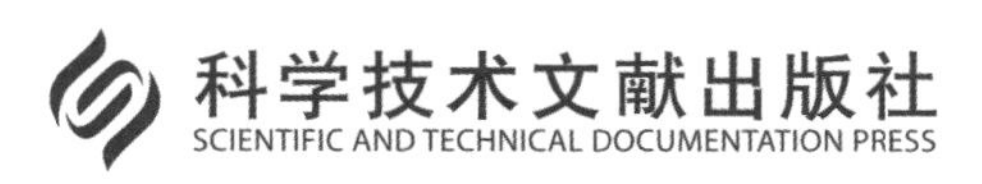
科学技术文献出版社
SCIENTIFIC AND TECHNICAL DOCUMENTATION PRESS
·北京·

图书在版编目（CIP）数据

新入职护士应知应会手册 / 葛萍等主编. —北京：科学技术文献出版社，2020. 8
ISBN 978-7-5189-6892-3

Ⅰ. ①新… Ⅱ. ①葛… Ⅲ. ①护理学—手册 Ⅳ. ① R47-62

中国版本图书馆 CIP 数据核字（2020）第 126819 号

新入职护士应知应会手册

策划编辑：张　蓉　　责任编辑：彭　玉　张　波　　责任校对：张永霞　　责任出版：张志平

出　版　者　科学技术文献出版社
地　　　址　北京市复兴路15号　邮编 100038
编　务　部　（010）58882938，58882087（传真）
发　行　部　（010）58882868，58882870（传真）
邮　购　部　（010）58882873
官 方 网 址　www.stdp.com.cn
发　行　者　科学技术文献出版社发行　全国各地新华书店经销
印　刷　者　北京时尚印佳彩色印刷有限公司
版　　　次　2020 年 8 月第 1 版　2020 年 8 月第 1 次印刷
开　　　本　787 × 1092　1/16
字　　　数　407千
印　　　张　22.5
书　　　号　ISBN 978-7-5189-6892-3
定　　　价　98.00元

主编简介

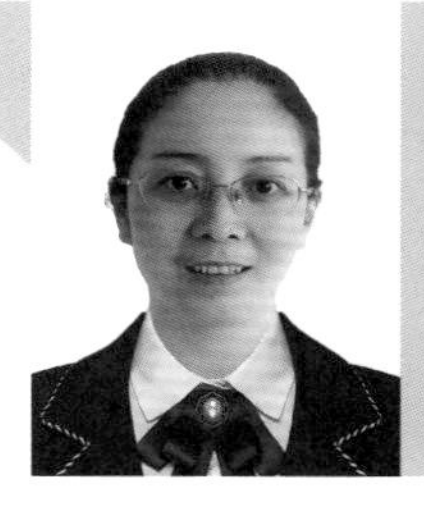

葛　萍

主管护师，青岛大学附属医院西海岸院区康复医学科护士长。2003 年毕业于中南大学湘雅医学院，现任山东省医学会康复护理专业委员会青年委员、山东省护理学会康复护理专业委员会青年委员。主编著作 2 部，参编著作 7 部，以第一作者在核心期刊发表论文 1 篇。

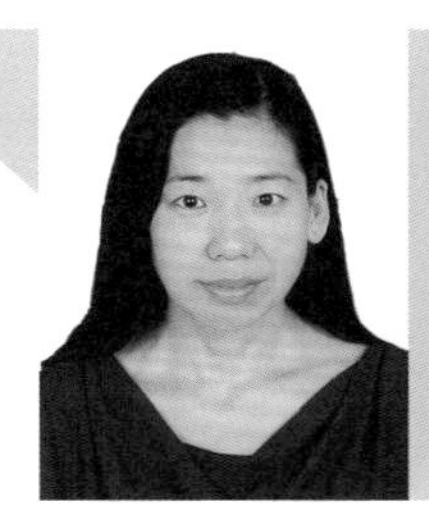

王海燕

主管护师，青岛市第八人民医院妇科护士。2008 年毕业于潍坊医学院。

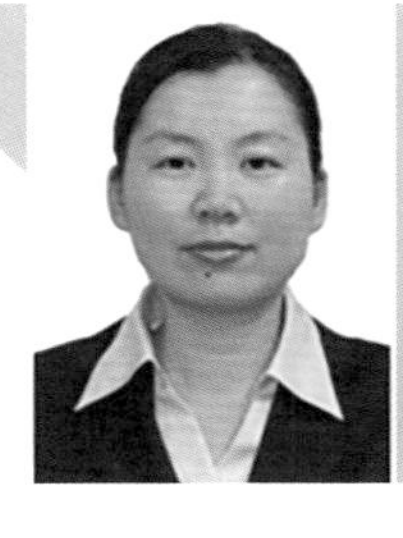

刘君香

主管护师，青岛大学附属医院西海岸院区泌尿外科副护士长。2007 年毕业于中南大学湘雅医学院，现任山东省护理学会外科护理专业委员会青年委员、山东省护理学会泌尿外护理专业委员会青年委员。参编著作 3 部，以通讯作者在核心期刊发表论文 1 篇。

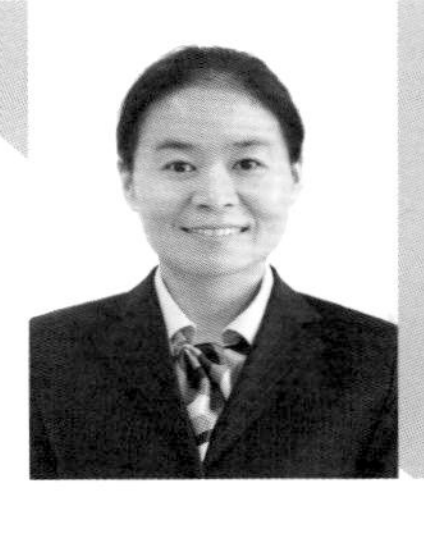

李银铃

主管护师，青岛大学附属医院西海岸院区胃肠外科副护士长。2007 年毕业于山东中医药大学，现任山东省护理学会普外科护理专业委员会青年委员。参编著作 5 部，以第一作者发表论文 5 篇。

编委会

主　　编　葛　萍　王海燕[1]　刘君香　李银玲

副主编　王　欣　王　蕊　金成彦　张　华　杨蕾鹏[2]　高　莹[3]

编　　者（按姓氏拼音排序）

安贝贝　安妮娜　卜林红　常　飞　车淑玉　陈　秀　陈媛丽
崔晓凤　崔亚坤　代若霖　丁　静　杜伟朋　范靓靓　甘新盼
高　旗[4]　高　鑫　高　莹　葛　萍　顾增忠　郭　菁　郭梦雪
郭小丽　韩　璐　韩　艳　韩　臻　韩娜伟　郝教珍　郝丽娜
郝文婧　何亭亭　嵇雨馨　江　冰　姜　鹏　姜申忠　金成彦
金延春　金永臻　匡文斐　李　卉　李　晶　李　丽　李　雪
李亮亮　李漫漫　李蒙蒙　李梦楠　李银玲　李媛媛　林森森
林绍梅　刘　娜　刘　宁　刘丙花　刘君香　刘鲁黔　刘鹏辉
刘晓冬　刘学超[5]　刘园园　马云梅　毛　娟　毛伟芳　毛亚静
倪萍萍　宁桂新　綦明珠　钱济聪　秦建华　秦剑剑[6]　渠雪红
任常洁　邵　群　时　艳　宋林芝　孙佳丽　孙盼盼　孙晓儒
王　程　王　洁　王宝玉　王飞飞　王海韬　王海燕　王金凤
王　静[7]　王丽君　王　璐　王　蕊　王　欣　王　新　王　旭
王运芳　魏　颖　吴飞飞　吴国才　邢晓燕　徐瑞霞　徐向朋
徐晓芳　许　红　闫　慧　杨　蕾　杨蕾鹏　杨岩岩　于　滨
于佳佳　于天倩　于尉杰　袁荣荣　张　华　张　敏　张爱玲
张莎莎[8]　张晓燕　张秀华　张玉环　赵　萍　赵　燕　赵春燕
赵希芹　赵祥祥　赵元元　邹晓君　邹莹莹

编者单位　1. 王海燕（青岛市第八人民医院）　2. 杨蕾鹏（招远市人民医院）　3. 高　莹（山东大学齐鲁医院）
4. 高　旗（海军青岛特勤疗养中心）　5. 刘学超（青岛市精神卫生中心）　6. 秦剑剑（海军青岛特勤疗养中心）
7. 王　静（滨州医学院附属医院）　8. 张莎莎（泰安市立医院）
（注：其他编者均来自青岛大学附属医院）

前 言

护理是一门应用学科。护理人员必须按照国家相关法律和护理行业规范开展相应的护理项目，有条理、有目的、有计划地完成基础或常规护理，并且要及时观察、了解患者的生命体征变化等情况，根据获取的信息，以配合医师完成对患者的治疗。护士执业的过程是反复实践、获取经验、不断提高的过程，而从学校教育到临床工作是一个大的跨越，如何能够更好地完成角色转变以适应临床工作，这一直是护理教育者面临的一项重大课题。除做好心理准备外，从事护理的工作人员还应提前掌握临床护理工作中需要的知识、经常面临的问题及经验性的应对方法。这样，在临床工作中就会少走弯路，达到事半功倍的效果。

本书对护理入职后面临的诸多问题进行了梳理，主要从护士岗位规范、护理核心制度、护理不良事件、临床“危急值”报告、临床护理应急预案、医院感染相关知识、药品管理、药物渗出与外渗、抢救基本知识、护理常规、常见外科疾病的病情观察及健康宣教、常见内科疾病的病情观察及健康宣教、护患沟通原则与技巧、护理文书书写规范、护理常用评分量表、病区规范化管理标准等方面做了详尽的介绍，使新入职护士可以尽快融入工作并找到工作重心。

本书编写人员皆来自临床护理一线，具有丰富的工作经验，并且部分编者还参编过护理方面的规划教材。本书在编写过程中还查阅了大量法律、法规、条例等资料，以求能够更准确地将内容呈现给读者。最后，对本书存在的不足之处，欢迎广大读者批评指正！

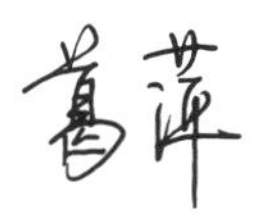

青岛大学附属医院西海岸院区康复医学科

目　录

第一章　护士岗位规范

第一节　护士岗位行为规范

护士岗位首先要遵守劳动纪律。上班时间坚守工作岗位，遵守劳动纪律，按时到岗，不脱岗，不迟到，不早退，不无故请假。工作中做到四轻，即说话轻、走路轻、操作轻、开关门窗轻。保持良好的工作环境，不在护士站大声喧哗，不扎堆聊天。上班时不带手机、不玩电脑等，不看与业务无关的书籍。工作时间内不干私活，不打私人电话，不允许带家属和孩子值班。不在护士站随意吃东西，不在工作场所嚼口香糖。

一、基本行为规范

（一）站姿

站姿又称立姿，是一种静态的姿势。

1. 基本站姿

基本站姿适用于庄严隆重场合，如升国旗、接受奖励等。

（1）基本要求：身体与地面垂直，上身和头颈正直，双目平视，颌收肩平，双臂自然下垂，双腿并拢站直，肌肉略有收缩感，两脚尖分开约一拳距离，重心放在两脚正中。

（2）常用站立脚位：双脚呈“V”字形，两脚跟并拢，脚尖分开约一拳距离，男女均可采用；“丁”字形，一脚跟放于另一脚的内侧中点，两脚成90°，可以左脚在前，也可以右脚在前，多为女士采用；平行型，双脚平行分开不超过肩宽，常为男士采用。

2. 不同站姿

（1）女士站姿：①基本站姿，双脚呈“V”字形或呈“丁”字形，双手自然下垂于身体两侧，掌心内向，适用于同事间交流；②标准站姿，双脚呈“V”字形或呈“丁”字形，双手自然并拢，双手相握，被握手的指尖不能超出上手的外侧缘，双手拇指自然弯曲向内，交叉向握于小腹前，适用于迎送来宾、前台导医、课室大查房、早交班或会议服务；③沟通站姿，双脚呈“V”字形或呈“丁”字形，双臂略弯曲，双手相握或双手四指相勾，手腕微微上扬，至于中腹部，高度平脐，适用于与人沟通或主持活动。

（2）男士站姿：①男士站立时，双脚呈“V”字形，双手自然下垂于身体两侧，适用于同事间交流；②双脚平行分开不超过肩宽，右手握住左手腕上方，自然贴于腹前，适用于科室大查房、早交班或会议服务等；③双脚平行分开不超过肩宽，右手握住左手腕上方，自然贴于腹前，适用于迎送来宾、前台导医或会议服务。

（二）行姿

行姿也称走姿或步态，指人在行走过程中形成的姿态。

1. 基本行姿

行走时头正肩平，双目平视，挺胸收腹，腰背正直，双臂前后自然摆动，前摆约 35°，后摆约 15°，足尖向前，呈直线行走，步幅均匀，步态轻盈。

2. 不同场合的行走礼仪

（1）工作场合步幅不宜太大，但要求频率稍快，以体现效率与精神风貌。

（2）上下楼梯应遵守安全礼让、先下后上、方便他人的原则。与尊者或异性一起下楼，要走在前面，以保护后面的人免出意外。

（3）出入电梯应遵守安全礼让、先下后上、方便他人的原则。与尊者或异性一起同乘有人控制的电梯时，应先进后出；若同乘无人控制电梯时，应先进后出，主动控制电梯，为他人提供服务。乘坐扶梯时，遵循左行右立的原则，方便他人行走。

（三）坐姿

坐姿是在就座和坐定之后所呈现出的姿势。

1. 基本坐姿

坐姿包括就座和坐定后的姿势两部分。

（1）就座：入座时“左进右出”，臀部占据椅面的 1/2 ～ 2/3，衣服捋平，动作轻缓，不拖拽椅子。

（2）坐定：入座后挺胸收腹，双肩平稳，上身微微前倾，双膝并拢，小腿略后收，双手互叠或互握，自然放于腹前或大腿上；男士双膝可分开，双手可置于膝上。

2. 常见的几种坐姿

（1）双腿交叉式：适合女性；双膝并拢，双脚在踝部交叉；交叉后的双脚可以内收，也可以斜放，但不宜向前方直伸出去。

（2）双腿斜放式：适用于穿裙子的女性，双腿斜放于一侧，斜方后的腿部与地面成45°，双臂自然弯曲，双手放于大腿上。

（四）蹲姿

蹲姿是拿取低处物品或捡起落在地上物品时所采用的一种暂时性体态。

1. 基本蹲姿

下蹲时一脚在前，另一脚在后，头略低，上身挺直前倾，双膝并拢，两腿靠紧，臀部向下。

2. 拾物蹲姿

拾物蹲姿又称高低式蹲姿，是工作时常采用的一种蹲姿，男女均适用。其特征是双膝一高一低，下蹲时，一脚在前，一脚在后；一脚完全着地，小腿基本上垂直于地面，另一脚脚掌着地，脚跟提起；女性应靠紧两腿，男性则可适度将其分开；捡拾物品时，头略低，上身挺直前倾，目光注视物品。

二、护理工作行为规范

1. 推治疗车方法

在站姿和行姿的基础上，护士位于车后无护栏侧，用双手扶住车缘两侧，双臂均匀用力，中心集中于前臂，把稳方向，躯干略向前倾，抬头，挺胸直背，步伐均匀，轻快平稳前进，停放时应稳定，勿使物品掉落。推车时，如发现车辆有噪声，应及时维修。

2. 端治疗盘方法

在站姿或行姿的基础上，上臂贴近躯干腋中线，肘关节弯曲90°贴近躯干，四指或手掌托住两侧底盘，四指自然分开，拇指置于盘缘中部，盘缘距躯干5～10㎝，前臂同及手一起用力。行走时保持治疗碗平稳。进入病房时用肘部或肩部将门推开，端起或放下治疗盘时动作应轻稳。治疗盘不能触及护士服，更不能将治疗盘置于腋下用一只手挟持。

3. 持病历夹方法

（1）站立及行走时持病历夹，肩部自然放松，上臂贴近躯干，病历夹正面向内，一手握住病历夹的上1/3，病历夹前部略上抬，另一手自然下垂，或一手握住病历夹中部，放于侧腰处。

（2）持病历夹书写或阅读时，一手持病历夹一侧前1/3处，将病历夹放于前臂上，手臂稍外展，持病历夹上臂靠近躯干，另一手可翻阅或书写。

（3）手持病历时不应持病历的一个角或一端，甩臂行走。

4. 搬放椅子方法

搬放椅子时，人侧立于椅子后面，双脚前后分开，双腿屈曲，一手将椅背夹于手臂与身体之间，握稳椅背，起身前行，另一手自然扶持椅背上端，拿起或放下时要保持轻巧，控制好力度。

三、护士言谈行为规范

护士在与患者交流时，态度和蔼，耐心解释，语言清晰，音调柔和，杜绝生、冷、硬、顶、推或斥责患者的现象；遇到不能立即给予答复的问题，取得患者谅解，明确后再给予答复；对各级领导、参观人员、检查人员、来访者及同事，要礼貌热情，主动接待。

1. 常用礼貌用语

（1）问候语：如“您好”“早”“早上好”“早安”“上午好”“晚上好”等。除此之外，两人相见时，也可微笑和点头示意。

（2）求助语：请求别人帮助时，应礼貌使用表示请求的词语。如“对不起，请问一下”“劳驾，请帮一下忙”“对不起，打扰您一下”。

（3）致谢语：得到了他人的支持、理解、帮助、配合等，都应向对方说致谢的话语。如“谢谢”“让您受累了”“您辛苦了”“麻烦您了”“谢谢您的合作”“感谢您的配合”等。

（4）致歉语：因某种缘故妨碍了他人的事情，给对方造成不愉快、损失甚至伤害，需向对方致歉。如“对不起”“实在抱歉”“请原谅”“真过意不去”等。

（5）送别语：与人分别时，如“再见”“您慢走”“祝您一路平安”“祝您早日康复”等。

2. 言谈的原则

（1）诚恳真切：诚恳与真切是真心待人处事的表现。诚恳的态度，需要言谈者拥有高尚的品质作为支撑；真切的语言，首先表现在言谈的内容上，要讲“真话”“实话”。

（2）待人平等：在谈话过程中，要以自然平等的态度、亲切的话语与人交谈，要理解和信任对方，建立和谐的人际关系。

（3）礼让对方：谈话中以对方为中心，注意听取对方谈话，态度要诚恳、自然、大方，言语要和气亲切，表达得体。

（4）目的明确：是言谈的首要原则。主要为：①传递信息或知识；②引起注意或兴趣；③争取了解或信任；④激励或鼓励；⑤说服或劝告。因此，在谈话过程中，护士要注意谈话的方向性。

（5）举止大方：与任何人的交谈中要做到举止大方，要勇于表达，增加锻炼的机会和自我修正的意识，通过反复实践，逐步做到举止大方、端庄得体。

（6）表达顺畅：在言谈中，避免书面用语；口语交谈时，避免口头语过多。

（7）话语随境：根据不同的场合选择话题。

3. 语言的规范

（1）语音、语调适中，语速、节奏均匀。在交流中，护士要做到发音准确，表达清晰。在公共场合，谈话声音不宜过大。语调要自然，不造作。

（2）用词规范，用语自然，合理使用敬语、雅语和尊称。

四、电话沟通行为要求

1. 打电话的要求

电话作为现代通信工具，具有传递迅速、使用方便和效率高的优点，已成为现代人际交往中的重要方式。虽然电话联系不是面对面的交流，但一个人的“电话对象”仍可通过电话中的声音、语气、语调、内容体现出来，因此，在通话过程中通话双方应表现文明。使用电话时发起一方称为发话人，在整个过程中，发话人始终居于主动、起到支配的地位。要准确无误地传递信息、联络感情、塑造良好的电话形象，必须要做到以下几点。

（1）通话时间的选择：公务电话尽量在工作时间内打，通话时间最好选择双方预约的时间或对方方便的时间，最好不要在晨间过早打过去，也不要在对方要下班的前几分钟打电话，以免给对方造成不便。当然，也不宜上午七点以前、晚上十点以后、用餐或午休时间打电话，而且最好别在节假日打扰对方。同时，拨打电话时还应该先了解对方所在地区的时间，以免打扰他人。通话时间的长短：一般情况下，打电话前，最好先想好要讲的内容，以便节约通话时间，以短为佳，宁短勿长，尽量遵守“三分钟原则”，即打电话时，发话人应自觉、有意识地将每次通话的时间限定在三分钟内。注意对方的反应：在通话开始时，应先询问对方通话是否方便，如不方便，可另约时间；若通话时间较长，应先征求对方意见，并在通话结束时略表歉意。通话时电话突然中断，需由发话人立即再拨，并说明原因。

（2）通话内容简练：发话人内容简练不仅是礼仪上的规范，而且也是限定通话时间的必要前提。因此，发话人要事先准备，简明扼要，适可而止，在通话前应做好充分准备，接通电话后应做好充分准备，接通电话后应首先自报家门，做自我介绍。作为发话人，应自觉控制通话时间，事情讲完，终止通话，这是电话礼仪的惯例，也是发话人的一项义务。

（3）注意事宜：通话之初，应先做自我介绍，不要让对方“猜一猜”。等待对方的过程中不可玩电话、出异响，以免惊吓对方。若拨错电话，不要一言不发，直接挂断，应对接听者表示歉意以免失礼。

2. 接电话的要求

在通话过程中，接通电话的一方，被称为受话人，其通话过程叫接电话，常处于被动地位。

（1）接通及时：在电话礼仪中有一条“响铃不过三”的原则，接通电话以响铃三声以内拿起为宜。因特殊原因响铃过久才接电话，需在通话前向发话者表示歉意，如“很抱歉，让您久等了”等。正常情况下不应不接事先约定的电话，要尽可能亲自接电话，不要随便让别人代劳。

（2）自报家门：在工作场合接通电话时，应先问候然后自报家门。对外接待应报出单位名称，若接线内电话应报出部门名称。如“您好，这里是 ×× 医院 ×× 科室，请问您找哪位？”

（3）注意事项：接通电话时，不要做与此无关的事情。当电话终止时，不要忘记向发话人道一声“再见”。当通话因故中断，要等对方再次拨入。若在不宜接通电话的时候有人来电话，应向对方说明原因，表示歉意，并另约时间，届时由自己主动打过去；约好再次通话时间后，即应遵守，在下次通话开始时，勿忘再次致歉。若在代接电话时，应由对方决定下一步的处理方式，必要时可做记录；代接电话后要尽快设法转达电话内容，转达消息的时间、地点、人物、事件等应正确，严守代接电话的秘密，切勿随意扩散；若发现要找的人就在附近，应告诉对方稍等，切不可大声喊叫。当他人通话时，尽快离开，不要进行“旁听”。

（4）表现文明：语言要文明，打电话时应使用电话文明用语，如“您好，这里是护理部，请问护士长在吗？”请受话人找人或代转时，应说“劳驾”或“麻烦您”，不要认为这是理所应当的；结束时说“不用谢，很高兴为您服务，再见”。态度要文明，发话人对受话人不可厉声呵斥，粗暴无礼，也不要低三下四。通话中，不要对发话人表示出“电话来得不是时候”的态度；若有另一个电话打进来，切忌置之不理，可先向通话对方说明原因，嘱其勿挂断电话，稍等片刻，然后立即接另一个电话，分清两个电话的轻重缓急，再做妥善处理。举止要文明，话筒与嘴保持 3 cm 左右的距离，终止通话时应轻轻放下话筒。在打电话过程中，双方应全神贯注地听或说，如果对方需要你做记录或是查找物品资料时，应迅速完成。声音要文明，也要清晰、悦耳、吐字清脆，给对方留下好印象，使对方对你所在单位也会有好印象。办公室是公共场合，不宜接私人电话，特殊情况下需要接电话时，声音要小，或离开办公场所，不打扰他人办公；接办公室电话时或在其他公共场合打电话时，声音也不宜过大。

下面以情景案例展示护士工作中的行为规范。

◆交往中情景案例

来访者：“您好，我是XX医院来的进修生。”

护士：“您好，XX护士（尊称），欢迎您来XX科进修。”

家属：“您好，请问XX患者住在XX号房间吗？”

护士：“您好，请稍等，我查一下。”“您好，XX患者是住在XX床或XX号房间，请跟我来。”

来访者：“您好，请问XX主任在吗？”

护士：“您好，很抱歉，XX主任正在查房，请您在……（安排到合适位置）稍等一下？”

来访者：“好的，谢谢！”

护士：“XX师傅（尊称），您好，这个化验需急查，麻烦您尽快送到检验科，谢谢！”

XX师傅：“好的，我马上来。”

◆电话交谈情景案例

护士：“您好，这里是XX科。”

来电者："您好，这里是XX（部门名称），麻烦找一下XX（使用尊称，如XX护士长、XX医师或XX老师等）。"

护士："好的，您稍等。"

来电者："我是XX（姓名或职位或部门名称），麻烦转告他方便时给我回电话，谢谢！"

护士："好的，请问还有什么需要帮助您的吗？"

来电者："没有了，谢谢，再见！"

护士："XX老师（尊称），再见！"

来电者："您好，我（这里）是急诊门诊，请问您是XX科吗？"

护士："您好，是的，这里是XX科。"

来电者："我科抢救室XX床XX因患者突发意识清醒1小时来院，已行颅脑CT检查，提示大面积脑出血，目前病情危重……（病情描述），请通知值班医师紧急会诊，谢谢！"

护士："好的，……（复述来电者内容），我马上通知医师。"

五、护理工作中沟通要求

1. 与同事之间

（1）院内同事见面点头示意或主动打招呼问好。

（2）如上级领导、参观者或后勤维修人员等到科室，应起身询问并热情接待。

（3）使用"请""麻烦您""谢谢""对不起""打扰了"等礼貌用语。

（4）使用尊敬、贴切的称呼。

2. 接待急诊患者

（1）患者来急诊就诊时，护士应及时主动接诊，热情询问患者，如"请问您哪里不舒服？"

（2）耐心、准确为患者指明就诊地点及方位，必要时护送患者。

（3）安慰患者及其家属，如"您请坐，医师马上就来""请您别紧张，安静一下，我们马上送您到诊室"等。

（4）急救车送来的患者，应立即推平车迎接患者，送至抢救室或诊室。

3. 接待门诊患者

（1）开诊时先问好，如"您好""早上好""下午好""病员及家属早上好"等，并做必要的就诊说明。

（2）热情迎接患者，微笑服务，态度和蔼，如“请问您有什么问题？”“请问需要我帮助吗？”

（3）回答患者问题简明、易懂，态度认真、耐心，如“很抱歉，今天患者比较多，请您到座位上等候，医师会按就诊顺序叫您，请您关注显示屏”“×× 医师出差了，如果您一定要找他看，下周三或周五上午他坐诊，您看可以吗？您可以提前网上预约或电话预约。”

（4）为患者指路明确、具体，如“请您先到自助机交费，再到一楼药房取药。”

（5）如果不能回答或解决患者的问题，应向患者指明到相关科室或部门询问，必要时可提前电话预约，忌说“不知道”。

4. 接待新入院患者

（1）起立、微笑、热情迎接患者。

（2）主动打招呼“您好”，做自我介绍。

（3）使用礼貌用语“请”，如“请您到这里称一下体重”。

（4）称呼使用尊称，如“先生”“女士”“同志”“大爷”“大妈”“同学”“小朋友”“×× 老师”“×× 主任”等。

（5）对体弱、老年人、重症患者及幼童主动给予搀扶。

（6）热情引导患者，耐心介绍环境，送患者到床旁。

（7）向患者讲解医院规章制度时，勿使用说教及命令的语气，如“使用手机会干扰医疗仪器的正常运行，所以请您在病房内关闭手机。”

5. 送患者出院

（1）祝贺患者康复出院，语调热情、真诚，如“您要出院了，真为您高兴。出院后您要注意饮食和功能锻炼，希望您恢复得更好”等。

（2）真诚地请患者对护理工作提出批评、建议。

（3）如患者提出某些看法，应诚恳接受积极改进，如“谢谢您的宝贵意见，我们会不断改进工作”等。

（4）送患者到病房门口，微笑道别。使用道别语，如“再见”“请慢走”“保重”等。

6. 路遇患者或患者家属问询

（1）院内遇到患者或患者家属问事情，不能流露出急躁、不耐烦的样子或充耳不闻。

（2）停下脚步，耐心指引患者，方位准确，如“B 超室在二楼，请您沿通道直行，然后左拐”。必要时亲自引领至目的地。

（3）如无法解决患者的问题，应使用客气词语，语气委婉，如“真抱歉”“请您到咨询台询问一下好吗？”并向患者指明到相关科室或部门询问。

7. 患者家属或探视人员问询

（1）患者家属的心理多是焦虑、急切、紧张，在亲人患危重疾病时还会出现恐慌、束手无策或孤助无援。

（2）探视人员多是患者的亲朋好友，探视是对患者的关心和关爱。所以，护士应遵循尊重、礼貌、热情、诚恳的礼仪原则，适当地处理和回答问题。

六、行礼致意基本要求

1. 握手礼

（1）握手的方法：行至与握手对象相距 1 m 处，目视对方，微笑致意或问好，上身略向前倾，伸出右手，四肢并拢，拇指张开，掌心微凹与对方相握。上下稍晃动三四次，3～5 秒，同时可伴有“您好，非常高兴认识您”“好久不见”等语言，随后松开手，恢复原状。

（2）行握手礼时的禁忌：①禁忌坐着与人握手，除非身体条件或场所有限；②忌用左手握手，如伸出左手与人握手是十分失礼的行为，即使是左撇子，也要注意握手时伸出右手；③禁忌戴手套与人握手，只有女士在交际场合戴着薄纱手套握手，才是被允许的；④禁忌仅仅只握住对方的手指尖，像是迫于无奈，是公认的失礼做法；⑤禁忌在握手时另一只手插在衣服里或者拿着工具。

2. 鞠躬礼

鞠躬礼是人们用来表示恭敬、答谢或致歉的一种常用方法。

（1）鞠躬的方法：鞠躬施礼时应在标准站姿的基础上，目光注视受礼对象，男士双手应贴放于身体两侧裤线处，女士的双手则应下垂搭放在腹前，以腰为轴，上身挺直，随轴心运动方向前倾，目光落在自己前方 1～2 m 处。可以同时说“您好”“谢谢大家”等，随即恢复原态。

（2）行鞠躬礼时的注意事项：①向他人表示感谢、领奖或讲演之后、同事之间都可行鞠躬礼；②鞠躬的角度，一般前倾 15°左右表示致意，前倾 30°左右表示诚恳的谢意或歉意，可以同时说“您好”“对不起”等（特殊情况下，如悔过等，施以90°大鞠躬）；③下弯的幅度越大，所表示的敬重程度越大，受礼者一般应以同样姿态还礼，但如果受礼者是长者、领导，也可点头致意或握手答礼；④行鞠躬礼时不可抬头观看受礼者，否则会十分失礼。

3. 点头致意

点头致意是在公共场合用微微点头表示问候的一种方式。要求致意者根据环境可驻足或正常行走，面带微笑，目视被致意者眼睛，如人员较多，应扫视全体人员后，微微点头，幅度不宜过大，速度不宜过快，行礼时，在沟通站姿的基础上，面向受礼者，将头部向下轻轻一点，面带微笑，可同时说“您好”。点头致意时将头部向下轻轻一点，1次为宜，不宜反复点头。在一些公共场合遇到领导、长辈，一般不宜主动握手，而应采取点头致意的方式，这样既不失礼仪又不尴尬；交往不深的两人见面，或者遇到陌生人又不想主动接触，可以通过点头致意的方式，表示友好和礼貌。

4. 挥手礼

挥手礼的适用场合与点头礼大致相似，适用于向距离较远的熟人打招呼。行礼时右臂向前上方伸直，手掌心向着对方，其他四指并齐，拇指微张，轻轻左右摆动一两下，不要将手上下摆动，也不要在手部摆动时用手背朝向对方。

5. 微笑致意

微笑致意是应用最广泛的致意方式。在任何场合，只要给他人一个甜美的微笑，即可表达问候。目光注视对方，在对方注视自己的时候，微微一笑。

七、引导礼基本要求

引导礼是指引导他人行进的礼仪。工作中引导他人到达目的地应有正确的引导方式和引导姿势，在引导时应做到心到、手到、眼到、话到，做到规范指引，适时提醒。

1. 近距离提示

客人到达后，引导者应规范地引导客人登记或者就座。具体做法是指在站姿的基础上，行点头礼后，将手抬至一定高度，四肢并拢，拇指微张，掌心向上略倾斜，以肘为轴，朝一定方向伸出手臂，伴语言。如“请签字”“请坐”等。

2. 原地引导

在遇到他人问路时，需进行原地方向指引。具体做法是拇指微张，掌心向上略倾斜，以肘为轴，朝一定方向伸出手臂，眼看中指的延长线，同时说“请往这边走”。

3. 伴随引导

引导者应站在被引导者的左前方进行引导，并伴随得体的交谈，遇到灯光暗淡、拐弯之处及时提醒，如“请左拐”，指引手势应明确地告诉患者正确的方向，在进行交谈时头部、上身应转向对方。

4. 楼梯指引

引导他人上下楼梯时，引导者应在前面，被引导者在后面。引导者应配合被引导者的步伐，以保证其安全。

5. 电梯指引

乘坐升降式电梯时，为确保被引导者安全，引导者应先到电梯门口，控制电梯开关。出入有人控制电梯的顺序是引导者后进后出；出入无人控制电梯的顺序是引导者先进后出。乘扶手式自动电梯时，尽量靠近右侧扶手，上电梯时，引导者居后；下电梯时，引导者在前。

6. 进门引导

轻轻敲门，待对方允许后方可进入，引导者先行一步，先向室内人员点头致意，站在门旁，待客人进入，介绍完毕后，向后轻轻退一两步，再转身走进房间，保持较好的行姿，出门后与室内人员道别再轻轻地把门关上。

八、各部门护士工作要求

（一）门诊护士

门诊护士着装符合护士礼仪要求，要文明端庄，淡妆上岗；工作服清洁平整；护士鞋干净；面部表情自然，态度热情、诚恳、微笑服务，整体效果素雅大方，给予患者及其家属信任感。

1. 接诊护士工作行为要求

（1）热情接待：接诊护士与患者接触时，必须做到主动、热情，语言文明、规范、表达准确，要主动微笑接应就诊的患者及其家属，同时应使用规范语言，如“您好！请问有什么需要帮助的吗？”接诊过程应能够使患者从心底感受到热情和温暖。

（2）主动服务：门诊患者从挂号就诊、做各项辅助检查、交费取药、门诊治疗等要经过若干环节，不同场所，护士应详细说明行走路线和方位，指示患者及其家属看科室标示；对病情较重或者行走不便者，要主动用轮椅或平车协助护送。

（3）主动维持就诊秩序：保持诊室环境安静、整洁，巡视候诊区，安抚就诊者情绪，对年老体弱者主动提供帮助，主动提示就诊者关注显示屏，按顺序到指定区域就诊。

（4）沟通协调，化解纷争：对前来投诉的就诊者要耐心听其诉求，稳定其情绪，耐心做好解释工作，必要时向患者道歉，致谢患者，并及时向上级领导汇报。对于情绪激动的患者或家属，分诊护士应避免冲突，绝对不能置之不理或冷漠待之，应耐心、诚恳地听取患者意见，对患者提出的困难给予积极解决。

（5）积极配合救治：对重症患者，护士应尽快协助引导，与接诊医师做好详细交接。

（二）急诊护士

急诊门诊是医院的窗口，抢救患者生命的第一线。急诊科的护士除了掌握精湛、娴熟的护理技能，还应有高尚的思想品德和良好的心理素质。

1. 急诊护士工作行为要求

（1）基本礼仪要求：门诊护士的着装符合护士礼仪要求，要文明端庄，淡妆上岗；工作服清洁平整；护士鞋干净；面部表情自然，态度热情、诚恳。

（2）急诊分诊护士工作礼仪：急诊患者由于病情紧急，多表现为情绪紧张、惶恐不安。分诊护士应冷静果断，以最快的速度进行病情判断，以简洁明了的语言向患者及其家属了解病史，并予以必要的解释和安慰；耐心倾听患者或家属的陈述；主动帮助年老体弱或活动不便的患者，必要时提供轮椅或平车，协助家属搬运或者搀扶患者进入诊室或抢救室。多个患者同时就诊时，按照病情危重程度依次安排就诊，耐心做好就诊工作。

2. 抢救护士工作行为要求

（1）急救意识：急诊护士应牢固树立急救意识，熟悉每一种急救物品放置位置，熟悉抢救设备性能和使用方法，在抢救中做到忙而不乱，迅速准确。

（2）良好的团队精神：同事间应相互理解、相互尊重，护士与医师密切配合，分工合作，齐心协力挽救患者生命。

（3）高度的法律意识：急诊科属投诉及纠纷高风险科室，护理人员应严格遵循各项操作常规，依法执业，不能随意或自作主张向患者或家属交代病情等。

（4）做好家属的安抚工作：急诊患者起病急、病情重，患者往往短时间内难以接受，表现出焦虑、坐立不安。护士应充分理解患者家属的心情，耐心解答患者家属提出的各种问题，对家属的过激言行，要冷静对待，及时通报患者病情。

（5）患者转科或出院时应耐心交代注意事项，避免使用督促的语言，并请患者对护理工作提出意见及建议，及时解答或反馈。

（三）手术室护士

对患者而言，手术无论大小都是人生的遭遇，恐惧和焦虑是术前患者普遍的心理状态。这要求护士不仅要协助医师进行手术治疗，而且要自觉地以文明礼貌的言行关心和尊重患者，尽可能减轻或消除患者因手术引起的紧张、焦虑和恐慌的心理反应，确保手术的顺利进行。

1. 术前护士工作行为要求

（1）焦虑和恐惧是手术前患者普遍存在的心理反应，护士要在术前做细致的疏导工作。择期手术，手术室护士要提请到病房与患者沟通，主动介绍自己，如“您好，我是您手术时的配合护士”；了解患者的社会背景、生活习惯，针对性地帮助患者熟悉手术的准备工作和注意事项，了解患者对手术的认识和态度；掌握患者的心理状态，耐心解答患者问题。

（2）手术室护士到病房接患者时，要用礼貌的语言仔细核对患者个人信息、术前准备是否完成，给予患者鼓励与安慰。

2. 术中护士工作行为要求

（1）礼待患者，消除紧张：送患者进手术室时，主动向患者介绍手术室的布局、设备，注意遮盖、保暖。患者清醒时，主动询问有无不适，多用亲切、鼓励性语言，如“您放心，我就在您身边”。

（2）举止从容，言谈谨慎：患者进入手术室后一切操作要轻、快、稳、准。护士在进行任何治疗或操作前，用通俗易懂的语言告诉患者操作的目的及配合要点，在细微处体现对患者的关爱。手术开始后医护人员应尽量减少交流，更不能议论与手术无关的话，如非全身麻醉手术时，医护人员更应做到言语谨慎，举止得当。

3. 术后护士工作行为要求

（1）耐心细致，告知及时：手术结束后，等候的患者家属会焦虑地询问术中情况，护士要耐心解释，及时告知手术情况及效果。返回病房后，手术室护士及时与病房护士交接并告知术后有关注意事项，鼓励患者及其家属树立信心，争取早日康复。

（2）认真交接，一丝不苟：患者返回病房后，手术室护士全面详细地向病房护士介绍手术情况、目前用药、注意事项等，做到交接及时、认真、细致，有利于病房护士掌握手术患者的情况。

（四）病区护士

病区护士工作行为要求

（1）使用礼貌、尊重、合适的称呼，如“先生”“女士”“阿姨”“叔叔”“小朋友”等。

（2）入院时热情接待患者并引导至床旁。

（3）耐心介绍病区环境及探视陪伴制度。

（4）对年老体弱或活动不方便的患者提供必要的搀扶，注意提供轮椅或平车。

（5）出院时避免使用催促性语言，并请患者对护理工作提出意见及建议，及时解答和反馈。

（6）送患者到病区门口，微笑道别，并使用“请慢走”“多保重”等道别语。

第二节　护士仪容仪表规范

护士礼仪是护理专业行为规范的重要内容，是护理人员在护理过程中所应遵守的礼节和仪容、仪表、仪态等多方面规范的良好形象，用以指导和协调护理行为。学习护理礼仪是培养护士良好素质和职业修养、树立医护专业形象的重要手段之一。随着医学模式的转变，护士礼仪不仅是医院文化建设的重要组成部分，而且在医疗技术服务中凸显出越来越重要的作用，也越来越受到患者的关注。其中，仪容仪表礼仪为护士基础礼仪。

护士是一个特殊的职业，工作中会遇到各样体质的患者，也会遇到很多患者突发急症的情况，所以在仪容仪表上对护理人员有较为严格的要求。仪容仪表是护理职业对护士外部形象的要求，包括护士的容貌、姿态、发型、个人卫生及服饰等。

一、护士仪容

（一）头面妆容

1. 面部仪容

面部仪容是由面容、发式构成的外观容貌。整洁干净的面部仪容是护士职业基础的礼仪要求。

2. 头发要求

护士的头发要清洁卫生，发型不过分时尚前卫。女护士留长头发时，应将头发盘于枕后，发簪用发网或发卡固定好，头发前刘海不过眉，后不及领，侧不掩耳；短发者头发自然后梳，两鬓头发放于耳后，不可披散于面颊，需要时可用小发卡固定，侧发勿超过耳下3 cm，发长不能过衣领，超过者也应盘起或使用发网及其发夹固定。男护士不留长发，注意头发前不附额，侧不掩耳，后不及领。如染发可染成黑色或者接近黑色，严禁染成鲜艳的色彩。

3. 妆容要求

女护士淡妆上岗，妆色端庄、淡雅，不可浓妆艳抹，指甲不涂色，眉毛粗细、颜色适宜，不戴假睫毛或彩色美瞳，口红颜色柔和、自然。男护士勿留须，保持笑容干净。

4. 其他要求

护士上岗时不能佩戴饰品或者过分装扮。穿工作服无论佩戴任何饰品，或将头发染成流行色，做成不自然的怪发型和过分妆扮，都会影响职业美和静态美。患者来医院就诊，需要的是语言美、行为美、仪态美、技术精湛的护士，而不是商业形象的小姐。饰品不仅会影响工作，也是医院内交叉感染的媒介体，在与患者接触过程中可能会划伤患者、划破手套。不得佩戴的首饰包括手镯、戒指、手链、脚链，不宜佩戴的耳饰包括耳坠、耳环、耳钉，不宜留长指甲及其涂染手指甲、脚趾甲，不便于手的清洁消毒。所以，护士上岗时，不宜佩戴首饰，不宜涂抹浓郁气息的香水，避免对患者产生不良刺激甚至诱发哮喘等过敏反应。

（二）面部表情

表情是人思想感情和内在情绪的外露，护士面部表情应自信、亲切、沉稳。目光和微笑是构成表情的主要因素。

1. 目光

目光是面部表情的核心，目光运用得当与否，直接影响护士意愿和情感的表达。

（1）目光注视的部位：近距离或长时间沟通时，可将患者的整个面部作为注视区域，避免长时间停留在一处；远距离沟通时，可将患者全身作为注视点。一般情况下，头顶、胸部、裆部及腿部不宜作为注视点。

（2）目光注视的时间：注视对方的时间长短代表重视的程度。表示友好时，注视对方的时间应占全部相处时间的1/3以上；表示重视时，如听报告、请教问题或为患者进行入院评估时，注视对方的时间应占全部相处时间的2/3左右，若目光注视时间不到全部相处时间的1/3时，则表示轻视或不感兴趣，不易赢得对方的信任。

(3) 目光注视的角度：接待患者或家属时可使用正视，以示尊重；与对方交谈时可使用平视，以示平等；在为患者进行各项护理操作时常用俯视，以示关心和爱护。

2. 微笑

微笑是人际交往中的润滑剂，微笑时不牵动鼻子，不发出声音，面部肌肉放松，双眉稍稍上扬，嘴角微微抿起，嘴唇略呈弧形。护士要面带微笑，和颜悦色，给人以亲切感，不能面孔冷漠，表情呆板，给患者以不受欢迎感；要聚精会神，注意倾听，给人以受尊重之感，不可没精打采或漫不经心，给患者以不受重视感；要坦诚待人，不卑不亢，不可诚惶诚恳，唯唯诺诺，给人以虚假感；要沉稳冷静，给人以镇定感，不要慌手慌脚，给人以毛躁感。要神色坦然、轻松、自信，给人以宽慰感，不要双眉紧锁、满面愁云，给人以负重感；不可带有厌烦、僵硬、愤怒的表情，也不要扭捏作态、做鬼脸、吐舌、眨眼，给人以不受重视感。

二、护士仪表

1. 护士帽

戴圆帽时，头发应全部放于帽内，帽子接缝置于脑后正中，边缘整齐，帽檐前不遮眉，后不露发际。

2. 护士服

护士服是一种职业礼服，尺寸合适，袖长至腕为宜，保持清洁、平整，保持衣扣完整，无破损，无污迹。护士服的领口要求扣齐，如出现缺少扣子应立即钉上，禁用胶布或别针替代。护士服上禁止粘贴胶布等。衣兜内禁塞鼓满，袖口扣齐使自己的内衣袖口外露，这样着装，会给人留下护士职业美的良好印象。工作服内穿带领衣服，衣领不可过高，不可外露于护士服外部，颜色反差不可过于明显，衣、裤、裙不得露出工作服和工作裤的底边。外穿衣有毛衣和棉服两种，根据需要，外出要穿医院统一发放的外穿衣，但外穿衣不可出入餐厅。护士服在色彩上不同科室有所区别：普通病房为象牙白色；急诊科为淡蓝色。重症监护科为淡绿色。产科、儿科为淡粉色。

3. 特殊护士服饰

特殊护士服饰常指手术服、隔离服、防护服，其严格的着装流程表明对患者和护士自身健康的责任。

(1) 手术服与着装标准：只适用于手术室内，分手术洗手衣、手术裤及手术外衣。因手术操作的无菌要求，手术服应是无菌的。手术外衣分为一次性外衣和非一次性外衣；一次性外衣多为有特殊感染的患者及应急情况下使用，常在使用后按一次性医疗垃圾焚烧处理；非一次性手术衣可反复高压消毒后使用。穿手术服时配用的手术圆筒帽和口罩也分一次性和非一次性，其性能特点及术后处理原则同手术衣。

（2）隔离服：常在护理有传染病史的患者时使用。其款式为中长大衣后开背系带式，袖口为松紧式或条带式。穿脱隔离衣有着严格的流程和要求。穿脱隔离衣时，必须佩戴圆筒式帽子，头发要求与戴口罩标准一致。

（3）防护服：为特殊隔离服，主要用于护理经空气传播及接触性传染的特殊传染病（如SARS）。这种服饰为衣帽连体式，不透空气，可防止并阻止病毒通过。在二级防护时需佩戴特制的医用防护口罩、防护眼镜、鞋套、手套等，其连体帽内应先佩戴一次性圆筒帽，头发要求及戴口罩标准同手术服、隔离服的标准一致。如为三级防护，则在二级防护的基础上加戴全面型呼吸防护器、护视屏。防护服及配套防护用品的穿脱有着严格的流程和要求。

4. 口罩

佩戴大小合适，按压上端塑形条使之紧贴于鼻梁根部，完全遮住口鼻，口罩带高低松紧适宜。口罩有颜色的一面向外，有金属片的一边向上，系紧固定口罩的绳子，或把口罩的橡皮筋绕在耳朵上，使口罩紧贴面部，口罩应完全覆盖口鼻和下巴。佩戴口罩后，应避免接触口罩，以防降低保护作用；若必须触摸口罩，在接触前后都要彻底洗手。若脱下口罩时，应尽量避免触摸口罩向外部分，因为这部分可能已经沾染病菌。脱下口罩后放入胶袋或口袋内包好，再放入有盖的垃圾桶内丢弃，口罩如有破损应立即更换。

5. 护士鞋、袜

护士鞋一般为白色或乳白色，平跟或坡跟，软底防滑，经常刷洗，保持干净整洁。护士袜以肉色或浅色为宜，不穿有洞、挑丝或者补过的袜子。

6. 胸牌

胸牌是向人表明自己身份的标志，便于接受监督。凡在临床一线、服务窗口的工作人员，在工作场合、工作时间一律佩戴胸牌，胸牌应统一挂于左胸前（儿科护士在工作中考虑安全因素，必要时可放置于左侧口袋外），佩戴端正。不得挂于上衣衣兜内或以其他物品遮盖，违者以未佩戴胸牌处理。佩戴胸牌时正面向外别于胸前，胸卡外观干净，不可粘贴他物，避免药液水迹沾染。胸卡上不可有吊坠或粘贴他物。

第二章　护理核心制度

第一节　护理查对制度

护士在工作过程中不但要遵守各项法律、法规及诊疗技术规范，还要牢记护理核心制度，并在制度的规范下履行工作职责、规范医疗行为。因此，护士需要知晓与护理相关的主要制度内容。

一、医嘱查对制度

各个医疗机构使用的电脑处理系统不同，但是医嘱查对的基本原则是一致的。现在以HIS为例来说明。

（1）处理医嘱时应核对医嘱的正确性，发现问题及时与医嘱下达者进行核实。

（2）医嘱处理后，应做到双人查对，保证医嘱正确执行。

（3）每周由护士长参与医嘱查对1次，并登记签名。

二、服药、注射、输液查对制度

服药、注射、输液必须严格遵守“三查八对”制度。“三查”：操作前、操作中、操作后查。“八对”：核对床号、姓名、药名、剂量、浓度、时间、用法、有效期。注意用药后的反应，摆药后必须经双人查对后方可执行。

（1）口服药、注射剂、毒麻药品及外用药品，应分类放置，避免发生意外。

（2）各类静脉注射用药：收发药液时，必须先检查药液的生产日期、批号、有无过期、瓶体有无裂纹、液体内有无絮状物；对于软包装液体要检查有无漏液、漏气，外包装有无损坏等方可使用。

（3）口服药物：严格遵守口服药给药操作规程，若患者不在，不能发放口服药，发药时必须携带服药单。发药时向患者说明服药方法及注意事项，同时观察用药后的反应。发药者在服药单上签名和执行时间。

（4）液体管理：使用大液体时，要严格把好“四关”，做到“五查”。“四关”：搬液体进治疗室，接收液体的检查关；摆药前的检查关；配液体前的检查关；上挂输液架前的检查关。“五查”：查瓶口有无松动；查标签是否清楚；查药液有无混浊、变质、絮状物；查瓶子、软包装有无裂痕或漏液；查生产日期和有效期。

（5）常规执行单必须在执行前打印，执行时必须使用 PDA 辅助核对。

（6）加药前必须经双人核对，一组液体加完后或者接收静脉用药调配中心的液体时，在治疗室内的输液卡上相应栏内打钩，记录时间和姓名。

（7）在静脉用药时，必须核对后再执行，并在输液执行单上打钩，记录时间和姓名。

（8）注射药物必须放置在治疗盘内，根据药物作用和性质规范执行，控制注射时间。注射完毕，记录时间和姓名。

（9）患者自带药物一律不准使用，以减少医疗纠纷。

（10）如患者提出疑问，查清后方可执行。

三、输血查对制度

为了规范临床输血，特制定输血查对制度。为确保护理质量和患者的生命安全，全程由两人参与，并使用 PDA 辅助核对。

1. 合血查对

（1）医师下达合血医嘱后，由两名医务人员在护士站核对输血申请单、试管标签及患者电子信息。核对内容：患者科别、床号、姓名、性别、年龄、诊断、住院号、登记号、血型、输血品种，并查看输血协议。由两人以上抽血时，1 次只能拿一位患者的试管和输血申请单，要做到准确无误。

（2）合血试管为 EDTAK2 血型交叉试管，合血小板悬液需再做血小板抗体检测（普通干试管）。输血患者血型鉴定和交叉配血不得使用同一份血液标本或同1次采集的两份标本。普通合血者，血标本应在1小时之内送输血科。

（3）两名医务人员携用物到患者床旁，查对患者及其床头牌、手腕带，再次核对输血申请单、试管标签，并询问患者既往有无输血史。

（4）采集血标本应严格无菌操作，禁止直接从输液管或正在输液的一侧肢体采集，避免血液稀释、药物影响引起血型鉴定和配血错误。

（5）采集结束后，两人应再次核对患者、输血申请单及试管标签信息，确认无误后，派专人将血标本及时送输血科。

2. 取血查对

（1）取血者与输血科人员共同查对患者的科别、床号、姓名、性别、住院号、血型（包括 Rh 性质）、血量、交叉配血试验结果及血液质量。

（2）有下列情形的，一律不得接收：①标签破损、字迹不清；②血袋有破损、漏血；③血液中有明显凝块；④血浆呈乳糜状或暗灰色；⑤血浆中有明显气泡、絮状物或粗大颗粒；⑥未摇动时血浆层与红细胞的界面不清或交界面上出现溶血；⑦红细胞层呈紫红色；⑧过期或其他需查证的情况。

3. 输血操作查对

（1）操作前查对：①输血前两名医务人员核对医嘱，无误后打印执行单并在治疗室进行双人核对，准确无误后方可执行；②严格检查血液质量、血液的有效期及血袋有无渗漏等情况；③查对患者取血单、血型单与供血者血袋标签上的血袋编号、血型、血量品种、供血时间、供血量是否相符，不规则抗体，交叉配血试验是否相符，查对过程中如有疑问，应及时与输血科联系，不得擅自涂改，必要时由输血科更正后方可再用。

（2）操作中查对：①输血时由两名医务人员携用物在床边查对床头牌、手腕带，并核对患者姓名、年龄、住院号、科别、床号、血型等，确认血液与取血单相符，询问患者有无输血史和血型，核对无误后方可输注，在配发血记录单上双人签名、签时间；②输血时必须悬挂与患者血型相符的血型牌于血制品旁，输血过程中，速度应先慢后快，根据病情和年龄及血品种调整滴速，严密观察患者有无输血不良反应并做好记录；③重点监测的阶段为：开始输血前，开始输血后15分钟以内，输血过程中至少每小时1次，输血结束后4小时。

（3）操作后查对：①输注后应再次核对，无误后签执行单，方可离开；②输血完毕，血袋送输血科保存，以备必要时检验。

第二节　分级护理制度

为加强医院临床护理工作，规范临床分级护理及护理服务内涵，保证护理质量，保障患者安全，特制定分级护理制度。分级护理是指患者在住院期间，医护人员根据患者病情和生活自理能力，确定并实施不同级别的护理。

分级护理分为 4 个级别：特级护理、一级护理、二级护理和三级护理。各科室应根据本制度，结合实际制定并落实病区分级护理的规章制度、护理规范和工作标准，保障患者安全，提高护理质量。确定患者的护理级别，应以患者病情和生活自理能力为依据，并根据患者的情况变化进行动态调整。临床护士根据患者的护理级别和医师制订的诊疗计划，为患者提供基础护理服务和护理专业技术服务。

一、特级护理服务标准

1. 分级依据

（1）维持生命，实施抢救性治疗的重症监护患者。

（2）病情危重，随时可能发生病情变化需要进行监护、抢救的患者。

（3）各种复杂或大手术后、严重创伤或大面积烧伤的患者。

2. 护理标准

（1）严密观察患者病情变化，监测生命体征，准确测量出入量。

（2）根据医嘱正确执行各项治疗及用药，配合医师实施各种急救措施。

（3）做好专科护理，如气道、管路、压力性损伤及各种并发症的预防。

（4）关注患者安全，根据患者具体情况采取相应的预防措施。

（5）保持患者清洁、舒适，实施基础护理。

（6）实施心理疏导，协助患者功能锻炼，给予健康宣教。

（7）严格落实交接班制度，加强患者床旁交接班。

（8）履行告知义务，尊重患者的知情权。

（9）定时通风，保持病室空气清新及环境清洁。

二、一级护理服务标准

1. 分级依据

（1）病情趋向稳定的重症患者。

（2）病情不稳定或随时可能发生变化的患者。

（3）手术后或者治疗期间需要严格卧床的患者。

（4）自理能力重度依赖的患者。

2. 护理标准

（1）每小时巡视 1 次，观察患者的病情变化。

（2）根据患者病情，测量生命体征。

（3）根据医嘱，正确实施治疗及用药。

（4）提供专科护理，如气道、管路、压力性损伤及各种并发症的预防。

（5）关注患者安全，根据患者具体情况采取相应预防措施。

（6）根据患者病情及生活自理能力，实施基础护理。

（7）提供护理相关的健康指导和功能锻炼。

（8）定时通风，保持病室空气清新和环境清洁。

三、二级护理服务标准

1. 分级依据

（1）病情趋于稳定或未明确诊断前，仍需观察，且自理能力轻度依赖的患者。

（2）病情稳定，仍需卧床，且自理能力轻度依赖的患者。

（3）病情稳定或处于康复期，且自理能力中度依赖的患者。

2. 护理标准

（1）每 2 小时巡视 1 次，观察患者病情变化。

（2）根据患者病情，测量生命体征。

（3）根据医嘱正确执行各项治疗及用药。

（4）根据患者病情需要提供专科护理。

（5）指导患者采取措施，预防跌倒或摔伤。

（6）协助生活部分自理患者做好基础护理。

（7）提供护理相关的健康及生活指导。

（8）定时通风，保持病室空气清新和环境清洁。

四、三级护理服务标准

1. 分级依据

病情稳定或处于康复期，且自理能力轻度依赖或无须依赖的患者。

2. 护理标准

（1）每 3 小时巡视 1 次，观察患者的病情变化。

（2）根据患者病情，测量生命体征。

（3）根据医嘱正常执行各项治疗及用药。

（4）指导患者采取措施，预防跌倒或摔伤。

（5）提供护理相关的健康及生活指导。

（6）定时通风，保持病室空气清新和环境清洁。

第三节　护理交接班制度

交接班制度是保证医疗护理工作昼夜连续进行的一项重要措施，护理人员必须严肃认真地贯彻执行。

1. 交接班的注意事项

（1）值班人员必须坚守工作岗位，履行职责，保证各项护理工作顺利进行。

（2）每班必须按时交接班，接班者提前 15 分钟到科室，认真查看护理记录、交班报告及清点物品、药品，接班者未接清楚之前，交班者不得离开岗位。

（3）值班者应在交班前完成本班的各项工作，并给下一班做好准备工作，如物品、器械等，写好各项护理记录及交班报告，处理好用过的物品。如遇特殊情况，必须做详细的交代，如消毒敷料、试管、标本瓶、注射器、常备器械、被服等，以利于下一班次的工作。

（4）交班中如发现病情、器械、物品等交代不清，应立即查问。接班时发现问题，应由交班者负责；接班后发现问题，应由接班者负责。

（5）交班报告应由值班护士书写。护理记录由责任护士书写，内容简明扼要，体现病情动态变化，运用医学术语。

2. 交接班的方法和要求

（1）早晨集体交接班时应站立并认真听取夜班护士交班，做到：护理记录上要写清，口头交代要讲清，患者床头要看清。交班清楚后方可下班。

（2）小夜班及大夜班均应床头、口头及书面交班。

（3）危重患者床头交接的内容为：病情、护理、医嘱执行情况、特殊用药、液体出入量、特殊记录等。

3. 交接班的内容

（1）交清住院患者总人数、出入院、转科、转院、分娩、手术、危重、死亡人数，护理记录应详细记录新入院患者、危重患者、抢救患者、大手术前后或有特殊检查处置患者、病情变化及思想情绪波动的患者。

（2）交清医嘱执行情况。对尚未完成的工作，也应向接班者交代清楚。

（3）床头交班查看危重、抢救、昏迷、大手术、瘫痪等患者的病情，如生命体征、输液、皮肤、各种引流管、特殊治疗、各种专科护理及基础护理执行情况。

（4）交代常备、贵重、毒麻药品及抢救物品、器械、仪器等的数量与效能，交接班者均应签全名。

（5）交接班者共同巡视检查病房，察看患者是否都在病室内（患者不在应交明原因）及病情有无变化，环境是否清洁、整齐、安静、安全、舒适及各项制度的落实情况。

第四节　住院患者身份识别制度

为加强医疗安全管理，严格执行查对制度，确保患者安全，特制定住院患者身份识别制度，具体流程如下。

（1）所有患者的身份确认，在进行各类诊疗活动前，必须严格执行身份识别制度，应同时使用两种及两种以上方法对患者进行身份识别（禁止单独以房间或床号作为识别的依据）。

（2）急诊、住院患者必须佩戴手腕带，在给患者佩戴手腕带时必须双人核对，确保患者手腕带、一览卡信息相符。进行各项操作时，核对执行单、手腕带信息，使用 PDA 辅助核查。

（3）对昏迷、神志不清、无自主能力的重症患者的身份确认，除查对患者手腕带外，还需向家属确认。

（4）手术患者在转运交接中必须佩戴手腕带。手术患者进手术室前，由所在科室护士核查患者的手腕带，识别的内容包括患者姓名、性别、年龄、入院日期、登记号、住院号、药物过敏史等；进入手术室后，手术室护士要再次核对。在患者麻醉手术前、皮肤切开之前及患者离开手术室之前，手术医师、麻醉医师及手术室或麻醉恢复室护士三方共同对患者进行身份确认。患者术后回到病房由病房护士与护送患者的工作人员严格进行床旁核对。

（5）急诊科与病房、重症医学科、手术室之间转科时，须填写患者转科交接单，交接时严格进行查对和签名。

（6）手术室（麻醉恢复室）与病房、重症医学科之间在转运患者时，由专人护送，须填写患者转科交接单，床旁交接。

（7）产房与病房、重症医学科转运产妇和新生儿时，须填写产妇和新生儿转科交接单，新生儿佩戴医院统一印制的腕带，写明住院号、床号、母亲姓名、新生儿性别、体重。同时新生儿被服外挂有注明新生儿一般情况的识别牌。产房与接收科室人员进行床旁交接、核对并双签名。

第五节　患者手腕带标识使用制度

手腕带使用制度：在诊疗活动中使用手腕带，作为操作前识别患者信息的一种手段。

（1）适用范围：适用于急诊抢救室、留观室及所有住院患者。

（2）使用要求：佩戴手腕带时，经双人核对，确认腕带上信息与身份证或社保卡及医院信息系统（hospital information system，HIS）的信息一致，填写过敏史等信息，字迹清楚，填写齐全。

（3）使用部位：腕带佩戴在患者右手腕（特殊患者可佩戴在左手腕或者经科室护士长、主管护士共同确认的其他合适部位），操作前应与患者手腕带进行核对。

（4）腕带佩戴时松紧合适，以容纳一指为宜，防止腕带脱落或皮肤损伤等意外发生。

（5）成年人及小儿需佩戴不同型号的手腕带。

（6）患者出院时，应剪下手腕带，并放入医疗垃圾袋内。

第六节　患者转科交接制度

患者转科交接时严格执行身份识别制度和流程，尤其注意急诊、病房、手术室、重症医学科、产房、新生儿室之间的转接。

一、患者转入程序

（1）转入病房接到通知后，责任护士根据患者情况准备床单位及仪器设备，并提前通知转出科室。

（2）患者转入后，责任护士与转送人员认真核对患者姓名、性别、年龄、诊断、住院号和腕带标识、转出科室，将患者转移至床单位。

（3）交接患者病情、生命体征、输液、引流、皮肤，了解治疗及用药等情况。交接病历，检查病历是否完整。

（4）特殊问题做好交接，认真填写患者转科护理交接单。

（5）原则上优先接收从急诊、重症医学科转入的患者。

二、患者转出程序

（1）护士接到患者转科医嘱后，主动联系转科事宜，书写护理记录，按要求整理病历。

（2）转出前，责任护士认真评估患者情况，填写患者转科护理交接单，根据病情备好氧气袋、简易呼吸器、心电监护仪及抢救用药，由医务人员护送患者转出。

（3）转交接时需双方核对患者姓名、住院号和腕带标识，认真交接患者病情、生命体征、输液、引流、皮肤，了解治疗及用药，并在患者转科护理交接单上确认签名。

（4）患者转运途中突然发生意外，以就地、就近抢救为原则。

三、患者术前、术后交接程序

1. 术前接患者

手术室工作人员必须和病房护士查对交接后才可以接走患者，交接事宜如下。

（1）核对患者的姓名、床号、性别、年龄、住院号等信息，且与手术患者接入通知单一致，手腕带标识准确清楚。

（2）术前准备是否完善，确认患者假牙、首饰取下，病员服穿着符合要求。

（3）手术室工作人员与病房护士一起核对带入手术室的物品，核对无误后签名才可以接走患者。

2. 术后接患者

（1）责任护士根据患者的麻醉方式、手术情况准备床单位及相关用物。

（2）由麻醉医师和手术室或麻醉恢复室护士护送患者，与责任护士认真进行身份核查后，将患者移至床单位。

（3）交接患者意识状态、伤口、引流、输液、皮肤、置管长度等情况，监测生命体征，连接并规范固定各种管路，交接由手术室带回的物品，双方确认无误后，在手术护理记录单和手术患者交接记录单上签名，书写护理记录。

第七节　医嘱及口头医嘱执行制度

护士要严格执行医嘱及口头医嘱。

1. 医嘱执行制度

（1）医师开具医嘱后，护士应严格执行。如发现有疑问的医嘱，应及时向医师提出，确认无误后方可执行。

（2）打印医嘱执行单，经双人核对无误后签名及时间。

（3）执行医嘱过程中，必须严格遵守查对制度。执行后，护士在执行单上签名及时间。

2. 口头医嘱执行制度

（1）在非抢救情况下，护士不得执行口头医嘱。

（2）因抢救需要执行口头医嘱时，护士应复述一遍，经医师确认无误后方可执行，双人核对药物名称、剂量，确认给药途径并正确用药。保留用过的安瓿，抢救结束经双人核对后才可弃去。

（3）抢救结束 6 小时内医师须补录所下达的口头医嘱，护士应及时签执行时间和执行人姓名。

（4）对擅自执行口头医嘱的行为视为违规，一经发现给予相应处理。

第八节　危重患者抢救制度

危重患者的抢救是医院业务技术水平和管理水平的一个重要标志，是医疗护理工作的一项重点任务，平时要加强医务人员的素质教育、基本功训练及抢救工作的科学管理，认真执行规章制度，争分夺秒地抢救危重患者。

（1）新入院或突发的危重患者，值班护士应立即通知医师迅速进行抢救，在医师未到达之前，护士应即刻准备抢救用物，并给予必要的急救处理，如吸氧、人工呼吸、胸外按压、吸痰、止血、迅速建立静脉通路等。积极配合医师抢救，及时正确地执行医嘱和口头医嘱。

（2）抢救工作医护要密切合作，重大抢救值班者应及时报告科主任和护士长，由科主任或护士长亲临现场组织抢救，必要时电话通知医务部、护理部或总值班。所有参加抢救人员要听从指挥、严肃认真、分工协作。

（3）当遇到严重工伤、重大交通事故、大批中毒、甲类传染病等重大事件及必须动员全院力量抢救病员时，科主任、护士长必须立即向医务部、护理部或有关部门报告，迅速组织全院业务技术骨干参与抢救，由各职能部门分别向院领导报告。

（4）密切观察病情变化，危重患者就地抢救，病情稳定后方可移动。有监护室的病区可酌情移至监护室。

（5）严格执行交接班制度及查对制度，病情变化、抢救经过、各种用药等应及时详细记录，并及时提供诊断依据。

（6）在患者无人陪同的情况下，抢救时应尽快与患者家属及单位联系。

（7）抢救时遇到护理、治疗、技术操作等方面的困难时，应及时请示，迅速予以解决。一切抢救工作要做好记录，并准确记录执行时间。

（8）抢救完毕，整理用物，除做好抢救登记和消毒外，应当在抢救结束后 6 小时内补记护理记录。

第九节　护理差错、事故预防制度

护理人员在医疗护理活动中，必须严格执行医疗卫生行政法规、医院和护理单元各项规章制度、技术操作规范、岗位职责、工作程序，遵守医疗护理服务职业道德。

（1）在护理部的领导下建立护理质量控制组，负责本科室护理质量综合管理。每月对科内护理工作进行检查，加强基础质量、环节质量、终末质量的管理，针对工作中出现的薄弱环节、影响患者安全的问题及隐患加以分析、调查，及时对科室制度或规程加以修订、完善。

（2）加强各级护理人员法律、法规及安全知识教育，按时参加由医院、护理部组织的警示教育活动和不良事件通报会。对护理工作中发生的不良事件及时进行讨论，典型事件进行详细分析，并制定防范措施。

（3）从事护理工作的人员，必须取得护士执业资格证书。新护士、培训护士、轮转护士、实习护士必须通过护理部及科室差错事故防范知识培训，定期参加各项培训、考试、考核。加强各级护理人员基础理论、基本技能、基本操作、专业知识及护理操作的学习与培训，做到熟练掌握、正确操作。

（4）树立以患者为中心的护理理念，增强护患沟通意识，掌握沟通技巧，达到护患关系和谐、稳定，服务流程合理便捷，为患者提供整体、全面、及时的护理服务。

（5）严格执行护理技术准入制度，开展的新技术、新项目的申报管理及质量安全评定工作。

（6）充分掌握工作规律，合理安排工作人员班次，保证各班次工作量及人力均衡，各级人员合理搭配，使患者得到及时、准确的护理。

（7）建立科室设备、仪器、急救物品、器械管理制度，定期进行安全检查，发现问题及时通知维修，保证设备、仪器正常使用，急救物品在备用状态。

（8）规范护理文书书写，如实记录护理服务过程、护理效果，护理记录及时、准确、完整。

（9）特大抢救、疑难问题、突发事件及时请示上报护理部及相关职能部门。

第十节　护理差错、事故报告制度

发生差错事故时，当事人要立即向护士长报告，要本着患者安全第一的原则，迅速采取积极有效的补救措施，避免或减轻对患者身体的损伤。

（1）各种有关记录，检查报告及造成事故的药品、器械、物品等应妥善保管，不得擅自涂改、销毁，并保留患者的标本，以备鉴定。

（2）当事人 24 小时内及时上报，护士长在 7 日内组织讨论。

（3）护理部成立差错事故鉴定委员会，负责对全院护士在护理工作出现的差错事故进行调查分析，并确定差错事故性质，提出整改意见。

（4）各护理单元严格执行差错事故报告制度，发生差错事故的护理单元和个人，有意隐瞒不按规定报告，按情节轻重予以处分。

（5）进修护士发生差错事故，由护理质量管理委员会将讨论意见通知其所在单位并记录在鉴定中。

（6）护理部定期总结、分析全院护理差错事故，并提出防范措施，定期在护士长会议上公布，对无差错科室给予鼓励。

（7）构成医疗事故的按照《医疗事故处理条例》执行。

第十一节　健康教育制度

为患者和家属提供健康教育，有助于患者更好地参与治疗和提高自我护理能力。护理人员应定期以多种形式向患者及其家属进行健康教育。健康教育由责任护士实施。

一、健康教育的内容

1. 住院患者的健康教育

（1）介绍医院规章制度：如查房时间、探视制度、陪床制度等。

（2）介绍病室环境：如就餐方式、作息时间、呼叫器的使用、开水间及卫生间的使用、贵重物品的保管及安全注意事项、跌倒防范措施等。

（3）相关疾病知识宣教：如疾病相关检查、治疗、用药指导、围手术期宣教、疼痛管理、康复指导、医疗设备安全使用等。

（4）出院指导：如饮食、药物、功能锻炼等。

2. 门诊患者的健康教育

门诊患者的健康教育主要为：一般指导（健康生活方式、合理饮食、乐观情绪、适当运动、门诊复诊等）；常见病、多发病的预防；常用药物的用药指导等。

二、健康教育的形式

（1）个别指导：结合患者的病情、个人情况、家庭情况和生活条件给予具体指导。

（2）集体讲解：确定主题。门诊利用候诊时间，病房则根据工作情况及作息制度选择时间进行集体讲解。讲解同时可配合幻灯、模型、图片等，以加深印象。

（3）文字宣传：利用宣传栏编写科普短文、图画等。

（4）座谈会：在患者病情允许的情况下，护理人员组织患者针对主题进行讨论并回答患者提出的问题。

（5）展览：如图片或实物展览，内容应定期更换。

（6）视听教材：利用幻灯、视频、录像、广播等视听设备在候诊大厅及住院患者活动区域进行宣教。

（7）网络宣传：微信公众号、相关网站等，内容及时推送和更新。

三、健康教育的流程

（1）评估健康教育对象的学习需求及接受能力。

（2）制定相适应的宣教目标和计划。

（3）拟定合适的健康教育内容。

（4）根据教育对象选择适宜的健康教育形式。

（5）实施健康教育计划。

（6）评价健康教育效果。

（7）根据健康教育效果，改进健康教育计划及健康教育形式。

第三章　护理不良事件

临床护理工作过程中会遇到或可能会发生不良事件。不良事件的出现不但对患者的健康、生命安全造成严重威胁，还可能会影响护士个人的职业生涯、科室工作秩序的稳定，甚至其他严重的不良影响。因此，护士应当熟练掌握不良事件的定义、分级、涉及内容、上报流程、常见原因等，并从不良事件中学会全面地分析问题，这样才能有助于工作经验的积累和避免再次出现类似不良事件。

第一节　护理不良事件的概述

一、护理不良事件的定义

护理不良事件是指临床护理活动过程中，任何可能影响患者的诊疗结果、增加患者痛苦和负担，并且可能引发护理纠纷或医疗事故，以及影响护理工作的正常运行和护理人员人身安全的事件。不良事件可分为可预防的不良事件（护理过程中未被阻止的差错或设备故障造成的伤害）和不可预防的不良事件（正确的护理行为造成的不可预防的伤害）。

二、护理不良事件的分级

护理不良事件可分为 4 个等级。

Ⅰ级事件（警告事件）：指已发生，造成患者非预期的死亡，或非疾病自然进展过程中造成的永久性功能丧失、加重病情、延迟康复的事件，对患者造成中度以上伤害。

Ⅱ级事件（不良后果事件）：在疾病医疗过程中因诊疗活动而非疾病本身造成的患者机体与功能的损伤。

Ⅲ级事件（未造成后果事件）：虽然发生了错误事实，但未给患者机体与功能造成任何损伤，或有轻微后果但无须任何处理可完全康复。

Ⅳ级事件（隐患事件）：是由于不经意或及时发现错误，未形成事实的非护理行为造成的事件。

注意事项：Ⅰ、Ⅱ级不良事件要启动预警，填报医疗纠纷预警登记表。

三、护理不良事件报告的意义

通过报告不良事件，能够及时发现潜在的不安全因素，能够有效避免医疗差错与纠纷，从而保障患者安全。不良事件的全面报告，有利于发现护理系统存在的缺陷及不足，提高护理人员的安全意识，促进医院及时发现事故隐患，不断提高对安全隐患的识别能力。不良事件报告后的信息共享，可以使相关人员从他人的过失中吸取经验教训，避免重蹈覆辙。

四、护理不良事件报告系统的分类

根据报告系统的主体和适用范围，不良事件报告系统可分为外部报告系统和内部报告系统两类；根据所报告不良事件的种类，不良事件报告系统可分为强制报告系统和自愿报告系统两类。外部报告系统和内部报告系统中都包括强制报告系统和自愿报告系统。医疗事故和重大医疗差错属于强制报告系统。

五、护理不良事件的报告流程

护理不良事件一旦发生，应立即上报。处理不良事件及上报各个相关部门时应按照医院规定的流程进行。及时处理并上报不良事件不但可以将不良事件引起的不良影响降到最低，也可以将不良事件发生的原因、经过、处理经验与教训及时反馈给护理系统，进行更大范围的学习、分析，并查找原因，利于系统制度、流程等的改进，防范类似不良事件的发生。

（1）科室护理人员发现护理不良事件后，护理人员应及时通知值班医师、病区护士长、科室主任，并采取积极挽救或者抢救措施，防止事件进一步恶化，尽可能地减少或消除不良后果，及时评估事件发生后影响。根据不良事件的分类按照不良事件上报，护士长如实上报大科护士长，大科护士长上报至护理部。

（2）发生护理不良事件后，相关的记录、标本及患者的话语结果及相关的药物、器械等重要证据均应妥善保管，任何人不得擅自涂改或者销毁。

（3）各科室应通过医院的 HIS 不良事件上报系统进行不良事件的上报填写，详细记录不良事件发生的经过，原因分析，对患者造成的影响程度，对患者采取的紧急处理措施，以及患者和家属的意见。

（4）发生护理不良事件后，护士长应及时组织科室内全体护理人员进行讨论，对不良事件发生的过程及原因进行分析，并且提出改进的意见和方案，及时制定或者改进措施，护士长将讨论结果和改进意见交至大科护士长，大科护士长将处理意见或方案提出建设性的意见，并在一周内交至护理部。

（5）护理部接到科室报告不良事件后，应当立即指导科室开展患者的安全保护行动，对护理不良事件进行初步判定、筛查，根据不良事件的级别、类型和性质，酌情交予不良事件调查分析小组全面深入研究处理，护理不良事件调查分析小组在接到护理部的通知后，应当在 24 小时内到相关科室了解事件经过及进展，及时指导该科室科学处理事件，开展科室自查分析，尽可能将事件对患者的伤害减小到最低程度。

（6）根据不良事件的级别、类型及性质，护理不良事件调查分析小组应在一周内形成不良事件调查分析报告，对导致该不良事件发生的原因、补救措施及整改意见等逐一阐述呈报至护理部，护理部对调查分析报告讨论审核通过后，不良事件调查分析小组及时指导。

（7）护理部应将不良事件在护士长会上进行学习通报，杜绝类似事件再次发生，为全院护理安全管理工作提出下一步的工作重点。

六、护理不良事件报告的原则

护理不良事件坚持非惩罚性、主动报告的原则。医院应鼓励医务人员主动、自愿地报告不良事件，包括上报者本人的或者本科室的不良事件，也可以报告他人的或者其他科室的，可以采取实名制报告也可以采取匿名方式进行报告。对于主动报告的科室和个人的有关信息，医院应当严格保密。

Ⅰ、Ⅱ级不良事件属于强制性报告的范畴。Ⅲ、Ⅳ级不良事件应当遵循自愿性、保密性、非处罚性和公开性的原则。

七、护理不良事件的报告时限和形式

早发现、早报告，一般不良事件报告时间为 24 ～ 48 小时以内；严重不良事件或情况紧急者应在处理事件的同时先口头上报护理部或者相关职能部门，并在 24 ～ 48 小时内登录不良事件报告系统上报。

护理不良事件的报告形式包括网络直报、电话报告、书面报告。

八、护理不良事件报告的奖惩措施

对主动、及时上报不良事件的人员和科室，应根据不良事件的具体情况按照医院有关规定给予免责、减轻处罚或者奖励的原则进行处理；凡对于发生严重不良事件但肆意隐瞒不报的科室和个人，一经查实，将根据事件具体情况给予当事科室和当事者个人相应的行政及经济处罚。

（1）护理部、科、病区应建立护理不良事件登记本，对发生的护理事故进行登记。

（2）凡发生护理事故，应当立即向病区护士长及科室主任及时报告，护士长应立即向大科护士长、护理部报告，护理部应立即调查核实，将有关情况如实向主管院长汇报，同时做好患者及其家属的解释工作。

（3）指定专人妥善保管相关的原始资料及物品，严禁涂改、伪造、隐匿、销毁病历资料，因输液、输血、注射、服药等造成患者严重的不良后果，医患双方应当场封存保留现场实物，以备检验。

九、护理不良事件的原因

1. 护理查对制度落实不到位

护理人员因不认真执行各种查对制度从而导致在实际护理工作中出现的不良事件占有

较高的因素。具体表现有：护理人员在用药过程中查对不严格，有时仅凭借自己的主观印象；在给予患者进行各种治疗的过程中只看患者的床号，未仔细核对患者的姓名和手腕带信息；进行更换液体时未能做到患者的姓名、药名、输液卡及 PDA 扫描对照等，从而导致给患者输错液体或者发错口服药物。

2. 执行医嘱不正确

护理人员未查对医嘱的正确性而盲目地执行错误的医嘱；违反口头医嘱的相关规定，错抄或漏抄医嘱；有时仅凭借个人的主观印象，而未能及时发现患者用药剂量已经更改从而错误发放，并对患者造成影响。护理人员对医嘱执行时间不严谨，主要为：给药时间提前或者延后 2 小时；未协助患者服药到口，患者出现错服药、漏服药、多服药；甚至擅自用药的情况；药物过敏试验漏做，或药敏试验后护理人员未及时观察皮试结果，导致又给患者重新做药敏试验；在抢救时护理人员执行医嘱不及时等情况。

3. 未严格执行医院护理规章制度或者违反护理技术操作流程

这种情况多发生于低年资的护士身上。由于工作经验不足，对一些疾病的专科知识、基本常识、护理技术操作规程掌握不牢固，工作流程不熟悉，从而造成对患者的病情观察不仔细，护理措施落实不到位；需要卧床的患者由于不能够及时给予翻身造成压力性损伤；由于违反手术安全查对制度，造成手术器械、纱布在手术结束后遗留在手术切口内；由于违反护理技术操作规程，私自让患者家属给患者进行鼻饲从而造成窒息或者误吸的风险；静脉注射药液外渗引起患者局部组织坏死；由于未给患者进行皮肤准备或者为患者进行术前备皮，划伤多处而影响手术及检查者；由于洗胃操作不当导致患者胃穿孔；患者热敷或者冷敷时未讲解相关注意事项及皮肤观察不到位造成患者烫伤或冻伤等。

4. 未严格执行护理分级制度

不能对患者进行正确的观察和巡视，未认真落实患者交接班制度，对患者及其家属的健康宣教不到位，对有可能发生的护理不良后果预见性不足，对跌倒高风险的患者未及时向患者和家属强调潜在的安全隐患（跌倒、坠床）及预防的相关措施。

5. 护理人员对患者的评估能力不足

由于对患者压力性损伤的高危因素评估不到位，造成患者出现压力性损伤；对坠床、跌倒高危因素的患者评估及采取预防措施不到位，造成患者出现坠床、跌倒。

6. 护理人员消极倦怠心理

由于护理工作平凡琐碎，技术与服务要求高，工作人员往往精神高度紧张，思想压力比较大，较易引起护士的消极倦怠心理，在工作过程中表现思想不集中，工作时缺乏热情对待患者冷漠造成患者投诉不满。

7. 药品管理不规范

药品混合存放，有的科室毒麻类药品与一般类药品混合存放；注射药物与口服药物混合存放；内用药品与外用药品混合存放；药品瓶签标识与实际内装药品不符；药品出现过期；需要低温冷藏的药品未按规定存放冰箱内进行保存；特别是高浓度药品未有高警示标识和未能单独放置等管理失误从而引起护理不良事件的发生。

8. 护理人员安全防范意识差

缺乏护理安全的相关知识，医院或者科室对新上岗的护理人员培训、对本学科疾病的护理常规培训不到位，护理人员由于经验不足，对有些药物在不同途径的治疗目的和效果掌握不全，患者发生病情变化后不能及时做出准确的判断和紧急处理，应急能力差，发生一些低级错误。

9. 医院的后勤保障系统不完善

医院后勤工作是整个医院管理工作的基础，是医院正常运营的重要支持和保障系统。随着学科建设的不断发展、现代化技术的进步、设备规模的不断扩大，后勤工作涉及的范围和知识面也越来越广，后勤管理部门的工作难度也越来越大，后勤管理专业化程度也越来越高，主要为：紧急药品不能及时送到病房；种类比较繁杂不能提供一站式服务；物品报修、报送程序烦琐等。

十、护理不良事件的防范措施

护理人员应严格执行护理“三查八对”制度，并注意以下防范措施。

（1）严格执行护理分级制度，密切观察患者的病情变化。对于老、幼、昏迷的患者应当及时加防护栏，躁动不安的患者必要时应及时应用约束带约束保护从而防止坠床，对于精神异常或者有自杀倾向的患者护理人员应当密切观察患者的动态，从而防止因护理人员疏忽大意而发生意外。

（2）加强科室内各种药品管理，注射药品与口服药品、内服药品与外用药品应分开放置，药品瓶签与内装药品瓶签应当相符，定期对药品进行检查，使用时做好标记，近效期的先用，确保无过期药品，毒麻药品及精神类药品应当专柜上锁，专人管理，并且严格交接班。

（3）定时检查各种急救药品、物品、急救设备，严格交接班，从而保证所有急救物品功能齐全，处于完好备用状态，使抢救时能够顺利使用。

（4）严格执行消毒隔离制度，防止因护理操作不当造成医源性感染。

（5）根据患者的不同情况将患者的各种护理措施落实到位，健康教育达到预期效果，防止患者发生烫伤、冻伤和压力性损伤，从而降低护理风险。

（6）定期检查科室内用电、用氧情况，做好防火、防盗宣传，用氧时及时悬挂“四防”字样，进行准确地用氧安全宣教，保证患者及其家属的安全。

（7）严格执行护理不良事件报告制度，护理人员在工作中出现不良事件，应立即通知医师和科室护士长，并根据情况逐级上报，科室及时根据不良事件的原因和结果进行组织学习和讨论，然后根据情况制定整改措施，从而杜绝此类不良事件再次发生。

（8）提高护理人员的综合素质，做好护理工作的保证（包括医德、专业、技术、身体和心理等各方面素质）。

（9）定时组织科室护理人员学习护理相关法律法规，从而了解护理工作中潜在的法律问题。

（10）护理人员应积极调整心态，合理安排作息时间从而减轻紧张和焦虑情绪，提高承受各种压力的能力，以积极乐观的心态做好自己的护理工作，同时注重工作细节，预防和杜绝不安全因素；遵章守纪、规范化护理服务是关键。

十一、护理不良事件的范围

护理不良事件主要为：患者在住院期间发生跌倒、坠床、用药错误、走失、误吸或窒息、烫伤、导管滑脱、压力性损伤及其他与患者安全相关的护理意外；由于护理差错事故或治疗失误导致患者出现严重的并发症、非正常死亡、严重功能障碍、住院时间延长或住院费用增加等医疗事件；严重的药物不良反应或者输血不良反应；因医疗器械或医疗设备给患者或医务人员带来的损伤；严重的医院感染；门急诊、保卫、信息等其他相关不良事件；因医务人员或者陪护人员给患者带来的损伤。

1. 一般的护理缺陷

（1）因交接班交代不清，从而使一般的治疗中断或者造成遗漏的。

（2）由于错误的处理医嘱，从而造成一般治疗错误的。

（3）由于管理不当，导致抢救工作过程中抢救器械失灵从而延误患者抢救的。

（4）给患者打错针、发错药或者治疗错误，但是未对患者造成不良后果的。

（5）由于错发或者漏发治疗饮食、对禁食的患者饮食宣教不正确，从而对患者的病情造成不良影响，或者直接延误患者当日的治疗或者检查的。

（6）患者住院期间因医疗或者护理原因造成Ⅱ期压力性损伤、浅Ⅱ度以下的烫伤或者烧伤。

（7）在对患者进行术前备皮过程中，因操作不当造成备皮区域皮肤划破，从而影响手术按时进行的。

（8）为患者采集标本时（如采集胸水、腹水、体液或者血液），因各种原因导致需要重新采集标本，但未影响患者的治疗诊断的。

（9）危重患者、手术后需要绝对卧床的患者或者无陪护人员的，因护理不当而发生坠床，但未对患者造成影响或者轻度损伤，无须特殊处理的。

（10）由于护理人员在产妇生产过程中观察不到位，造成产妇未进行消毒即分娩的。

（11）由于静脉输注化疗药物、刺激性药物或者浓度较高的药物时，观察不到位或者血管评估不到位，导致药物外渗，引起患者局部组织坏死，范围占患者体表面积 0.25% 以下的。

（12）对于已经供应室消毒灭菌的器械包内发现主要的器械不全，或者清洗消毒不彻底，或者已经灭菌的器械出现过期，虽然已发至病区，但由于及时发现，未进行使用的。

（13）手术后的伤口内或者术后体腔内留置纱条或者引流管，未按照规定时间及时取出。

（14）由于处理不当导致患者各种引流管或者气管插管脱落，经过紧急处理后未对患者造成不良后果的。

（15）由于管理不当、业务不熟悉或者未按照规章制度 / 技术操作流程进行操作，对患者造成意外伤害，但未对患者造成严重不良后果的。

（16）由于看护不到位或者护理巡视不及时造成患者意外走失，但及时发现后安全找回的；或者患者出现自伤或者自杀行为的，未对患者造成伤害或者造成轻度伤害的。

2. 严重的护理缺陷

（1）在注射或穿刺等各种诊疗护理技术操作过程中因违反正确的操作规程，从而造成损伤、断针或感染化脓的。

（2）产妇出院时因为查对制度不到位造成抱错婴儿，但及时发现并换回的。

（3）手术患者体内残留手术敷料或手术器械等异物在手术结束缝合后发现，在尚未离开手术室即取出的。

（4）助产时由于违反正确的操作流程，从而使产妇会阴保护不当造成Ⅲ度撕裂的。产后因清点不当从而误将纱布或者异物遗留在产妇阴道内，数小时内发现并取出的。

（5）手术时由于体位不当，造成患者体表面积 0.25% 以下的皮肤压力性损伤或者功能障碍短期内可恢复的；手术患者在皮肤消毒后，手术开始前，查对时发现接错患者、摆错手术体位、定错手术部位的。

（6）由于未遵守值班、交接班等规章制度，患者病情发生重要变化时，未及时发现给予紧急处置的。

（7）因医疗或者护理原因，造成患者住院期间出现Ⅱ度以下烫（烧）伤、婴儿臀部糜烂，面积占患者体表面积 0.25% 以上的。

（8）急重危患者、全麻术后绝对卧床的患者或无陪护人员的，因护理不当造成患者发生坠床，造成患者中度或重度损伤，增加患者痛苦或者经济负担的。

（9）由于错用、漏用、擅用或者超剂量使用毒麻精类药品或者特殊治疗药物的。

（10）在使用易导致过敏的药物时，未按照规定进行过敏试验即给患者用药；或者因过敏史询问不到位，为已有该药物过敏史的患者进行药物过敏实验（脱敏疗法除外）的。

（11）由于静脉输注化疗药物、刺激性药物或者浓度较高的药物时，观察不到位或者血管评估不到位，导致药物外渗，引起患者局部组织坏死，范围占患者体表面积 0.25% 以上，但未构成护理差错事故的。

（12）由于查对不规范从而给患者输注霉变或者过期的液体，但及时发现，未造成严重后果的。

（13）由于查对不严格，误将未进行灭菌的器被、敷料发出的。

（14）由于交叉配血错误，为患者输错血或因将血制品内加入药物导致血制品发生溶血或者凝血被及时发现并纠正的。

（15）为患者采集标本时，由于各种原因导致延误患者脑脊液、胸水、腹水、活检组织等及时送检，最终影响患者的诊断、治疗的。

（16）手术后的伤口内或术后患者体腔内留置纱条、引流管，未按规定时间取出，或者因看护不当，导致患者各种引流管或者气管插管滑出，从而引起严重不良后果的。

（17）由于护理巡视不及时或者看护不当，造成患者发生走失，未找回的；或者患者出现自伤甚至自杀，造成中度或者重度伤害，甚至死亡的。

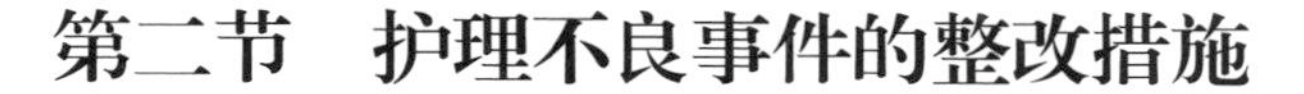

第二节　护理不良事件的整改措施

一、各项制度与规定

1. 在临床方面

医师仔细询问患者病情变化以了解患者病情情况，仔细了解药物作用机制及可能的不良反应，用药做到有的放矢，避免滥用辅助药物。对出现不可避免的药品不良反应的患者，要积极采取应对措施，力争将对患者的不良影响降到最低。

2. 在护理方面

（1）护士长加强对护士的监管与培训，认识风险，增强风险意识，提高护士的责任心，要求所有护士必须熟练掌握危险因素预防的相关知识，做到防患于未然。

（2）加强交接班工作，各班护士认真履行职责；加强对患者感知等全方位的评估；采取定期检查患者及其家属健康教育内容知晓率及防范措施的落实情况；重点加强医师对患者病情的掌握情况，在治疗开始前对患者进行全面评估，及时发现安全隐患，有一定的预见性。

（3）科室组织学习相关规定，了解临床工作中潜在的法律问题，了解患者和自己的权利，提高医护人员的安全防范意识，对一些特殊用药一定要有安全警示，按医院统一规定做标示加以提醒，认真落实操作前、中、后的查对，并告知患者及其家属药物相关的不良反应。

（4）科室加强对新上岗人员的培训，重点加强对本科疾病的常规培训，制定专科疾病护理常规，定期组织科室人员的培训学习，不定时抽查护士对相关知识的掌握，科室对未掌握标准、规范及操作流程，加强带教培训及安全监管，防止私自独立操作，引发不良事件。

（5）每月对科室所发生不良事件进行通报，提高医护人员对患者的安全管理重要性的认识，将各项护理措施实施到位，健康教育达到预期效果，防止烫伤、意外事件、脱管、跌倒等不良事件的发生，降低护理风险的发生。

（6）定期检查核心制度的落实、安全防范管理的落实，进行督察，促进安全管理规范落实。

二、质量整改与提升

利用护理质量管理工具进行持续质量整改与提升。临床常用的质量管理工具有 PDCA 循环、品管圈、清单等。现在以 PDCA 循环为例进行阐述。

PDCA 循环是将质量管理分为 4 个阶段，即 P（Plan，计划）、D（Do，执行）、C（Check，检查）、A（Action，处理）。

下面，以病区内常见的两件不良事件为例，从事件原因分析到最终整改效果来学习、掌握不良事件相关内容。

（一）典型案例一：提高手术后患者手腕带的完好率

1. 事情经过

2015 年 4 月 18 日 10：40，38 床患者孙某在全麻下行膝关节置换术返回病房后，护士行 PDA 扫描手腕带时，发现患者手腕带丢失，随即重新到住院处补打，核对无误后重新佩戴手腕带。

2015 年 4 月 21 日，护士给 3 床患者王某行静脉输液 PDA 扫码时，发现患者信息错误，经核查患者右手佩戴的是 38 床孙某手腕带，患者自己手腕带佩戴左手腕，由于术后患者留置针在左手上，术后行 PDA 静脉输液扫码均无误，直到留置针更换右手时方才发现患者双手均有手腕带。经查证，38 床手腕带遗失在手术室，巡回护士将手腕带交予实习护士带回病房，实习护士给予佩戴时未进行认真核查。

2. 现状及原因分析

2013 年三甲医院复审期间，医院建立患者安全目标，增加和修订了《患者身份识别制度》和《患者手腕带制度》，医护人员在检查、手术及执行各项操作欠核对患者身份的操作正确率平均值为 75.50%。

针对核对患者身份操作不规范的原因，现场调查各查对环节，采用头脑风暴法，绘制鱼骨图，找出造成患者手腕带执行正确率低的原因。

（1）患者因素：患者自行佩戴，方便自行取下，太紧感觉不舒服，松会感觉舒服些，自身不知道手腕带的重要性。

（2）护士因素：思想上重视不够，佩戴没有规范标准，佩戴随意，未认真核对。

（3）手腕带材料因素：成本高，丢失后需要重新购买。

（4）流程因素：无全院标准规范流畅，交接环节不规范，丢失无流程，丢失后无追踪流程，追踪的过程不深入，无规范的佩戴位置。

患者手腕带佩戴出现问题的原因见图 3–1。

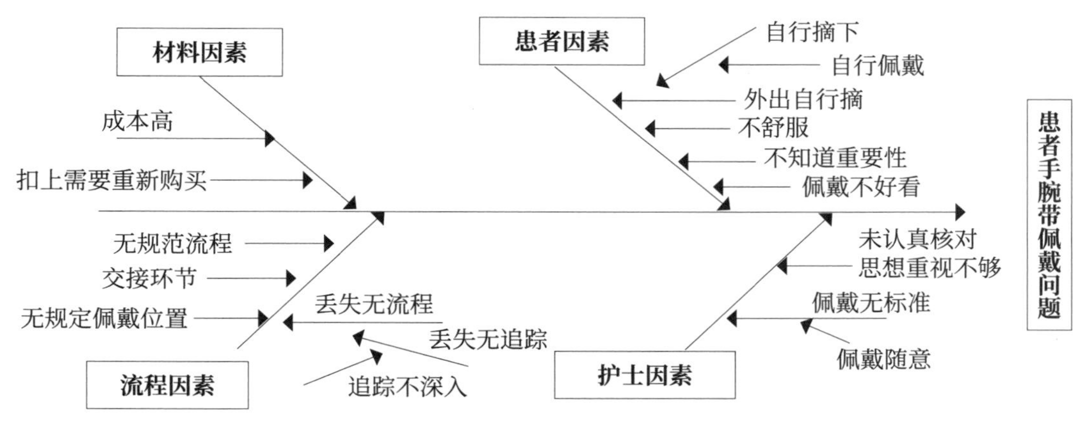

图 3–1　患者手腕带佩戴出现问题的原因分析

3.PDCA 循环质量改进

（1）P：科室成立质量改进小组，启动提高手术患者手腕带正确率的质量改进项目。质量改进小组根据选择的改进方案并结合现状，设立患者手腕带正确率的质量监测指标，经护理部讨论审定，最终确定首期提高手术患者手腕带正确率改进目标值≥ 90%。

数据来源和收集方法：①现场调查；②样本量大小：每月至少 300 例；③数据监测期限，2015 年 1 月—2015 年 6 月，每月持续监测；④监测范围，在大外科科室范围内对医护人员执行各类操作及手术、入院、检查、给药、标本采集等环节，进行监测。

（2）D：执行方面主要有以下几点。

1）排查统一辨识工具：①质量小组对大外科患者手腕带佩戴情况、流程进行摸查；②住院处打印手腕带流程进行摸查；③对所有佩戴的手腕带进行检查；④手术室、病房、医技科室等进行患者手腕的核查；⑤统一使用 PDA 扫码进行核对。

2）强化院内宣传与教育：①病房、手术室、医技科室等人员进行培训检查标准；②利用大科质量会议进行培训检查的统一标；③外来人员、进修生进行培训。

3）增加检查和反馈的力度：①开展多层次多维度的检查：大科每月进行专线检查，科室护士长每周进行专线检查，各科室护士长定期进行交叉科室检查；②建立患者手腕带执行正确率检查反馈的机制，定期反馈检查结果，质控反馈到科室及个人，与绩效挂钩。

（3）C：2015 年6 月，患者手腕带执行正确率得到明显提高，达到92%，超过目标值，并继续呈现上升趋势（图 3–2）。

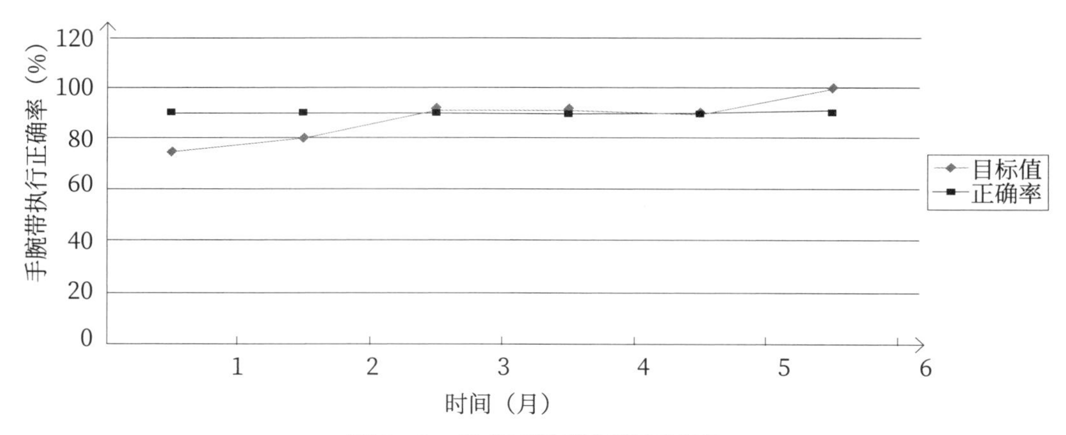

图 3-2　患者手腕带佩戴正确率

（4）A：改进效果表明，新的管理流程优于原来的流程，具有可操作性和实际操作性，为此护理部修订患者手腕带佩戴制度，优化佩戴核查的工作流程（图 3-3）。

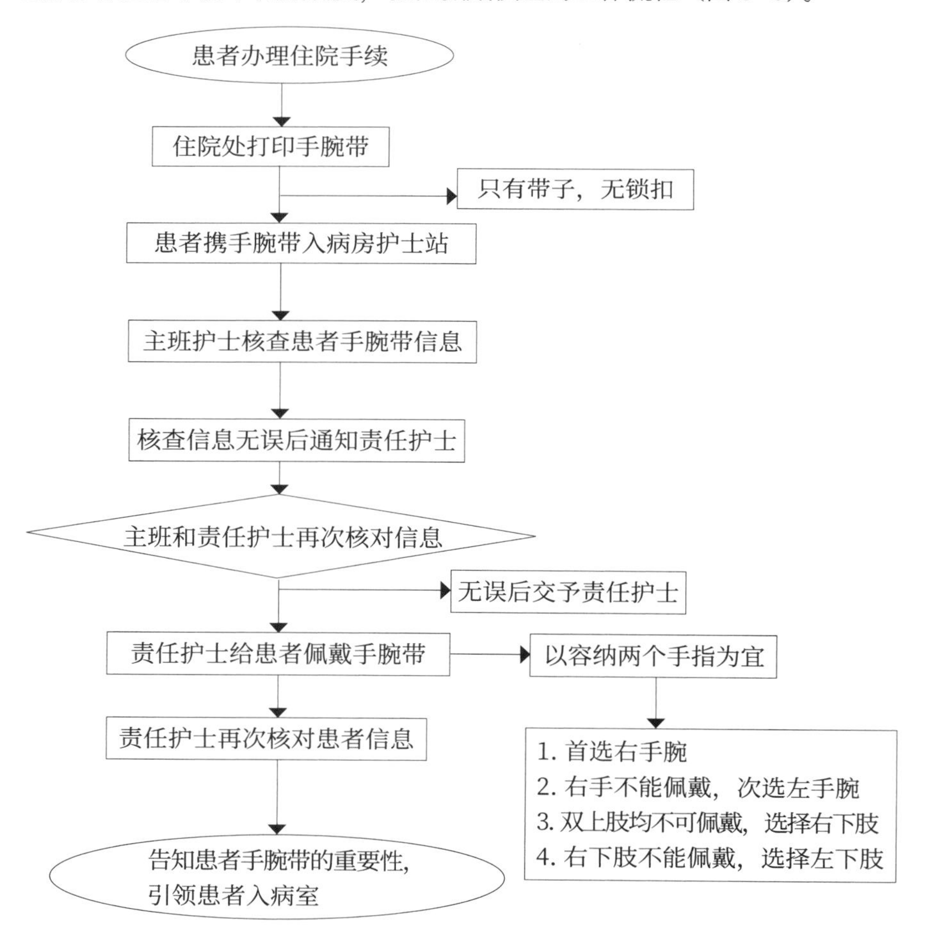

图 3-3　患者手腕带的佩戴流程

（二）典型案例二：实习护士发错出院带药事件分析

1. 事情经过

2015 年 7 月 2 日下午，主班护士接收药房发送 12 位患者的出院带药，根据出院带药单核对清点分装药物，一人一袋并附有服药说明。主班护士带教的实习护士，平时工作非常积极主动，当看到主班护士忙不过来，尚有两位患者的出院带药未发放时，便主动将两位患者的家属分别叫至护士站发放出院药物，在认真核对了药物名称和数量后，却忘记了核对姓名！且未告知带教老师再次核对，于是药品的发放出现了张冠李戴。1 床和 55 床这两位患者诊断相似，出院带药种类基本相同，且数量一致，所幸的是 1 床家属发现口服药单名字有误，且两位患者均未开始服药，主班护士查对后及时给予更正，未造成严重的不良后果。

2. 现状及原因分析

通过本次事件的深入调查，旨在了解出院带药发放过程是否合理，调查事件发生的各个环节，查找原因，召开科室讨论专题会议，同时采用头脑风暴法，绘制鱼骨图，找出可能导致该不良事件发生的原因。科室人员经过认真分析，确定以下主要原因（图 3–4）。

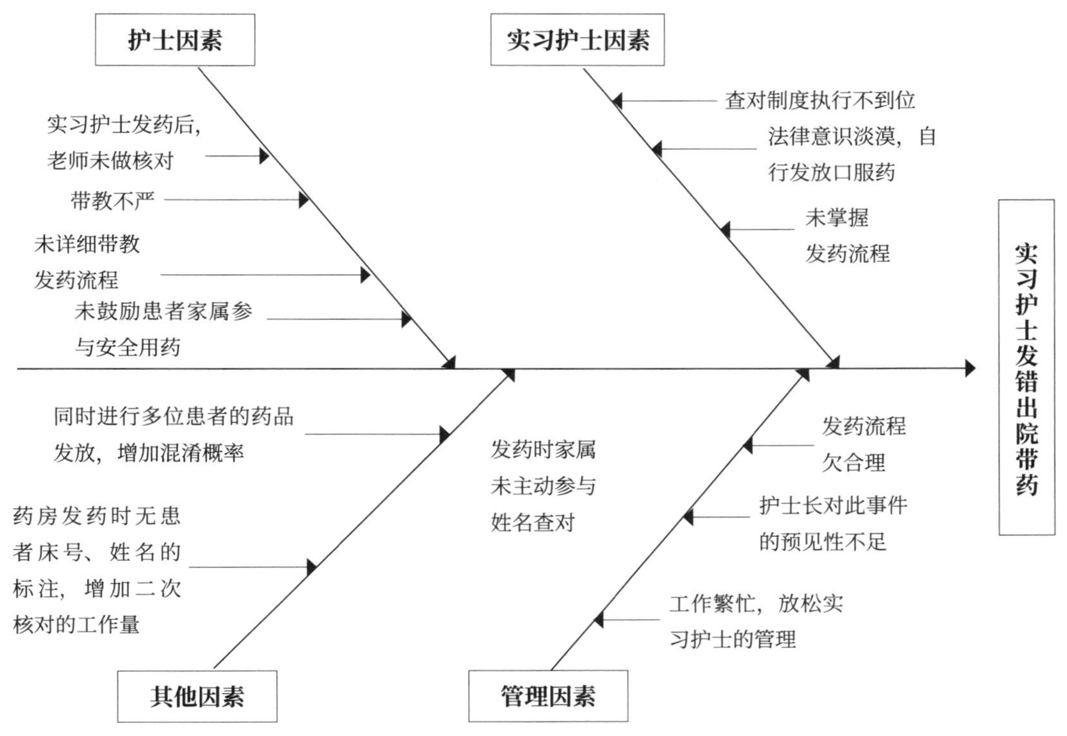

图 3–4　实习护士发错出院带药的原因分析

3.PDCA 循环质量改进

（1）P：①针对鱼骨图原因分析，科室成立专项小组，成员有护士长、护理小组长、护师等人员参加，专项小组的成员认为，主要从核心制度的落实、带教的规范性及相关操作流程的完善制定相应对策；②通过团队的协作，共同完善出院带药发放的流程及规范临床护理带教工作。

（2）D：执行方面主要有以下几点。

1）落实制度，严格带教，提高服务质量：①严格学习护理相关核心制度，主要包括查对制度及口服药发放制度，并进行考核；②严格带教规范，要求带教老师知晓并考核，做到放手不放眼；③加强新入科护士的培训力度，禁止护士在无带教老师指导下进行护理操作。

2）优化流程，使工作方式贴近临床：①与药房沟通，完善出院带药相关明细，药房发药时，应将患者出院带药的详细信息打印，并将每个患者的出院带药分别放置，分别发放，做到勿混淆；②杜绝多位出院患者聚集在一起同时发放口服药，来药后及时一人一单核对发放；③更改发药流程，由主班核对，护理班发放，做到双核对（图 3–5）。

3）培养安全管理意识，保障医疗安全：①学习十大安全目标，增强科室人员、实习学生安全管理意识，将安全目标融入工作过程中；②鼓励患者、家属主动参与查对，在发药明细的姓名处确认签字。

（3）C：经过持续检查、抽查及反馈信息收集，发错出院带药事件及带教不规范问题引起了全科人员高度重视，经过流程再造和培训考核，未再发生出院带药错发漏发情况，实习护士按规定操作，患者满意度也大大提高。

1）护理人员核心制度掌握到位并能够严格落实。

2）与药房之间的工作衔接到位。

3）主班进行发药单打印与服药说明的书写，责任护士按照发药单及时进行发放，防止过多药品积攒在护士站，引起混淆。

4）实习护士带教规范，能够严格做到放手不放眼。

5）出院带药发放严格落实双核对。

6）发药流程运行有序，效果良好。

2015 年 8 月，患者出院带药正确率得到明显提高，达到 92%，超过目标值，并继续呈现上升趋势。

（4）A：①通过此次事件的追踪检查，本科室不断总结经验教训，完善制度，努力做好各项预防措施，并定期督查落实情况，避免类似事件的再次发生；②出院带药的正确发放，关键在于核心制度的执行及落实；③加强全科护士的培训，坚持共同参与的防范管理。为患者提供安全的就医环境。

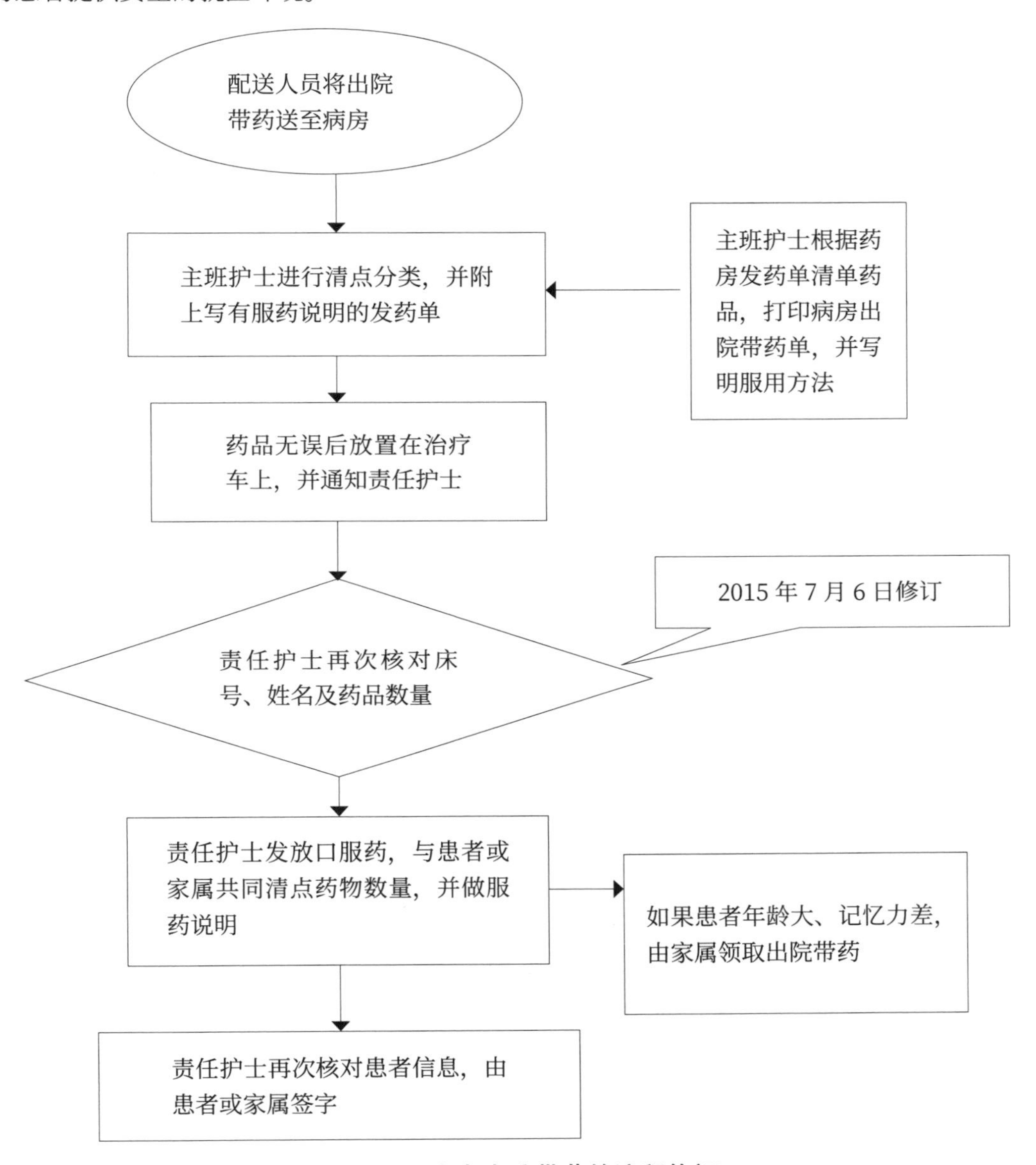

图 3–5　患者出院带药的流程修订

第四章　临床“危急值”报告

为加强对临床“危急值”的管理，确保将“危急值”及时报告给临床医师，以便临床医师能够对患者采取及时、有效的治疗措施，确保患者的医疗安全，从而杜绝患者发生意外，特制定危急值报告相关规定。作为新入职的护理人员，应当了解什么是危急值，哪些情况属于危急值，出现危急值后如何处理。如果不了解相关内容，可能会因为自己的疏忽而延误了患者的抢救时机而造成不可挽回的后果。

一、临床“危急值”的概念

临床“危急值”是指当某种检查（验）结果出现时，表明患者可能正处于有生命危险的边缘状态，临床医师需要及时得到患者的检查（验）信息，迅速对患者采取有效的干预或治疗措施，从而有可能挽救患者的生命，否则，可能出现严重的不良后果，失去最佳的抢救机会。

二、临床“危急值”的范围

临床“危急值”包括检验科、影像科、病理科及心电图室等方面的临床指标。

1. 检验科

检验科“危急值”报告具体内容见表 4-1。

表 4–1　检验科“危急值”报告范围

检验项目	危急值	危险性
血清钾	＜ 2.6 mmol/L	低钾血症、呼吸肌麻痹
	＞ 6.5 mmol/L	严重高钾血症，可有心律失常、呼吸麻痹
血清钠	＜ 120 mmol/L	低钠血症，应采取治疗措施
	＞ 160 mmol/L	高钠血症，应检查其他试验项目
血清镁	＜ 0.41 mmol/L	痉挛、抽搐、心律不齐，同时伴有低血钾
	＞ 5 mmol/L	神经肌肉传导性降低，低通气性呼吸性酸中毒
血转氨酶	＞ 1000 U/L	严重的肝细胞损伤，可能有急性重型肝炎
血清钙	＜ 1.7 mmol/L	手足抽动或震颤、惊厥、喉痉挛、呼吸暂停等
	＞ 3.5 mmol/L	幻觉、妄想、骶反射、腱反射消失、僵呆，甚至昏迷
血清氯	＜ 75 mmol/L	相当严重的代谢性酸中毒
	＞ 125 mmol/L	
血糖	＜ 2.6 mmol/L	缺糖性神经症状、低血糖性昏迷
	＞ 22 mmol/L	高血糖性昏迷、渗透性多尿伴严重的脱水和酮中毒
血红蛋白	＜ 50 g/L	急性大量失血或严重贫血
白细胞计数	＜ 1.0 × 10^9/L	有引发致命性感染的可能
	＞ 30 × 10^9/L	急性白血病的可能
血小板计数	＜ 20 × 10^9/L	可能有严重的出血倾向，是临床上输注血小板的阈值
	＞ 1000 × 10^9/L	怀疑原发性血小板增多症可能
肌酸激酶同工酶	＞ 100 U/L	急性心肌梗死，较严重的心肌细胞坏死或受损
血淀粉酶	＞ 420 U/L	可能有较严重的急性或坏死性胰腺炎
尿淀粉酶	＞ 1800 U/L	
PCO_2	＜ 20 mmHg	极限值
	＞ 65 mmHg	危险水平
PO_2	＜ 40 mmHg	严重缺氧，可导致死亡
APTT	＞ 70 s	严重的出血倾向
INR	＞ 4.0	抗凝监测（口服抗凝剂等），严重的出血倾向
血酸碱度	＜ 7.2	极限值
	＞ 7.55	
血胆碱酯酶	＜ 500 U/L	已有有机磷中毒的明显症状

2. 影像科

（1）脑内出血量＞ 30 mL 或脑干、丘脑出血，脑挫裂伤中区移位≥ 1 cm，出现脑疝、蛛网膜下腔出血的急性期。

（2）颅脑 CT 或 MRI 检查结果诊断为颅内急性大面积脑梗死（范围达到一个脑叶或全脑干范围或以上）。

（3）气管、支气管异物。

（4）肺压缩面积达到 70% 以上气胸、液气胸。

（5）急性肺水肿、中等量以上心包积液及急性心包压塞。

（6）急性主动脉夹层或胸腹主动脉瘤。

（7）急性出血、坏死性胰腺炎。

（8）肝、脾、胰、肾等腹腔脏器出血。

（9）怀疑宫外孕。

（10）急性外伤性脊椎骨折并脊髓损伤。

（11）急性肺动脉、主干动脉栓塞。

（12）消化道穿孔、急性肠梗阻及肠套叠。

3. 病理科

（1）病理检查结果显示是临床医师未能估计到的恶性病变。

（2）对送检冰冻标本有疑问或冰冻结果与临床诊断不相符、常规切片诊断与冰冻切片诊断的结果不一致。

（3）遇疑难病例冰冻不能出具明确的结果时。

（4）进行快速病理检查中遇到的特殊情况（如标本过大、取材过多或者多个冰冻标本同时送检等），报告时间超过 30 分钟。

4. 心电图室

（1）心脏停搏。

（2）急性心肌梗死及其伴新发生的右束支传导阻滞。

（3）致命性心律失常：①心室扑动、颤动；②室性心动过速；③多源性、RonT 型室性早搏；④频发室性期前收缩并 Q-T 间期延长；⑤二度Ⅱ型及以上的房室传导阻滞；⑥预激综合征伴快速心房颤动；⑦心室率＞ 180 次 / 分的心动过速；⑧心室率＜ 45 次 / 分的心动过缓。

三、临床“危急值”的处理流程

临床“危急值”的具体处理流程分以下几个步骤。

（1）医技科室发现“危急值”情况时，在确认检验（查）过程中各个环节均无异常后，将检验（查）结果发出，并立即电话通知该病区的医务人员，并在临床科室“危急值”报告记录本中完整地记录各项内容。

（2）临床科室医务人员在接到“危急值”电话报告时，应复述确认无误，并在临床科室“危急值”报告记录本上详细记录相关内容，并立即通知患者的主管医师。临床科室医务人员若在 HIS 工作站接到“危急值”报告时，应当使用工号确认，并立即通知患者的主管医师。

（3）若患者的主管医师不在病房，接到“危急值”电话报告的医务人员应立即通知科室主任或者病区内最高年资医师。

（4）门诊、急诊医护人员接到“危急值”报告时，应立即通知患者或家属领取报告，并立即安排患者及时到指定科室或急诊科就诊。若暂时无法与患者或家属取得联系，应立即向门急诊部门报告或医务部（非正常工作时间应向总值班）报告。病情紧急时，门急诊部门（总值班）应立即帮助寻找患者，并负责跟踪落实，做好相应记录。门诊、急诊医师必须将诊治处理措施详细记录在门诊病历中。

（5）主管医师应在接到“危急值”报告后 15 分钟之内，根据患者病情立即采取相应措施，抢救患者生命，确保医疗安全。同时报告上级医师或科室主任，并在病程记录中书写患者的“危急值”处置记录。接收报告者负责跟踪落实并做好相应记录。

（6）医技科室发现体检中心“危急值”情况时，应立即电话通知体检中心相关人员或科室主任，体检中心接到“危急值”报告后，应复述确认无误后，立即通知患者速来医院接受紧急诊治，并帮助患者联系相关科室，及时给予该患者必要的诊治措施。同时体检中心人员应负责跟踪落实并做好相应的记录。

四、临床“危急值”的登记制度

临床“危急值”的报告与接收均应当遵循“谁报告，谁接收，谁记录”的原则。各医技及临床科室均应建立“危急值”报告记录本，对“危急值”处理的过程和相关信息做好详细记录。

五、临床“危急值”管理的控制与考核

全院各个科室均要认真组织学习临床“危急值”报告制度，从而掌握临床“危急值”报告项目、范围及处理程序。同时，各科室应安排专人负责本科室临床“危急值”报告和处理制度实施情况的督查，从而确保制度落实到位。

医院将“危急值”报告和处理制度的落实执行情况，应作为科室管理评价的一项重要考核内容。医院医务部、门急诊部、业务管理部、护理部等职能部门将对科室的“危急值”报告工作采取不定期检查并总结。特别是对急诊科、重症医学科、手术室等危重患者集中的科室进行督查，重点追踪了解患者的病情变化，或是否由于有了“危急值”的报告而有所改善，提出“危急值”报告的持续改进措施。对于违反上述规定的科室和医务人员将按照严重违反医疗操作规程的有关规定处理。

第五章　临床护理应急预案

为了有效预防、及时控制和消除突发公共卫生事件及其危害，指导和规范各类突发公共卫生事件的应急处理工作，最大限度地减少突发公共卫生事件对公众健康造成的危害，保障公众身心健康与生命安全，国家制定了《国家突发公共卫生事件应急预案》。每个医院、科室也会根据自己的具体工作情况和需求制定相应的应急预案。预案的制定和落实，能够最大可能地有效处理各类突发情况，使事件产生的不良后果降到最低。因此，新护士入职要掌握普适性的与本专业密切相关事件的应急预案，以保证独立值班或在日常工作过程中出现突发情况时能够正确、熟练应对。以下列举常见临床突发事件的应急预案以供参考。

一、患者跌倒、坠床的应急预案

（1）患者若不慎跌倒、坠床，护士应立即奔赴现场，并且立即通知值班医师。

（2）对患者的情况做出初步判断，判断患者意识，为患者测量血压、心率、呼吸等。

（3）医师到场后，协助医师做进一步检查，并且为医师提供信息，遵医嘱给予患者正确的处理。

（4）若病情允许，协助患者移至患者床上，有条件的将患者移至抢救室。

（5）遵医嘱给予患者必要的检查及治疗。

（6）必要时逐级向科室主任、护士长、病区总护士长、护理部（夜间通知院总值班）进行汇报。

（7）通知患者的家属或者患者的单位。

（8）认真记录患者发生跌倒、坠床的详细经过及抢救过程，并及时上报不良事件。

二、预防药物引起过敏反应的应急预案

（1）在进行各种注射药物前，护士均应询问患者的药物过敏史、家族史、用药史，并按照要求进行皮试。凡是患者对该药物有过敏者均禁止做该药物的过敏试验。

（2）护士应正确执行药物过敏试验，过敏试验药液的配制、皮内注入药物剂量及试验结果的判断都应按要求正确操作。

（3）药物试验结果阳性或对该药有过敏史者，禁止使用此药，做好护理记录，及时通知主管医师。同时录入 HIS，并输入电子床头卡系统，在患者手腕带及床头卡上做过敏药物的标识，并告知患者及其家属过敏药物的名称。

（4）凡接受该药治疗的患者，停用此药物时间超过 24 小时以上，或者更换药品批号的均应重新做过敏试验，试验阴性的方可再次用药。

（5）青霉素水溶液在室温下极易分解产生致敏物质，从而引起过敏反应，还可使药物效价降低，影响治疗效果，因此，抗生素类药物应注意现用现配的原则。

（6）严格执行查对制度，做药物过敏试验前要警惕过敏反应的发生。

（7）药物过敏试验阴性，第一次注射后观察 20 ～ 30 分钟，注意观察巡视患者从而防止发生迟发性过敏反应。

（8）若患者出现过敏反应，应及时通知医师，及时给予处理。

三、患者发生过敏性休克的应急预案

（1）患者一旦发生过敏性休克，应立即停止使用引起过敏的药物（静脉用药必须立即更换输液管路及液体），就地进行抢救，并迅速报告医师。

（2）立即给予平卧，遵医嘱皮下注射盐酸肾上腺素 1 mg，小儿酌减。如症状不缓解，每隔 30 分钟再次皮下注射或静脉注射 0.5 mg，直至患者脱离危险期，注意保暖。

（3）给予氧气吸入，改善缺氧症状。呼吸抑制时应遵医嘱给予人工呼吸，喉头水肿影响呼吸时，应立即准备气管插管，必要时应配合医师给患者施行气管切开。遵医嘱应用氨茶碱解除支气管痉挛，必要时遵医嘱给予呼吸兴奋剂。

（4）护士应迅速建立静脉通路，补充血容量，必要时建立两条以上静脉通道。遵医嘱应用晶体液、升压药物维持血压，此外还可给予抗组胺药及皮质激素类药物。

（5）若患者出现心脏停搏，应立即进行胸外按压、人工呼吸等心肺复苏的抢救措施。

（6）密切观察患者的意识、体温、脉搏、呼吸、血压、尿量及病情变化，患者未脱离生命危险前不宜搬动。

（7）抢救结束后6小时内及时、准确地记录抢救过程，及时护理记录。

四、患者发生输液反应的应急预案

（1）患者一旦发生输液反应，护士应立即奔赴现场，同时通知值班医师。

（2）立即停止该液体的输注并保留静脉通路，更换输液管路，遵医嘱更换其他液体。

（3）对患者的情况做出初步判断，如为患者测量血压、心率、呼吸、判断患者意识、皮疹等。

（4）医师到达现场后，协助医师进行检查，遵医嘱用药。

（5）备好抢救药品和物品，严重者应就地进行抢救，必要时立即进行心肺复苏。

（6）通知科室主任、护士长，严重者及时报告医院感染管理科、药学部、供应室、护理部，夜间通知院总值班。

（7）保留发生反应的输液器和药液分别送至供应室和药学部，同时取相同批号的输液器、液体和注射器分别送检。

（8）若患者家属有异议时，应立即按有关程序对输液器具、液体进行现场封存。

（9）认真记录患者生命体征和抢救过程。

（10）登录不良事件系统，上报输液反应不良事件。

五、患者发生输血反应的应急预案

（1）若患者发生输血反应，应立即停止输血，更换输血管路，应更换生理盐水以维持通路，必要时给予氧气吸入，并保留血袋和输血管路，送至相关部门备查。

（2）立即报告患者的主管医师及科室护士长。

（3）若为一般过敏反应，应遵医嘱密切观察患者的病情变化并做好详细的护理记录，安慰患者，从而减少患者的焦虑情绪。

（4）若患者病情危重要立即备好抢救物品及药品，配合医师对患者采取紧急救治。

（5）怀疑溶血等严重输血不良反应时，应重新抽取患者血标本将其与保留的血袋一同送输血科检查。

（6）若患者家属有异议，应立即按有关程序对输血器具进行现场封存。

（7）登录不良事件系统，上报输血不良事件。

（8）加强巡视及病情观察，认真记录患者生命体征、一般情况和抢救过程。

六、血标本溶血或凝血的应急预案

（1）若接到检验科提示血标本发生溶血或凝血时，立即上报主管医师、护士长。

（2）向患者及其家属做好解释，从而取得患者及其家属的谅解。

（3）重新打印标本的条码，选取正确的标本管。严格按照“三查八对”原则，重新给予抽取血标本并按照要求正确存放标本，派专人及时送至检验科。

（4）科室应及时组织护理人员进行讨论，查找发生溶血、凝血的原因，从而做好防范措施，杜绝此类事件再次发生。

七、血标本采集错误的应急预案

（1）发现患者的血标本采集错误时，若血标本未送至检验科或输血科，应及时找出采集错误的血标本防止混淆；若血标本已经送至检验科或输血科，应立即联系检验科或输血科人员，停止检验。

（2）上报患者的主管医师、护士长，并向患者及其家属做好解释工作，从而取得患者及家属的谅解。

（3）若同时有两人血标本送检，怀疑一人的血标本抽取错误时，应重新留取两人血标本重新检验，防止交叉抽取错误；若同时需要采集两人及两人以上血标本时，1 次只能拿走一人的采血试管。

（4）遵医嘱重新打印检验条码核对无误后贴于试管上，严格按照“三查八对”原则，重新给予抽取血标本派专人送检。

（5）登录不良事件报告系统，填写护理不良事件，科室护士长应及时组织全体护理人员针对此事件进行讨论分析，提出改进措施并落实，杜绝此类事件再次发生。

八、静脉用药错误的应急预案

（1）若发现给药错误，护士应立即停止给药，尽可能保留静脉通路，更换输液器，遵医嘱给予改换其他液体维持静脉通路。

（2）通知患者的主管医师，遵医嘱给予对症处理。

（3）若患者情况较为严重，护士应立即配合医师就地进行抢救，必要时立即进行心肺复苏。

（4）及时准确地记录患者的生命体征、一般情况及抢救过程。

（5）及时报告科室主任、护士长及护理部。

（6）若患者及其家属有异议时，应立即按照有关程序对药物、输液器具进行现场封存，并送至药学部及供应室进行检验。

（7）密切观察患者的病情变化，做好护理记录及床头交接班。

（8）登录不良事件报告系统，填写护理不良事件，科室护士长应及时组织全体护理人员针对此事件进行讨论分析，提出改进措施并落实，杜绝此类事件再次发生。

九、锐器刺伤的应急预案

（1）医务人员在进行各种诊疗操作时应特别注意防止被患者污染的锐器刺伤或划破，若不慎被具有乙型肝炎病毒、丙型肝炎病毒、人类免疫缺陷病毒（human immunodeficiency virus，HIV）等传染性疾病患者的血液、体液污染的尖锐物体划伤或刺破时，应立即尽可能从伤口近心端向远心端方向挤出伤口内血液，禁止在伤口局部挤压，并用肥皂水和清水反复冲洗至少 5 分钟，再用 0.5% 碘伏、75% 酒精消毒，被暴露的黏膜应当反复用生理盐水冲洗干净。

（2）根据伤口的程度进行合适的缝合、包扎等处理，必要时去外科进行伤口的处理。

（3）在对伤口进行妥善处理后，应立即报告科室护士长、医院感染管理科、医务处，并通过 HIS 进行锐器伤的网络上报，登录医院感染监测系统，填写锐器伤上报表和血源性病原体职业暴露登记表，护理部进行登记、上报、追访等。

（4）定期进行血源性传播疾病的检查和预防。如不慎被乙肝阳性、丙肝阳性患者的血液或体液污染的锐器刺伤后，应在 24 小时内抽血化验乙肝抗体和丙肝抗体，必要时抽取患者的血液标本进行对比，同时注射乙肝免疫球蛋白；针刺伤后的 1 个月、3 个月、6 个月进行复查。若是被 HIV 阳性患者的血液、体液污染的锐器刺伤后，应在 24 小时内抽血检查 HIV 抗体，必要时抽取患者的血液进行对比；受伤后的 1 个月、3 个月、6 个月进行复查，同时遵医嘱服药。

十、患者非计划拔管的应急预案

（1）发生非计划拔管事件后，当事人应立即通知值班医师，及时对患者的病情做出准确评估，采取挽救或抢救措施，减少不良后果。当事人还需上报护士长和科室主任并登录护理不良事件登记报告系统，进行不良事件的上报。护士长当日报至总护士长，总护士长根据事件性质立刻或1周内上报至护理部。

（2）气管插管脱落：协助患者平卧，立即清除患者口腔分泌物；给予高浓度吸氧；无法正常自主呼吸或者神志不清的患者，应立即给予简易呼吸气囊辅助通气；协助医师给予重新置管；若仅部分脱出，应协助医师松解气囊，尝试回插，听诊双肺呼吸音对称即可给予妥善固定，根据患者的病情连接呼吸机；密切观察患者的生命体征，如意识、呼吸频率、节律、SpO_2 等并做好详细的记录。

（3）伤口引流管脱落：应立即使用无菌纱布覆盖伤口，密切观察患者的生命体征及伤口情况，协助医师重新置管或对伤口进行妥善处理。

（4）胸腔引流管脱落：若导管从胸腔内滑脱，应立即用无菌纱布按压住引流口；协助患者采取半卧位，嘱患者勿活动；若导管从接口处滑脱，立即使用血管钳夹闭近端引流管，防止气体进入胸腔；协助医师重新置管或对伤口进行处理；密切观察患者的生命体征，如呼吸、频率、节律、SpO_2 及有无呼吸困难等情况。

（5）胃管脱落：应立即清洁患者的口腔及面部；密切观察患者的生命体征，如有无腹胀、呕吐等；协助医师评估是否需要重新进行置管。

（6）尿管脱落：观察患者排尿有无异常，尿道有无损伤；给予做好会阴部的清洁，协助医师重新置管。

十一、患者发生下肢深静脉血栓的应急预案

（1）若发现患者出现下肢深静脉血栓形成的症状时，立即通知医师。

（2）嘱患者绝对平卧，抬高患肢使其高于心脏平面，以利于静脉回流，减轻肿胀。

（3）指导患者及其家属严禁挤压、热敷、按摩患肢，保持大便通畅，避免用力排便，以防栓子脱落导致肺栓塞。

（4）若患者病情许可，鼓励患者多饮水，对不能饮水的患者遵医嘱适当增加静脉液体量，从而降低血液的黏稠度。

（5）遵医嘱应用抗凝溶栓药物治疗。

（6）密切观察患者肢体皮肤温度、色泽及疼痛的情况。

（7）应高度警惕肺栓塞的发生，观察患者生命体征及 SpO_2 变化，若患者突发胸闷、胸痛、憋喘、呼吸急促、心率加快等症状时，应立即通知医师，协助患者采取健侧卧位，给予高流量吸氧（流量调至 4 ～ 6 L/min）并注意保持患者气道通畅，给予心电监护，做好急救准备。

（8）密切观察患者的病情变化，做好护理记录。

十二、患者在运送过程中突发意外的应急预案

（1）转运途中突发意外，医护人员应根据患者出现的意外情况实施相应的急救措施。

（2）对患者的情况做出初步判断，迅速判定患者的意识、脉搏、呼吸等。如患者的脉搏、呼吸存在，给予患者对症处理；若患者脉搏、呼吸消失，应立即进行心肺复苏。

（3）通知相应科室，做好人员及急救物品的准备。

（4）主管医师到场后，协助医师进行检查，遵医嘱进行处理。

（5）待患者的病情稳定后，迅速转运，注意转运途中应带上必需的急救器材、设备、药物并严密观察患者的病情变化，发现问题及时处理。

（6）做好患者及其家属的安抚工作，消除其紧张、焦虑情绪。

（7）及时记录患者的抢救过程，必要时报告相关部门。

十三、药物外渗的应急预案

（1）进行静脉输液时应加强巡视，密切观察，发现药物外渗时应立即停止液体输入，保留针头，尽可能回抽漏于皮下的药液，注射少量生理盐水后拔针。

（2）了解外渗药物的种类、性质及量，是否为强刺激性药物、高渗液体、血管活性药物（去甲肾上腺素、多巴胺、垂体后叶素等）、化疗药物等；评估发生药物外渗的部位、面积、局部反应，以及红、肿、热、痛的范围。

（3）常规抬高患肢，促进局部血液循环，减轻局部水肿，避免局部受压，禁止在外渗侧肢体继续进行静脉输液；根据药物性质遵医嘱注射相应的解毒剂或进行局部封闭，并根据药物性质采取间断冷敷或热敷措施，也可采取其他有效措施（如水胶体敷料、中药制剂等）处理并记录处理过程。

（4）及时报告护士长，护士长及时上报总护士长、护理部，填写不良事件上报表。

（5）若局部组织发生破溃、坏死，必要时请临床静脉导管维护操作专家及造口治疗师协助处理。

（6）安慰患者，做好心理疏导，并与患者家属做好解释沟通。

（7）密切观察患肢外渗部位皮肤的颜色、温度、疼痛性质等情况，并做好记录。

十四、停电的应急预案

（1）科室接到停电通知后，应备好应急灯、手电等，检查好重要医疗器械人员心电监护、微量泵等重要抢救器械蓄电池的电量，从而保证停电期间仪器能够正常运行。同时，通知患者及其家属做好停电准备，加强巡视病房，安抚患者情绪，注意防火、防盗，避免因混乱给不良分子造成可乘之机。

（2）若突然发生停电，应立即查找原因，电话通知后勤电工班，做好维修工作，夜间通知医院总值班。

（3）使用呼吸机的患者，床旁应备有简易呼吸机囊，以备突然停电，立即将呼吸机脱开，使用简易呼吸囊维持呼吸。

（4）按照轻重缓急、分类照顾患者并做好解释工作，若患者正处于使用器械抢救过程中，立即使用备用电源，如蓄电池等直流电。

（5）电力恢复后，立即查看患者的情况，正确连接各种仪器设备，确保正常使用。

十五、火灾的应急预案

（1）发现火灾时应迅速判断火情，立即报告科室护士长、科主任，同时报告保卫科及上级领导，夜间电话通知院总值班。

（2）根据火势情况，使用现有的灭火器材和组织人员积极扑救。发现火情无法扑救，马上拨打“119”报警，并告知正确方位。

（3）认真听从科室主任、护士长的指挥，调动病房内所有人力协助患者撤离，轻症患者由主班护士及辅助护士带领成批撤离；重症患者由责任护士负责，携带好各种抢救设备，如氧气袋、简易呼吸囊等护送患者撤离。保护好患者，有组织、有秩序地将患者撤离疏散到安全地带，稳定患者情绪，保证患者的生命安全。

（4）关好邻近房间的门窗，以减慢火势扩散速度。

（5）尽可能切断电源，撤出易燃、易爆物品，并抢救贵重仪器设备及重要资料。

（6）组织患者撤离时，切勿乘坐电梯，可走安全通道。叮嘱患者及其家属用湿毛巾捂住口鼻，尽可能以最低姿势或匍匐快速前进。

十六、护理人力资源紧急调配的应急预案

紧急状态是指突然发生造成或者可能造成危害社会或医院公众健康、环境安全及严重影响医疗工作秩序的重大传染病疫情、群体伤或群体性不明原因疾病、群体性食物中毒或职业中毒、医院感染暴发流行等其他严重影响医院工作秩序的状态。各护理单元护士长在医院遇有重大事件时，均应从大局出发，积极配合护理部的紧急人力调配制度。

（1）为确保有效应对各种紧急状态，全院组织建立并培养护理应急队伍。当遇到突发公共卫生事件、大型医疗抢救等情况时，以护理部为护理领导小组，以护理部院区分管主任为现场指挥者，以院区应急队长为护理人员紧急调配组长。

（2）建立在分管院长领导下，以护理部主任为组长，各院区的护理应急队伍分为多个应急梯队，每个应急梯队均设有组长及副组长，建立详细的应急调配通讯体系，以确保紧急调配时人员及时到位。

（3）当出现紧急状况时，接诊科室的护理人员立即通知本护理单元的护士长，护士长上报总护士长、护理部，护理部通知相应院区应急队长，启动护理人力资源紧急调配应急预案，调配紧急人员及时到岗。

（4）根据涉及患者人数的多少及病情的严重程度，进行本院区护理人力资源紧急调配和跨院区护理人力资源紧急调配。涉及 30 人以上或危重患者在 25 人以上应启动跨院区护理人力资源紧急调配。

（5）各个院区护理人力资源紧急调配，根据涉及患者的人数多少及病情严重程度进行不同应急梯队的调配。

（6）当院内遇到重大、复杂、大批量、紧急医疗事件时，如肾移植、肝移植等手术，原科室人力资源不足时，护理部将临时调配相关科室护理人员，以完成各种救护任务。

（7）各院区护理应急队伍的成员及通讯联络员应保持 24 小时通讯通畅。当遇到紧急情况时，护理部主任直接与护士长联系，安排可调动人员及时、有效地上岗。各个科室应本着以大局为重的原则，坚决服从医院和护理人力资源紧急调配制度，任何人不得以任何理由推诿、拒绝。

第六章　医院感染相关知识

一、医院各科室感染管理监控小组工作制度

1. 医院感染小组

医院感染小组在科主任的领导下开展工作，科主任为第一责任人。科主任全面负责本科室医院感染的管理工作。护士长协助科主任做好本科室医院感染管理工作。

监控医师与监控护士团结协作，具体负责本科室医院感染管理工作。监控医师、监控护士应将工作开展情况，特别是工作中发现的问题，及时向科主任、护士长反馈。医院感染小组每月开展科室内医院感染工作自查与科室内医院感染知识培训均不少于1次，并做好记录。把医院感染小组的自查与培训结果纳入对本科室工作人员的考评中。

2. 医院感染管理监控小组成员及小组职责

（1）小组成员：组长为科主任；副组长为护士长；组员为医师、护士。

（2）小组职责

1）负责本科室医院感染管理的各项工作，根据本科室医院感染的特点，制定本科室医院感染控制制度，并组织实施。

2）组织本科室预防、控制医院感染知识的培训。

3）对医院感染病例及感染环节进行监测，采取有效措施，降低本科室医院感染发病率；负责本科室的医院感染散发病例报告情况的监督检查，避免漏报的发生；发现医院感染病例集中出现时，及时报告感染管理科，并积极协助调查。

4）督促本科室人员执行手卫生、多重耐药菌管理、消毒隔离等制度规范的落实。

5）监督检查本科室抗菌药物使用情况。

6）监督检查一次性医疗卫生用品的管理。

7）负责科室医疗废物分类管理，按医院有关规定执行医疗废物处理。

8）负责本科室职业防护工作。

9）负责本科室医院感染管理工作质量持续改进。

二、科室消毒隔离制度

（1）进入人体组织和器官的医疗器械、器具和物品必须达到灭菌要求。

（2）接触皮肤和黏膜的医疗器械、器具和物品必须达到消毒要求。进行耳鼻咽喉部位查体时，如前鼻镜、压舌板、间接喉镜、间接鼻咽镜等必须达到消毒要求，必须一人一器械。

（3）用于注射、穿刺、采血等有创操作的各种医疗器具必须一人一用一灭菌。进行有创操作时，如前鼻孔填塞、清创缝合、鼻腔鼻窦术后换药、泪道冲洗等必须使用灭菌器械，一人一用一灭菌。

（4）消毒药械、一次性医疗器械和器具应当符合国家有关规定。一次性使用的医疗器械、器具不得重复使用。

（5）实行可重复使用诊疗器械、器具和物品集中处置制度，一般患者使用后的医疗器械和物品，在去除明显污渍后直接放入器械回收箱；传染病患者或特殊感染患者使用过的医疗器械、器具、用品，直接套双层白色垃圾袋密闭后放入器械回收箱，由供应室集中处置。所有医疗器械在检修前应先经清洁、消毒或灭菌处理。

（6）病室内定时通风换气，必要时进行空气消毒。

（7）直接接触患者的被服应一人一更换，患者住院时间长应每周更换，遇到污染及时更换；间接接触患者的被芯、枕芯等应定期清洗和消毒；遇到污染及时更换、清洗和消毒。传染病患者用过的物品按传染病的要求执行。

（8）禁止在病房、走廊清点被服。

（9）床单元的表面进行定期清洁和消毒，遇到污染及时清洁和消毒；病床湿式清扫，一床一套，床头柜一桌一巾，用后清洗、消毒晾干备用。患者出院、转院、死亡床单位必须进行终末消毒。

（10）拖把分区使用，有标记，分开清洗、消毒，悬挂晾干。医护人员遵守《医疗机构消毒技术规范》，严格无菌操作，做好个人防护，严格执行手卫生管理。

（11）根据疾病传播途径的不同，采取接触隔离、飞沫隔离或空气隔离制度措施，标识正确、醒目。

（12）隔离的确诊或疑似传染病患者或隔离的非传染病感染患者，除确诊为同种病原体感染之外，应安置在单人隔离房间。

（13）隔离患者的物品应专人专用，定期清洁和消毒。

（14）接触隔离患者的工作人员，应按照隔离要求，穿戴相应的隔离防护用品，如隔离衣、戴医用外科口罩、手套等，并进行手卫生。

三、手卫生管理制度

（1）手卫生设施完善，护士站、医师办公室、换药室、配药室、诊室等配备非手触式水龙头。医务人员洗手时必须使用流动水设施洗手。

（2）建议使用洗手液，如使用固体肥皂应保持清洁与干燥。

（3）掌握正确的手卫生方法及指征，并落实。

（4）配备充足的速干手消毒剂，规范使用。

（5）应配备一次性干手纸、干手毛巾等干手物品。洗手池池面应光滑无死角，每日清洁或消毒。

（6）手消毒剂应符合国家规范要求，并在有效期内使用。

（7）当手部有血液或其他体液等肉眼可见的污染时，应用肥皂（皂液）和流动水洗手。当手部没有肉眼可见污染时，宜使用速干手消毒剂消毒双手。

（8）下列情况应进行洗手和消毒：①当直接接触患者前后，从同一患者身体的污染部位移动到清洁部位时；②接触患者黏膜、破损皮肤或伤口前后，接触患者的血液、体液、分泌物、排泄物、伤口敷料等之后；③穿脱隔离衣前后，摘手套后；④进行无菌操作，接触清洁、无菌物品之前；⑤接触患者周围环境及物品后；⑥处理药物或配餐前。

（9）当接触患者的血液、体液和分泌物及被传染性致病微生物污染的物品后，直接为传染病患者进行检查、治疗、护理或处理传染患者污物之后，应先洗手，然后进行卫生手消毒。

（10）外科手消毒时应遵循先洗手，后消毒；不同患者手术之间、手套破损或手被污染时，重新进行外科手消毒的原则。

（11）摘除手套后，应用肥皂（皂液）清洁双手。

（12）定期开展手卫生全员培训，医务人员应掌握手卫生知识和正确的手卫生方法，提高手卫生依从性。当怀疑医院感染暴发与医务人员手卫生有关时，应及时进行监测，并进行相应致病性微生物的检测。工作人员（包括在本科室轮转、进修、实习人员等）手卫生知识知晓率达 100%，手卫生依从性≥ 95%，洗手正确率≥ 95%。

四、标准预防措施

（1）进行有可能接触患者血液、体液的诊疗、护理、清洁等工作时应戴清洁手套，操作完毕，脱去手套后立即洗手或进行手消毒。

（2）在诊疗、护理操作过程中，有可能发生血液、体液飞溅到面部时，应戴医用外科口罩、防护眼镜或防护面罩；有可能发生血液、体液大面积飞溅或污染身体时，应穿戴具有防渗透性能的隔离衣或者围裙。

（3）在进行侵袭性诊疗、护理操作过程中，如在置入导管、经椎管穿刺等时，应戴医用外科口罩等医用防护用品，并保证光线充足。

（4）使用后针头不应回套针帽，确需回帽应单手操作或使用器械辅助；不应用手直接接触污染的针头、刀片等锐器。废弃的锐器应直接放入耐刺、防渗漏的专用锐器盒中；重复使用的锐器，应放在防刺的容器内密闭运输和处理。

（5）接触患者黏膜或破损的皮肤时应戴无菌手套。

（6）应密封运送被血液、体液、分泌物、排泄物污染的被服。

（7）有呼吸道症状（如咳嗽、鼻塞、流涕等）的患者、探视者、医务人员等应采取呼吸道卫生（咳嗽礼仪）相关感染控制措施。

五、科室消毒药械和一次性医疗器械管理制度

（1）科室使用的消毒药械和一次性医疗器械由医院统一购置、统一管理，科室需要的特殊消毒药械和一次性医疗器械，由科室向医院感染管理委员会（医院感染管理部）及相关采购部门提出申请。

（2）凡是标明一次性使用的医疗器械、器具，一律不得重复使用。

（3）一次性使用的医疗器械、器具在使用后，除特殊病原体感染确需消毒之外，无须清洗、浸泡消毒，作为医疗废物统一处理。

(4)使用人员应准确掌握消毒灭菌器械的使用范围、方法、注意事项，掌握消毒灭菌药剂的作用浓度、配制方法、更换时间、有效期、影响消毒灭菌效果的因素等，使用前检查有无破损、失效、产品有无不洁净等，发现问题及时报告医院感染管理部和采购部门。

(5)科室和个人不得私自买卖一次性使用的医疗器械、器具。

六、医疗废物管理制度

(1)对医疗废物进行分类，将分类后的医疗废物分别置于符合《医疗废物专用包装物、容器的标准和警示标识的规定》的黄色垃圾袋和容器中密闭存放。

(2)在盛装医疗废物前，应当对医疗废物包装物或者容器进行认真检查，确保无破损、渗漏和其他缺陷。

(3)感染性废物、病理性废物、损伤性废物、药物性废物及化学性废物不能混合收集。少量药物性废物可以混入感染性废物，但应当在标签上注明。

(4)含有汞的体温计、血压计等医疗器具报废时，应当交由专门机构处置；由医学设备部负责。

(5)隔离的传染病患者或者疑似传染病患者产生的具有传染性的排泄物，由相关科室按照国家规定严格消毒，达到国家规定的排放标准后方可排入污水处理系统；隔离的传染病患者或者疑似传染病患者产生的医疗废物应当使用双层包装物，并及时密封；特殊感染污染物要进行口头交接和特别登记。

(6)放入包装物或者容器内的感染性废物、病理性废物、损伤性废物不得随意取出。

(7)使用后的注射器、输液管等一次性医疗用品，均作为感染性废物，无须消毒、损毁，直接放入医疗废物专用包装物或者容器中，由保洁公司专人负责回收；使用后的一次性塑料输液瓶（袋）目前按医疗废物处理；被患者血液、体液、排泄物等污染的一次性塑料输液瓶（袋）要按医疗废物收集处置。科室对使用后的一次性输液器、注射器等实行针头分离，针帽严禁回套，针头放入锐器盒中。锐器盛装于锐器盒或防刺破容器中，装至容器的3/4时，外套黄色垃圾袋，使用有限的封口方式，确认对环境和人体无污染，标示清楚，按照医疗废物处理规定，专人交接，双向签字。记录资料保存3年。

(8)按《医疗卫生机构医疗废物管理办法》等规定，对垃圾进行分类收集，不得混放，密闭运送到指定地点，锐器用后放入防渗漏耐穿刺的容器内。日产日清，规范记录。

七、医院感染病例监测与报告制度

（1）临床医师应掌握医院感染诊断标准，发现医院感染病例时，主管医师应及时向本科室医院感染管理小组负责人或监控医师报告，并按要求于 24 小时内登录医院感染电子信息系统，填写医院感染病例相关信息并上报，同时将相关信息登记于《医院感染管理手册》；确诊为传染病的医院感染病例，按《中华人民共和国传染病防治法》的有关规定报告和处理。医院感染病例 24 小时内完成网络上报。

（2）科室常见医院感染的高发部位为上下呼吸道、手术切口，常见病原菌为耐甲氧西林金黄色葡萄球菌、耐碳青霉烯类抗菌药物的铜绿假单胞菌、肺炎克雷白杆菌、耐碳青霉烯类抗菌药物的鲍曼不动杆菌、耐碳青霉烯类抗菌药物肠杆菌科细菌。需对感染病例进行病原学检测，依据药敏试验选用合适的抗生素。

（3）发现医院感染暴发趋势及时上报并协助调查。出现医院感染暴发或者特殊病原体感染时，医院感染管理部应及时报告主管院长和医务部，并通报相关部门。

（4）医院发现 5 例以上疑似医院感染暴发或 3 例以上医院感染暴发时，应当于 12 小时内向所在地卫生行政部门报告，并同时向所在地疾病预防控制机构报告。

（5）医院发现 10 例以上的医院感染暴发，或发生特殊病原体或者新发病原体的医院感染，或可能造成重大公共影响或者严重后果的医院感染时，应当按照《国家突发公共卫生事件相关信息报告管理工作规范（试行）》的要求，在 2 小时内向所在地卫生行政部门报告，并同时向所在地疾病预防控制机构报告。

八、医院感染知识培训与考核制度

（1）医院工作人员应当接受有关医院感染的法律法规、制度、工作流程、标准等知识的培训。

（2）医务人员应当掌握与本职工作相关的医院感染预防与控制知识，落实医院感染管理规章制度、工作规范和要求。

（3）工勤人员应当掌握有关预防和控制医院感染的卫生清洁和消毒隔离知识，并在工作中正确运用。

（4）医院感染管理专职人员应当具备医院感染预防与控制的专业知识，能够承担医院感染管理和业务指导工作。

（5）新上岗人员、进修生、实习生必须接受医院感染知识的岗前培训，时间不得少于 3 小时，考核合格后方可上岗。医务人员应参加预防、控制医院感染相关知识的继续教育课程和学术交流活动，医院感染管理专职人员每年不少于 15 小时，其他管理与医务人员每年不少于 6 小时。

（6）每月进行 1 次医院感染相关知识培训，每季度进行医院感染知识考核。做好培训记录，培训资料妥善保存。

（7）培训的内容应符合医院感染预防与控制工作的需要。对新颁布的医院感染管理相关法规定等要及时对相关人员进行培训，并督促落实。

九、治疗室医院感染管理制度

（1）严格执行医院感染管理的各项规章制度，定期组织医院感染知识培训和医院感染工作的自查，发现问题，及时解决。

（2）室内布局合理，清洁区、污染区分区明确，标志清楚；无菌物品按灭菌日期依次放入专柜，过期重新清洗灭菌；设有流动水洗手、干手和手消毒设施。

（3）医护人员进入室内，应衣帽整洁，严格执行无菌技术操作规程。

（4）无菌物品必须一人一用一灭菌。

（5）抽出的药液、开启的静脉输入用无菌液体须注明时间，超过 2 小时后不得使用，启封抽吸的各种溶媒超过 24 小时不得使用。

（6）碘酒、酒精应密闭保存，一次性小包装的瓶装碘酒、复合碘、酒精启封后使用时间不超过 7 天，并严格遵循产品说明书要求；常用无菌敷料罐应每天更换并灭菌；棉球、纱布等灭菌物品一经打开，使用时间最长不超过 24 小时，提倡使用小包装。

（7）治疗车上的物品应排放有序，上层为清洁区，下层为污染区；进入病室的治疗车、换药车应配有速干手消毒剂。

（8）各种治疗、护理及换药操作应按清洁伤口、感染伤口、隔离伤口依次进行，特殊感染伤口，如炭疽、气性坏疽、破伤风等应就地（诊室或病室）严格隔离，处置后严格终末消毒，不得进入换药室；各种敷料应放入黄色防渗漏的医疗废物专用袋内，及时焚烧处理。

（9）坚持每日清洁消毒制度，地面湿式清洁，卫生用具专用，由专人负责。

（10）医疗废物与生活废物分类处置，严格按照医疗废物管理有关规定进行，做好医疗废物交接登记工作。

十、医务人员职业安全防护制度

（1）感染性疾病相关的职业防护是指预防针刺伤、血液及体液暴露等导致感染性疾病发生的相关防护措施。在工作过程中发生锐器伤、血液及体液暴露时按照“医务人员发生职业暴露后的处理措施及流程”立即采取适宜的处置措施，按照要求及时报告，并到相应的业务科室或机构就诊、随访。医院感染管理部按要求将职业暴露的相关信息进行报告。

（2）节假日及夜间发生职业暴露时报总值班室。

（3）遵循标准预防的原则，在工作中执行标准预防的具体措施。

（4）发生职业暴露后，应根据现用信息评估被传染的风险，现有信息包括源患者的液体类型（如血液、可见体液、其他潜在的传染性液体或组织）和职业暴露类型（即经皮伤害、经黏膜或破损皮肤和叮咬）。

（5）对乙肝职业暴露者，应通过乙肝疫苗接种史和接种效果对职业暴露者评估乙肝感染的免疫状况，并针对性采取相应预防措施。

（6）职业暴露后追踪检测相关指标。

（7）医务人员职业安全防护措施：医务人员在工作中应当遵照标准预防原则，对所有患者的血液、体液及被血液、体液污染的物品均视为具有传染性的病源物质，接触这些物质时，必须采取防护措施。医务人员接触病源物质时，应当采取以下措施。

1）医务人员进行有可能接触患者血液、体液的诊疗和护理操作时必须戴手套，操作完毕，脱去手套后立即洗手，必要时进行手消毒。

2）在诊疗、护理操作过程中，有可能发生血液、体液飞溅到医务人员的面部，医务人员应当戴手套、具有防渗透性能的口罩、防护眼镜；有可能发生血液、体液大面积飞溅或者有可能污染医务人员的身体，还应当穿戴具有防渗透性能的隔离衣或者围裙。

3）医务人员手部皮肤发生破损，在进行有可能接触患者血液、体液的诊疗和护理操作时必须戴双层手套。

4）医务人员在进行侵袭性诊疗、护理操作过程中，要保证充足的光线，并特别注意防止被针头、缝合针、刀片等锐器刺伤或者划伤。

5）使用后的锐器应当直接放入耐刺、防渗漏的锐器盒，也可使用具有安全性能的注射器、输液器以防刺伤。禁止将使用后的一次性针头重新套上针头套。禁止用手直接接触使用后的针头、刀片等锐器。

十一、多重耐药菌感染预防与控制措施

（1）严格执行《医务人员手卫生规范》（WS/T 313—2009）。科室应当配备有效、便捷的手卫生设施，配备充足的洗手设施和速干手消毒剂，提高医务人员手卫生依从性。医务人员对患者实施诊疗护理活动过程中，应当严格遵循手卫生规范。医务人员在直接接触患者前后、对患者实施诊疗护理操作前后、接触患者体液或者分泌物后、摘掉手套后、接触患者使用过的物品后及从患者的污染部位转到清洁部位实施操作时，必须实施手卫生。手上有明显污染时，应当洗手；无明显污染时，可以使用速干手消毒剂进行手部消毒。

（2）对所有患者实施标准预防措施，对确定或高度疑似多重耐药菌感染患者或定植患者，应当在标准预防的基础上，实施接触隔离措施，预防多重耐药菌传播。尽量选择单间隔离，也可以将同类多重耐药菌感染患者或定植患者安置在同一房间。隔离房间应当有隔离标识。不宜将多重耐药菌感染或者定植患者与留置各种管道、有开放伤口或者免疫功能低下的患者安置在同一房间。多重耐药菌感染或者定植患者转诊之前应当通知接诊的科室，采取相应隔离措施。没有条件实施单间隔离时，应当进行床旁隔离。与患者直接接触的相关医疗器械、器具及物品，如听诊器、血压计、体温表、输液架等要专人专用，并及时消毒处理。轮椅、担架、床旁心电图机等不能专人专用的医疗器械、器具及物品要在每次使用后擦拭消毒。医务人员对患者实施诊疗护理操作时，应当将高度疑似或确诊多重耐药菌感染患者或定植患者安排在最后进行。接触多重耐药菌感染患者或定植患者的伤口、溃烂面、黏膜、血液、体液、引流液、分泌物、排泄物时，应当戴手套，必要时穿隔离衣，完成诊疗护理操作后，要及时脱去手套和隔离衣，并进行手卫生。

（3）医务人员应当严格遵守无菌技术操作规程，特别是实施中心静脉置管、气管切开、气管插管、留置导尿管、放置引流管等侵入性操作时，应当严格执行无菌技术操作和标准操作规程，避免污染，减少感染的危险因素，有效预防多重耐药菌感染。

（4）各科室要加强多重耐药菌感染患者或定植患者诊疗环境的清洁、消毒工作，特别是重症医学科室、新生儿室、血液科病房、呼吸科病房、神经科病房、烧伤病房等重点部门应加强物体表面的清洁、消毒；对收治多重耐药菌感染患者和定植患者的病房，要使用专用抹布等物品进行清洁和消毒；对医务人员和患者频繁接触的物体表面（如心电监护仪、微量输液泵、呼吸机等医疗器械的面板或旋钮表面，听诊器，计算机键盘和鼠标，电话机，患者床栏杆和床头桌，门把手，水龙头开关等），采用适宜的消毒剂进行擦拭、消毒；被患者血液、体液污染时应当立即消毒；出现多重耐药菌感染暴发或者疑似暴发时，应当增加

清洁、消毒频次；在多重耐药菌感染患者或定植患者诊疗过程中产生的医疗废物，应当按照医疗废物有关规定进行处置和管理。

（5）各临床科室医务人员应当认真落实《抗菌药物临床应用指导原则》和《卫生部办公厅关于进一步加强抗菌药物临床应用管理的通知》（卫办医发〔2008〕48 号）要求，严格执行抗菌药物临床应用的基本原则，正确、合理地实施抗菌药物给药方案，加强抗菌药物临床合理应用的管理，尽量优化抗生素使用，减少或者延缓多重耐药菌的产生。

十二、医务人员职业暴露应急流程

1. 体表接触污染的血液及体液

体表接触污染的血液及体液，应迅速脱去被污染的衣物，更换清洁衣物，同时保持冷静，用肥皂液和流动水清洗污染的皮肤，用生理盐水冲洗黏膜。如有伤口，应当在伤口旁轻轻挤压，尽可能挤出损伤处的血液，再用肥皂液和流动水冲洗，禁止局部挤压伤口。受伤部位的伤口冲洗后，应当用消毒液，如 75% 酒精或者 0.5% 碘伏消毒，并包扎伤口，被暴露的黏膜应当反复用生理盐水冲洗干净。

2. 发生职业暴露后

医务人员工作期间发生乙型肝炎、丙型肝炎、艾滋病、梅毒等职业暴露后，应立即向医院感染管理部汇报，同时填写针刺伤和锐器伤上报表、血液和体液暴露上报表及医务人员职业暴露登记表，经科室负责人核实签字后，交医院感染管理部。医院感染管理部接到报告后应尽快评估职业暴露情况，并尽可能在 24 小时内采取预防措施。

节假日及夜间发生职业暴露后，应联系总值班室。如果发生了艾滋病职业暴露，总值班室应迅速联系当地疾病控制中心值班室。

3. 根据锐器污染源的不同采取相应的预防措施

（1）乙型肝炎：职业暴露者如 HBsAg ＜ 10 mIU/mL、HBsAg 阴性或不清楚，则应在 24 ～ 48 小时注射乙肝免疫球蛋白 200 ～ 400 IU，并接种乙肝疫苗 3 针，每针 20 μg，接种程序为 0 个月、1 个月、6 个月，并在 3 个月、6 个月内复查。如果已知乙肝抗原阳性或 HBsAg ＞ 10 mIU/mL，可不进行特殊处理。

（2）丙型肝炎：目前尚无适用于丙型肝炎暴露后的治疗。

1）在暴露当时检测丙型肝炎抗体（HCV-Ab）及谷丙转氨酶水平。

2）在暴露后 6 个月时检测 HCV-Ab 及谷丙转氨酶水平，或在 4 ～ 6 周时做聚合酶链反应（polymerase chain reaction，PCR）检测 HCA-RNA。

3）如果复查 HCA-RNA 为阳性，则建议到肝炎门诊接受随访及治疗。

（3）艾滋病：发生艾滋病职业暴露后尽可能在最短的时间内（2 小时内）进行预防性用药，最好不超过 24 小时；即使超过 24 小时（1 ～ 2 周），也建议实施预防性用药。

预防性用药方案根据暴露级别和暴露源级别分为基本用药方案和强化用药方案，两种方案的疗程均为 28 天。

基本用药程序：适用于轻度低微暴露，为两种反转录酶制剂，使用常规治疗剂量，连续使用 28 天。如双汰芝（AZT 与 3TC 联合制剂），每次 300 mg，每日 2 次，连续服用 28 天，或参考抗病毒治疗指导方案。

强化用药程序：适用于严重暴露，是在基本用药程序的基础上，同时增加一种蛋白酶抑制剂，如茚地那韦或依托那韦，均使用常规治疗剂量，连续使用 28 天。

暴露后一年内要定期监测艾滋病抗体，分别在 4 周、8 周、12 周、6 个月、12 个月监测。

发生艾滋病职业暴露后，应及时与疾病预防控制中心取得联系，并做好登记、保密等工作。医院感染管理部、疾病预防控制管理科应负责对发生暴露人员的抗体检测，并对药物的不良反应进行监测和处理。

（4）梅毒：注射苄星青霉素 240 万单位 / 次，分两侧臀部肌内注射，每周 1 次，连续 2 ～ 3 周，1 个月内复查。

十三、医院感染暴发监测、报告与控制制度

1. 医院感染暴发报告范围

医院感染暴发报告范围为：疑似医院感染暴发、医院感染暴发及特殊病原体医院感染。

（1）医院感染暴发：指在医疗机构或其科室的患者中，短时间内发生 3 例以上（含 3 例）同种同源感染病例的现象。

（2）疑似医院感染暴发：指在医疗机构或其科室的患者中，短时间内出现 3 例以上（含 3 例）临床综合征相似、怀疑有共同感染源的感染病例，或者 3 例以上（含 3 例）怀疑有共同感染源或感染途径的感染病例现象。

（3）特殊病原体的医院感染：指发生甲类传染病或依照甲类传染病管理的乙类传染病的医院感染。

2. 医院感染暴发报告管理

医院感染暴发报告管理实行责任制，法定代表人为第一责任人，医院感染管理委员会、医院感染管理部、科室医院感染管理小组成员及相关部门医务人员应认真履行在医院感染暴发报告及处置工作中的职责，做到分工明确，反应快速，规范管理。

（1）医院感染管理委员会负责监督、指导医院感染管理部、医务部、护理部和相关科室进行医院感染暴发及疑似暴发的监测、调查、报告与防控工作。

（2）医院感染管理部在医院感染管理委员会的指导下，负责进行医院感染暴发与疑似暴发的流行病学调查与报告，指导相关科室进行防控工作。

（3）临床科室医院感染暴发报告管理责任制，科主任为第一责任人，制定并落实医院感染暴发报告的规章制度、工作程序和处置预案，采取有效的防控措施，有效控制医院感染暴发，协助进行感染暴发与疑似暴发的流行病学调查及报告。

（4）检验科细菌室：如一周内在同一科室出现 3 例同种致病菌，发现后应立即报告医院感染管理部和送检科室，并协助分析调查。

3. 医院感染暴发报告处置

（1）在出现医院感染暴发或疑似暴发时，科室院内感染监控小组应立即报告医院感染管理部、医务部和护理部，并协助调查和执行控制措施。

（2）医院感染管理部接到报告或发现类似情况时，及时进行调查，向分管院领导报告，并同时向相关卫生行政部门和疾病控制中心报告。

（3）医院感染管理委员会及时召开协调会，监督和指导医院感染管理部、医政部、护理部及相关科室进行医院感染暴发及疑似暴发的调查和控制。

（4）在医院感染管理委员会的指导下，医院感染管理部进行流行病学调查处理，协调组织相关科室进行下列工作。

1）对医院感染多发病例进行确定：对多发医院感染病例进行调查，经调查确定为医院感染暴发或疑似暴发的，进行相应的报告并采取下列措施。

2）在医政部、护理部的协助下，制定和组织落实有效的控制措施：应当及时采取有效处理措施，积极实施医疗救治，采取正确的消毒隔离措施，隔离患者，必要时暂停接收新患者，控制感染源，切断传播途径，保障医疗安全。

3）及时开展现场流行病学调查、环境卫生学检测及有关的标本采集、病原学检查等工作。

4）分析调查资料，对病例的科室分布、人群分布和时间分布进行描述；分析暴发的原因，推测可能的感染源、感染途径或感染因素，结合实验室检查结果和采取控制措施的效果综合做出判断。

5）写出调查报告，总结经验，制定防控措施。

（5）医院发现以下情形时，医院感染管理部应当于 12 小时内向所在地县级卫生行政部门报告，并同时向所在地疾病预防控制机构报告：① 5 例以上（含 5 例）疑似医院感染暴发情况；② 3 例以上（含 3 例）医院感染暴发情况。

（6）医院发生以下情形时，应当按照《国家突发公共卫生事件相关信息报告管理工作规范（试行）》的要求，在 2 小时内向所在地县级卫生行政部门报告，并同时向所在地疾病预防控制机构报告：10 例以上（含 10 例）医院感染暴发事件；发生特殊病原体或者新发病原体的医院感染；可能造成重大公共影响或者严重后果的医院感染。

（7）医院感染属于法定传染病的，应当按照《中华人民共和国传染病防治法》和《国家突发公共卫生事件应急预案》的规定进行报告和处理。

4. 医院感染暴发控制制度

严格执行《医院感染暴发报告及处置管理规范》，制定有关医院感染暴发报告及应急处置预案，控制和消除发生在医院感染暴发及其造成的危害。建立有效的医院感染监测制度，按照《医院感染监测规范》的要求，开展全院综合性监测和目标性监测，及时发现医院感染暴发倾向和隐患。各部门认真实施医院感染暴发的报告与控制制度。暴发事件处置后，应及时进行总结，改进预防措施，并追究相关人员的责任。加强人员相关知识、技能的培训，提高其医院感染暴发报告和处置水平。

十四、消毒灭菌效果监测发现问题的应急预案

1. 灭菌不合格时

物理监测不合格的灭菌物品不得发放，分析原因并进行改进，直至监测结果符合要求。包外化学监测不合格的灭菌物品不得发放，包内化学监测不合格的灭菌物品和湿包不得使用，并应分析原因进行改进，直至监测结果符合要求。

2. 生物监测不合格时

（1）迅速停止发放监测不合格的灭菌物品。

（2）应通知使用部门停止使用，并尽快召回上次监测合格以来尚未使用的所有灭菌物

品。对召回的物品重新进行清洗、消毒、灭菌。

（3）同时应书面报告相关管理部门，说明召回的原因。

（4）相关管理部门应通知使用部门对已使用该期间无菌物品的患者进行密切观察、跟踪，直至安全。

（5）应检查灭菌过程的各个环节，查找灭菌失败的可能原因，并采取相应的改进措施后，重新进行生物监测3次，合格后该灭菌器方可正常使用。

（6）应对该事件的处理情况进行总结，并向相关管理部门汇报。

3. 做好记录

应建立清洗、消毒、灭菌操作的过程记录，核查每次的物理监测、化学监测、生物监测结果，确保消毒灭菌效果监测合格。定期对监测资料进行总结分析，做到持续质量改进。

十五、导尿管相关尿路感染的预防与控制制度

护士在无菌操作过程中要严格落实无菌技术，无菌观念不强或者操作过程中忽视无菌原则会直接导致医院感染的发生。现以临床上常见的导尿管相关尿路感染为例，向大家介绍医院感染预防与控制制度。

（一）工作规范

1. 留置导尿管前预防控制措施

（1）严格掌握留置导尿管的适应证。

（2）仔细检查无菌导尿包，如发现导尿包过期、外包装破损、潮湿，不应使用。

（3）可重复使用的导尿包按照《中华人民共和国卫生行业标准》WS/T 310.2规定处理，一次性导尿包符合国家相关要求，不应重复使用。

（4）根据患者年龄、性别、尿道等情况选择型号大小、材质等合适的导尿管，最大限度降低尿道损伤和尿路感染。

（5）对留置导尿管的患者，应采用密闭式引流装置。

（6）应告知患者留置导尿管的目的，配合要点和置管后的注意事项。

（7）不宜常规使用包裹银或抗菌导尿管。

2. 放置导尿管时预防控制措施

（1）医务人员应严格按照手卫生规范，洗手后，戴无菌手套实施导尿术。

（2）严格遵循无菌操作技术原则留置导尿管，动作宜轻柔，避免损伤尿道黏膜。

（3）正确铺无菌巾，避免污染尿道口。

（4）应使用合适的消毒剂，充分消毒尿道口及其周围皮肤黏膜，防止污染。男性：洗净包皮及冠状沟，然后自尿道口、龟头向外旋转擦拭消毒。女性：按照由上至下、由内向外的原则清洗外阴，然后清洗并消毒尿道口、前庭、两侧大小阴唇，最后是会阴、肛门。

（5）导尿管插入深度适宜，确保尿管固定稳妥。

（6）置管过程中，指导患者放松，协调配合，避免污染，如发现尿管被污染，应重新更换。

3. 留置导尿管后预防控制措施

（1）应妥善固定尿管，避免打折、弯曲，集尿袋高度低于膀胱水平，不应接触地面，防止逆行感染。

（2）应保持尿液引流系统通畅和密闭性，活动或搬运时夹闭引流管，防止尿液逆流。

（3）应使用个人专用收集容器或清洗消毒后的容器定期清空集尿袋中尿液。清空集尿袋中尿液时，应遵循无菌操作原则，避免集尿袋的出尿口触碰到收集容器的表面。

（4）留取小量尿标本进行微生物病原学检测时，应消毒导尿管接口后，使用无菌注射器抽取标本送检。留取大量尿标本时可从集尿袋中采集，不应打开导尿管和集尿袋的接口采集标本。

（5）不应常规进行膀胱冲洗或灌注。若发生血块堵塞或尿路感染时，可进行膀胱冲洗或灌注。

（6）应保持尿道口清洁，大便失禁患者清洁后还应进行消毒。留置导尿管期间，应每日清洁或冲洗尿道口。

（7）患者沐浴或擦身时应注意对导管的保护。

（8）长期留置导尿管应定期更换，普通导尿管更换时间 7 ～ 10 天，特殊类型导尿管的更换时间按照说明书规定，更换导尿管时应同时更换导尿管集尿袋。

（9）导尿管阻塞、脱出或污染时，应立即更换导尿管和集尿袋。

（10）患者出现尿路感染症状时，应及时留取尿液标本进行病原学检测，并更换导尿管和集尿袋。

（11）应每天评估留置导尿管的必要性，应尽早拔除导尿管。

（12）医护人员在维护导尿管时，严格执行手卫生。

（二）管理制度

1. 临床科室

（1）临床科室应严格落实上述工作规范，减少发生导尿管相关尿路感染。

（2）详细记录尿道插管指征、插管时间、插管操作者和拔管时间等。

（3）采用统一指标，如导尿管使用率、导尿管相关尿路感染发生率等评价导尿管相关尿路感染预防与控制质量。

（4）当出现导尿管相关尿路感染暴发或疑似暴发时，应按照《医院感染管理办法》和《医院感染暴发报告及处置管理规范》的相关要求报告和处理。

2. 医务部

（1）负责对相关医师关于无菌技术、导尿操作、留置导尿管的维护及预防导尿管相关尿路感染的培训和教育。

（2）应督促相关置管医师认真遵守上述工作规范，熟练掌握相关操作规程

（3）应定期对临床医师留置导尿管适应证的掌握、规范的插管操作、置管后的维护与评估，以及预防导尿管相关尿路感染措施等的执行情况进行考核。

3. 护理部

（1）负责对相关护理人员进行关于无菌技术、导尿操作、留置导尿管的维护及预防导尿管相关尿路感染的培训和教育。

（2）应督促相关置管护士认真遵守上述预防控制措施，熟练掌握相关操作规程。

（3）应对相关护理人员的置管操作与护理操作及预防导尿管相关尿路感染措施等的执行情况进行考核。

4. 医院感染管理部

（1）负责对相关人员进行导尿管相关尿路感染预防与控制措施的培训。

（2）应逐步开展导尿管相关尿路感染的目标性监测。

（3）应定期检查导尿管和相关医疗器械、器具、物品的有效证件、保存及使用情况，定期考核临床医务人员对导尿管相关尿路感染预防与控制知识的掌握情况，并检查与考核临床科室预防导尿管相关尿路感染措施的执行情况。

（4）定期分析尿管相关尿路感染监测资料，并及时向被监测临床科室反馈。

（三）监督

医务部、护理部和医院感染管理部应在本部门的职责范围内定期对临床科室落实该制度的情况进行检查，并将检查情况纳入对临床科室的考核中。

第七章　药品管理

第一节　常见口服药品管理

在住院患者的治疗中，口服给药是一项必要的治疗措施，亦是最常用 、最方便且较为安全的给药方法，药物经口服后被胃肠道吸收进入血液循环，从而达到局部治疗和全身治疗的目的。患者遵医嘱规范服用口服药可取得良好疗效。作为护士，首先，熟练掌握科室常用药物的适应证、药理作用、禁忌证、常见不良反应、注意事项等，建议护理人员随身携带小记事本，将未掌握的药及新药登记清楚便于随时翻阅，同时将各类药物说明书分类装订，放在指定地点，以便随时查阅。其次，严格执行查对制度，明确科室口服药护理工作流程，加强对护理人员口服药相关护理工作的检查监督，及时发现问题，落实个人责任，提升自身的责任意识，将口服药规范服用的护理工作扎实地落到实处。最后，护理人员可以根据患者的实际情况，分别给予患者一对一、分散、集中或相结合的方式进行宣教，提高患者及其家属对规范用药的认知度，让其了解口服药在治疗中的重要性，提高患者的治疗依从性，同时可以定期为患者组织讲座，为其答疑解惑，让患者充分明白规范用药的意义，使患者理解并做到自觉配合。对于比较特殊的药物如地高辛、华法林，必须了解病情后按医嘱正确服药，进行特别、重复指导。送药到手、服药到口，每日按时送药，带上 60℃温水，并去除药片塑料外包装，见患者服药后再离开。这样不仅可以消除隐患，而且能真正做到用药安全，减少医疗纠纷。

现在以康复科常用的药物为例（表 7–1），以方便护士在科室工作中快速、熟练掌握本科室常用药物的药理作用及不良反应等信息。

表 7–1　康复科常用口服药物

种类	通用名	适应证	不良反应
降血压	缬沙坦氢氯噻嗪片	治疗轻、中度原发性高血压，利尿	电解质和代谢紊乱，头痛、头晕
	缬沙坦胶囊	治疗轻、中度原发性高血压	头痛、头晕
	苯磺酸氨氯地平片	为钙离子拮抗剂，用于治疗高血压、稳定型心绞痛和缺血性心脏病	头痛、水肿
降血压	硝苯地平缓释片	高血压、稳定型心绞痛、梗死后心绞痛	头痛、面部和皮肤潮红、燥热、心动过速、心悸、头昏、疲倦、低血压、小腿肿胀
	硝苯地平缓释片	高血压、心绞痛	头痛、心悸、血压下降、下肢水肿
	琥珀酸美托洛尔缓释片	降心率、高血压、心绞痛	疲劳、头痛、头晕、肢端发冷、心动过缓、腹痛、恶心、呕吐
	替米沙坦片	原发性高血压	腹泻和血管性水肿
	富马酸比索洛尔	高血压、冠状动脉粥样硬化性心脏病（简称冠心病）、降压、减慢心率	服药初期偶见轻微疲倦、头晕、头痛
	卡托普利	高血压、心力衰竭	皮疹、心悸、胸痛、咳嗽
	缬沙坦氨氯地平片	治疗原发性高血压，用于单药治疗不能充分控制血压的患者	外周水肿、眩晕
降血糖	阿卡波糖片	配合饮食控制治疗Ⅱ型糖尿病（用餐前即刻或前几口食物咀嚼服用）	低血糖、胃肠胀气、肠鸣音
	盐酸二甲双胍片	单纯饮食控制不满意Ⅱ型糖尿病（餐中服用）	低血糖、恶心、呕吐、腹泻
降血脂药	瑞舒伐他汀钙片	高脂血症和高胆固醇血症	常见便秘、恶心、腹痛、头痛、头晕
	阿托伐他汀钙片	高胆固醇血症和混合型高脂血症，冠心病和脑中风的防治	胃肠道不适、头痛、头晕
降肌张力	盐酸替扎尼定片	中枢性骨骼肌松弛药，降低骨骼肌张力增高，肌痉挛，肌强直	疲乏、嗜睡、口干
	巴氯芬片	缓解骨骼肌痉挛	日间镇静、嗜睡、恶心
抗血小板，抗凝	阿司匹林肠溶片	抗血栓，对血小板聚集有抑制作用	常见的有恶心、呕吐、上腹部不适或疼痛、阿司匹林哮喘，以及胃肠道出血或溃疡
	硫酸氢氯吡格雷片	抗凝剂、抗血栓形成和纤维溶解剂	紫癜、鼻出血等现象，中性白细胞减少 / 粒细胞减少，胃肠道反应
	华法林钠片	长期持续抗凝的患者，防止血栓形成及发展	过量易致各种出血，表现淤斑、紫癜、牙龈出血、月经量过多
抗血小板，抗凝	利伐沙班片	预防血栓形成	出血、贫血
精神用药	盐酸阿米替林	镇静作用强，治疗焦虑性或激动性抑郁症	多汗、口干、嗜睡、眩晕、可发生直立性低血压

（续表）

种类	通用名	适应证	不良反应
	盐酸舍曲林片	抑郁症、强迫症	胃肠道不适、头痛、嗜睡，大剂量可诱发癫痫
	盐酸帕罗西汀片	抑郁症、强迫症、惊慌障碍、社交焦虑障碍	胃肠道不适、头痛、嗜睡
	氢溴酸西酞普兰片	抑郁性精神障碍	恶心、出汗增多、头痛
镇静催眠	地西泮片	焦虑、镇静催眠	嗜睡、头昏、乏力
	酒石酸唑吡坦片	限用于偶发性和暂时性失眠症下的严重睡眠障碍	幻觉、兴奋、噩梦
	阿普唑仑片	用于焦虑、紧张、激动、催眠或焦虑辅助用药	嗜睡、头晕、乏力
	奥氮平片	精神分裂症，中、重度躁狂发作	瞌睡、体重增加
神经系统	胞磷胆碱钠胶囊	颅脑损伤或脑血管意外所引起的神经系统后遗症	偶见胃肠道反应
	茴拉西坦分散片	脑功能改善药，中老年记忆减退和脑血管后的记忆减退	偶有轻微口干、厌食、便秘、头昏、嗜睡
	奥拉西坦胶囊	轻、中度血管性痴呆，老年性痴呆及脑外伤引起的记忆与智能障碍	无明显不良反应
	甲钴胺分散片	周围神经病	偶有过敏、食欲不振、恶心、呕吐、腹泻
	复方苁蓉益智胶囊	益智养肝，活血化浊，健脑益智	个别病例出现心慌、恶心、腹痛、食欲下降等
	长春胺缓释胶囊	心理行为障碍、急性脑血管病及脑外伤综合征	无明显不良反应
消化系统	埃索美拉唑镁肠溶片	减少胃酸分泌	头痛、腹痛、腹泻、腹胀、恶心、呕吐、便秘
	双歧杆菌三联活菌胶囊	调整肠道菌群平衡，饭后服	冷藏保存，宜用冷、温开水送服，开袋后应尽快服用
	枸橼酸莫沙必利片	促进胃排出作用，饭前服	腹泻、软便、口干、疲倦
	复方消化酶胶囊	食欲缺乏、消化不良，饭后服	呕吐、泄泻、软便
	谷胱甘肽片	慢性乙肝的保肝治疗	偶有皮疹、食欲缺乏
利尿	螺内酯	利尿保钾	高钾血症、胃肠道反应
	氢氯噻嗪片	利尿排钠、尿崩症	低钾血症、低钠血症
治疗贫血	甲钴胺胶囊	巨幼红细胞性贫血、维生素 B_{12} 缺乏症	偶见食欲不振、胃肠道功能紊乱
	多糖铁复合物	单纯性缺铁性贫血	极少出现胃肠刺激或便秘

（续表）

种类	通用名	适应证	不良反应
治疗前列腺增生	盐酸坦索罗辛缓释胶囊	前列腺增生引起的排尿障碍，饭后服	偶见头晕、皮疹
	非那雄胺片	治疗和控制良性前列腺增生及预防泌尿系统感染	阳痿、性欲降低
补钙	碳酸钙 D_3 片	钙补充剂，防治骨质疏松	便秘、腹胀
	骨化三醇胶丸	骨质疏松、肾性骨营养不良症	高血钙综合征或钙中毒
	维 D 钙咀嚼片	钙补充剂，防治骨质疏松	嗳气、便秘、高钙血症
镇痛治麻	塞来昔布胶囊	缓解骨关节炎、成年人急性疼痛	消化不良、腹痛
	加巴喷丁胶囊	疱疹感染后神经痛、癫痫	眩晕、嗜睡、周围性水肿
	消旋山莨菪碱片	缓解胃肠痉挛所致的疼痛	口干
活血化瘀	薯蓣皂苷片	改善冠状动脉供血不足，治疗冠心病、心绞痛	偶有胃肠道不适
	复方苁蓉益智胶囊	益智养肝、活血化浊、健脑增智	个别出现心慌、恶心、腹痛
	消栓肠溶胶囊	补气、活血、通络	尚不明确
	芪龙胶囊	益气活血、化瘀通络，饭前半小时吃	个别患者自觉口鼻干燥
	西盐酸氟桂利片	脑供血不足	嗜睡、疲惫感
	银杏叶酊	活血化瘀、通络	尚不明确
通便类	酚酞片	习惯性顽固性便秘	偶能引起皮炎，药疹
	聚乙二醇 4000 散	便秘	可能出现腹泻
其他	甲磺酸倍他司汀	眩晕症	偶有口干、胃部不适、心悸、皮肤瘙痒等不良反应
	单硝酸异山梨酯缓释胶囊	冠心病的长期治疗，心绞痛的预防	头痛、面部潮红、直立性低血压
	乙酰半胱氨酸片	用于分泌大量黏稠痰液等呼吸道系统感染的祛痰治疗	偶发恶心、呕吐、腹泻

在日常护理工作中，做到安全给药的关键在于护士要有强烈的责任感。科室应充分调动护士的工作积极性，加强护士的工作责任心，增强科室凝聚力，充分发挥团队协作精神，使团队人员多用心思考，多用眼查对，多用嘴讲解，多用微笑服务，从而使患者放心，建立和谐的护患关系。

第二节　高危药品管理

一、高危药品的定义

美国药品安全使用协会（Institute for Safe Medication Practices，ISMP）对高危药品定义为：由于使用错误而可能对患者造成严重伤害的药品，虽然错误使用这些药品不会比其他药品常见，但其后果却严重得多。临床上一般指药理作用显著且迅速、易危害人体的药品，包括高浓度电解质、肌松药及细胞毒化药品等。高危药品管理不但是国家卫生健康委员会（简称国家卫健委，原国家卫生部）患者十大安全目标，也是国际医疗卫生机构认证联合委员会（Joint Commission on Accreditation of Healthcare Organizations，简称 JCI）医院评审标准国际患者六大安全目标之一。JCI 标准要求医院要采取措施，促进高危药品的安全管理：①多部门协作制定制度或程序，制定高危药品目录，规定高危药品的确认、使用的地点、标识和储存的方式；②贯彻执行该制度或程序；③高浓度电解质不能储存在病房，除非临床需要备用，则应有制度规定这些备用部门，如手术室、急诊科等采取相应的预防措施，防止误用；④高浓度电解质存放在病房中必须使用明显的标识，按要求存放，并适当限制其可触及性。

二、基于 JCI 标准的高危药品管理

（一）高危药品目录

依据 ISMP 修订的高危药品目录（表 7-2），结合本院临床用药情况，制定和完善本院的高危药品管理制度和高危药品目录（表 7-3）。

表 7-2　2012 年 ISMP 修订的高危药品目录

序号	类别
1	静脉用肾上腺素能受体激动剂
2	静脉用肾上腺素能受体拮抗剂
3	麻醉剂（全身、吸入或静脉给药）
4	静脉用抗心律失常药
5	抗凝血药（抗血栓药）
6	心脏停搏液
7	化疗药物，注射剂或口服剂
8	20% 以上浓度葡萄糖注射液
9	腹膜透析液或血透析液
10	硬膜外或鞘内注射药
11	口服降糖药
12	静脉用影响肌收缩力药物
13	皮下或静脉用胰岛素
14	脂质体剂型
15	中等作用强度镇静剂，静脉给药
16	中等作用强度镇静剂，小儿口服
17	阿片类镇痛药，静脉、经皮给药或口服（包括溶液剂、即释和缓控释剂型）
18	骨骼肌松弛剂
19	全胃肠外营养
20	放射性静脉造影剂
21	氯化钠注射液（浓度＞ 0.9%）
22	灭菌注射用水，吸入剂，冲洗剂（100 mL 以上）

表 7-3　常见高危药品分类

序号	种类
1	高浓度电解质（3 种）：10% 氯化钾注射液 、10% 氯化钠注射液 、25% 硫酸镁注射液
2	胰岛素类（14 种）：普通胰岛素、生物合成年人胰岛素（诺和灵 R、诺和灵 N、诺和灵 30R）、精蛋白锌重组赖脯胰岛素（优泌林 R、优泌林 30R、优泌林 N）、门冬胰岛素笔芯（诺和锐笔芯）、门冬胰岛素 30 笔芯（诺和锐 30 笔芯）、赖脯胰岛素注射液（优泌乐）、精蛋白锌重组赖脯胰岛素笔芯（优泌乐 25）、甘精胰岛素注射液（来得时）、重组甘精胰岛素笔芯（长秀霖）、地特胰岛素注射液（诺和平）

（续表）

序号	种类
3	全身麻醉药与肌肉松弛药（11种）：短效（5～10分钟），氯化琥珀胆碱注射液（司克林）；中效（20～30分钟），注射用维库溴铵、注射用顺苯磺酸阿曲库铵针；长效（45～100分钟），注射用哌库溴铵、注射用硫酸长春新碱、高三尖杉酯碱注射液、依托泊苷（注射剂、胶囊）、长春地辛注射剂、长春瑞滨注射剂、多西他赛注射液、紫杉醇注射剂
4	化疗性药物（17种）：作用于DNA化学结构的药物，注射用环磷酰胺、卡铂注射液、顺铂注射剂、注射用丝裂霉素、注射用奥沙利铂、注射用盐酸吡柔比星、表柔比星注射剂、注射用盐酸柔红霉素、注射用异环磷酰胺；影响核酸合成的药物，阿糖胞苷注射剂、甲氨蝶呤注射剂、羟基脲片、吉西他滨注射剂、卡培他滨片；作用于核酸转录的药物，注射用放线菌素D、注射用盐酸平阳霉素；作用于DNA复制的拓扑异构酶I抑制剂，伊立替康注射剂
5	其他类别制剂（15种）：肾上腺素注射液、去甲肾上腺素注射液、异丙肾上腺素注射液、拉贝洛尔注射液、利多卡因注射液、胺碘酮注射液、地高辛片、米力农注射液、肝素注射液、低分子肝素注射液、50%葡萄糖注射液、注射用硝普钠、注射用水（500 mL）、去乙酰毛花苷注射液（西地兰）、凝血酶粉剂

（二）高危药品管理

1. 利用计算机建立高危药品医嘱警示系统

为了加强对高危药品的管理，医院医嘱警示系统可从最大安全剂量、给药途径、给药频率、禁忌证、妊娠期用药、严重药物相互作用、药物不良反应等环节进行干预，当医师开出的医嘱不恰当时，电脑出现警示画面，请医师再确认或修改处方。利用计算机设置警示系统，可有效提高患者用药的安全性。

2. 高危药品开具和使用的准入管理

具有相应医师资格证书、经高危药品使用考核合格的医师才有开具高危药品的处方权或医嘱权；医师开具的所有处方必须经过药师审方才能拿药。在药方或药单出了问题时，必须由药房工作人员联系开方人。严格限定使用人员资格，实习护士、进修护士、试用期护士、助理护士、有执业资格的新入院3个月以内的护士、有执业资格的新入院3个月以上但不具备独立值班能力的护士不得独立进行该类药品的配制与使用。

3. 规范病区高危药品的存储

（1）警示标识管理：病区尽量不存放高危药品，如需存放，应由药学部、病区负责人、护士长共同制定品种和基数。在高危药品存放区域处、每个高危药品盒粘贴“高危药品”标识，起警示作用。高危药品医嘱打印标签时，标签上要印有“高危药品”警示字样，或在药品和容器上（药袋、针管、输液袋）粘贴“高危药品”警示标签，确保在各个使用环节都有警示。

（2）专区、专柜、加锁放置：各病区对高危药品实行严格的定位加锁管理，每个高危药品有固定的摆放位置，实行专区、专柜、加锁、不得与其他药品混合存放。需要冷藏保存的高危药品配备冰箱，做好标识、分类存放。冰箱要让设备科进行评估，使其保持在适当的温度，护士每天检查和登记冰箱温度两次。

（3）效期管理：加强高危药品的有效期管理，保证先进先出，定期盘点，做到账物相符。

4. 高危药品使用中的严格查对

高危药品原则上由静脉配制中心配制。特殊情况下，由病区护士根据医嘱配制，要做到双人核对、粘贴标识、记录签名，同时要求一患一药，现用现配，配好即用，不得提前配制，也不得结余，剩余药液按照医疗废物处理。高危药品在使用时，护士严格执行“三查八对”制度，即操作前、中、后查；核对患者姓名、住院号、药品名称、药物剂量、浓度、时间、用法。高危药品的取药和配药等要严格实行双人核对制度。通过落实高危药品管理措施，提高医务人员对高危药品的认识，避免和减少可能的用药错误。医护人员要注意观察高危药品用药后的反应，包含有无外渗。

5. 加强高危药品的不良反应监测

药学部药师每季度到病区检查高危药品管理制度执行情况，临床药师定期为临床医师、护士提供合理用药培训、咨询服务和加强沟通，重点加强高危药品的不良反应监测，及时汇总，及时反馈，促进合理用药。

6. 加强培训和督导

加强对高危药品的安全管理制度、注意事项、不良反应观察、应急预案等的培训和考核，使医师、护士、药剂师等重视和熟悉高危药品的管理、使用、应急处理等，所有培训和考核都要有记录。

7. 加强健康教育

对患者及其家属做好健康教育，讲清药物的作用、不良反应、药物和食物的相互作用，禁止患者和家属擅自调节滴数和抬高补液高度。

高危药品管理和风险防范是医院所面临的重大课题。JCI 标准被世界卫生组织列为医疗卫生机构认证的最高标准。加强医院管理，保证医疗服务质量与安全，是医院管理的核心。JCI 标准注重患者安全和持续质量改进。所以，加强基于 JCI 标准的高危药品的管理显得尤为重要。加强基于 JCI 标准的高危药品安全管理，从系统上、医院层面上加强对高危药品的管理，制定和完善高危药品管理制度和目录，利用计算机建立高危药品医嘱警示系统，加强对高危药品开具和使用的准入管理，规范高危药品的存储，规范警示标识，加强高危药品使用中的严格查对，加强高危药品的不良反应监测，加强对新增高危药品的管理，对患者及其家属进行用药健康教育，加强培训和督导等能促进高危药品的安全管理，降低高危药品用药差错的发生，更好地保证患者安全。

第三节　代管药品管理

一、代管药品管理制度

代管药品管理制度具体包括以下几个方面。

（1）凡抢救药品要专人负责，专柜存放，保持一定的基数，治疗室有备用药品目录及数量清单。抢救车内药物、物品原则上不外借。

（2）按药物的性质排列，定位存放，保证应急使用。药学部对急救药品及备用药品管理情况定期检查，对存在的问题及时整改。

（3）班班交接、清点并记录。护士长每周检查 1 次并签字。不同批号的药物，近效期的要贴上红色标识，失效期在 3 个月内的药物及时与药房联系进行更换。

（4）抢救药品或物品使用后，及时补齐，并在清点本上登记。

（5）病房备用的药品，应根据专业特点，保持一定的基数，便于临床应急使用。工作人员不得擅自取用。

（6）根据病区药品的种类、性质（如针剂、内服、外用、剧毒药等）分别放置，药物应每班检查并签字，由专人负责领取及保管。

（7）每周检查药品的质量，防止积压变质。如发生沉淀、变色、过期，药瓶标签与瓶内药品不符，标签模糊或经涂改者，一律不得使用。

（8）急救及备用药品统一贮存位置、统一清单格式，保障抢救时及时获取。

二、常见代管药品及其作用

病房常见代管药品见表 7–4。

表 7–4 病房常见代管药品

药品名称	药理作用	适应证	不良反应
肾上腺素	对 α、β 受体都有激动作用，α 受体激动引起皮肤、黏膜、内脏血管收缩。β 受体激动引起冠状血管扩张，骨骼肌、心肌兴奋，心率增快，支气管平滑肌、肠道平滑肌松弛。对血压的影响与剂量有关。常用剂量使收缩压上升，舒张压不升或略降，大剂量使收缩压、舒张压均升高	支气管痉挛所致严重呼吸困难，缓解药物引起的过敏性休克，对心脏停搏进行心肺复苏的主要抢救药物	心律失常，严重者可发生室颤、心悸、头痛、血压升高、震颤、无力、眩晕、呕吐、四肢发凉，局部用药可有充血、水肿、炎症
去甲肾上腺素	强烈的 α 受体激动药，同时也激动 β 受体。激动 α 受体引起血管收缩，使血压升高，冠状动脉血流增加；激动 β 受体，使心肌收缩加强，心输出量增加	急性心肌梗死、体外循环、椎管内阻滞、嗜铬细胞瘤切除术后引起的低血压；血容量不足所致的休克、低血压；心脏停搏后复苏血压维持	急性肾衰竭、尿量减少、局部组织缺血坏死、头痛、高血压，禁止皮下及肌内注射
异丙肾上腺素	β 受体激动剂，作用于 β_1 受体，增强心肌收缩力，加快心率，加速传导，心输出量和心肌耗氧量增加；作用于血管平滑肌 β_2 受体，使骨骼肌血管扩张，肾、肠系膜血管及冠脉亦不同程度扩张；作用于支气管平滑肌 β_2 受体，使支气管平滑肌松弛；促进糖原和脂肪分解，增加组织耗氧量	心源性或感染性休克，完全性房室传导阻滞，心搏骤停	常见口咽发干、心悸不安，少见头晕、目眩、面潮红、恶心、心搏增快、震颤、多汗、乏力等
阿托品	M 胆碱受体阻滞剂，能解除胃肠平滑肌的痉挛，抑制腺体分泌，扩大瞳孔，升高眼压，心率加快，支气管扩张；大剂量能作用血管平滑肌，扩张血管，解除痉挛性收缩，改善微循环	内脏绞痛（如胃肠绞痛及膀胱刺激症状），有机磷农药中毒，全身麻醉前给药，迷走神经兴奋所致的缓慢型心律失常，抗休克	口干、眩晕、瞳孔散大、皮肤潮红、心率加快、兴奋、烦躁、惊厥，严重中毒时昏迷和呼吸麻痹
利多卡因	局麻药及抗心律失常药，降低心肌兴奋性，减慢传导速度，提高室颤阈抑制异位节律点的自律性	各种原因引起的心动过速、频发性室性期前收缩、心室颤动	嗜睡、感觉异常、惊厥、呼吸抑制、低血压及心动过缓
尼可刹米	选择性兴奋延髓呼吸中枢，也可作用于颈动脉体和主动脉体的化学感受器反射兴奋呼吸中枢，使呼吸加深、加快	中枢性呼吸抑制及各种原因引起的呼吸抑制	面部刺激、烦躁不安、抽搐、恶心、呕吐，大剂量可引起血压升高、心悸、出汗、震颤、昏迷

（续表）

药品名称	药理作用	适应证	不良反应
多巴胺	多巴胺受体激动剂，小剂量使肠系膜、肾、脑及冠状动脉扩张，增加血流量，使肾血流量及肾小球滤过率均增加，从而使尿量及钠排泄量增加，预防急性肾衰竭；中等剂量增加心肌收缩力，增加心排血量加快心率；大剂量使外周阻力增加，血压升高	心肌梗死、创伤、肾衰竭、充血性心力衰竭等引起的休克综合征，洋地黄和利尿药无效的心功能不全	胸痛、呼吸困难、心悸、心律失常
间羟胺	α 受体激动剂，升压效果比去甲肾素较弱但较持久，也可增强心脏收缩力，正常人心输出量变化不大，但能使休克患者的心输出量增加	防治椎管内阻滞麻醉时发生的急性低血压，出血、药物过敏合并休克所致的低血压	心律失常、急性肺水肿、高血压、如药物外渗可导致局部组织坏死
去乙酰毛花苷	正性肌力作用，增强心肌收缩力；负性频率作用，增强迷走神经张力，降低心率，延缓房室传导阻滞	急、慢性心力衰竭，心房颤动，心房扑动和阵发性室上性心动过速	恶心、呕吐、下腹痛、视力模糊，洋地黄中毒反应中心律失常最重要，最常见为室性早搏
速尿	为速效、强效利尿药，主要作用于肾小管髓袢，对水电解质有排泄作用，扩张肾血管，降低肾血管阻力，使肾血流量增加，扩张肺部静脉容量，降低肺毛细血管通透性，使回心血量减少	水肿性疾病，高血压，预防急性肾衰竭，高钾血症、高钙血症，急性药物中毒	水及电解质失调、直立性低血压、休克、低血钾、低血钠、低血钙、增加强心苷毒性、骨髓抑制、头痛、听力障碍
异丙嗪	抗组胺药，可用于镇吐，抗晕厥及镇静催眠	皮肤黏膜过敏，晕动病，麻醉和手术前后的辅助治疗，防治放射病或药源性恶心、呕吐	口干、视物不清、乏力、嗜睡
二羟丙茶碱	松弛支气管平滑肌，对抗腺嘌呤对呼吸道的收缩作用，增强膈肌收缩力，改善呼吸功能	支气管哮喘、喘息性支气管炎、阻塞性肺气肿，也可用于心源性肺水肿引起的哮喘	恶心、呕吐、易激动、失眠、心律失常
硝酸甘油	速效、短效硝酸酯类抗心绞痛药，可直接松弛血管平滑肌，使周围血管扩张，外周阻力减少，回心血量减少，心排血量降低，心脏负荷减轻，心肌耗氧量减少	用于冠心病、心绞痛的治疗及预防，也可用于降低血压或治疗充血性心力衰竭	头痛、眩晕、心悸、直立性低血压、恶心、呕吐
地塞米松	肾上腺皮质激素类药，有较强的抗感染、抗过敏、抗休克作用，而对水钠潴留和促进排钾作用轻微	过敏性和自身免疫性炎症性疾病，如结缔组织病、类风湿性关节炎、严重的支气管哮喘等	较大量可引起糖尿病、消化道溃疡及类库欣综合征，并发感染为主要的不良反应

（续表）

药品名称	药理作用	适应证	不良反应
甲氧氯普胺	作用于延髓催吐化学感受区，具有中枢性镇吐作用，阻断下丘脑多巴胺受体，有一定的催乳作用	镇吐药，用于化疗、放疗、颅脑损伤及药物所引起的呕吐；急性胃肠炎等引起的恶心，行十二指肠插管前使用	常见昏睡、烦躁不安、疲乏无力，少见乳腺肿痛、溢乳、直立性低血压
	抑制环氧酶，减少前列腺素的合成，具有解热、镇痛、抗感染的作用	用于发热及轻、中度疼痛	胃肠道反应，长期应用溃疡发病率较高、出血倾向、过敏反应
山莨菪碱	M胆碱受体阻滞剂，松弛平滑肌，解除微血管痉挛，有解痉镇痛和改善微循环的作用，抑制腺体分泌和扩瞳作用较阿托品弱	感染中毒性休克、有机磷农药中毒、平滑肌痉挛、眩晕症	口干、面红、轻度扩瞳、视物模糊等
胺碘酮注射液	抗心律失常药，减慢传导，降低窦房结自律性，具有选择性对冠状动脉及周围血管的直接扩张作用，能增加冠状动脉血流量，降低心肌耗氧量	用于利多卡因无效的室性心动过速和控制心房颤动、心房扑动的心室率	窦性心动过缓、房室传导阻滞、甲状腺功能亢进或低下、便秘、转氨酶升高
葡萄糖酸钙	钙离子补充剂；维持神经、肌肉的正常兴奋性，降低毛细血管通透性，有消炎、消肿和抗敏作用；用于镁中毒、氟中毒的解救	钙缺乏症、心搏骤停的复苏、过敏性反应、镁中毒解救、氟中毒解救	快速静注可产生心律失常、心脏停搏、恶心、呕吐、高钙血症
50% 葡萄糖	补充热量，快速滴注有组织脱水作用	全静脉营养疗法，低血糖症，组织脱水，调节腹膜透析渗透压	静脉炎、外渗致局部肿痛

第四节　麻醉药品、精神药品管理

麻醉药品、精神药品具有高度的药品依赖或滥用性，因此被国家卫健委列为特殊药品进行保管与使用。根据药品滥用和依赖的可能性及药品用途的医疗适应证，国家卫健委为特殊药品执行了特殊方案。根据国家卫健委《麻醉药品和精神药品管理条例》与《医疗机构麻醉药品、第一类精神药品管理规定》文件精神要求，麻醉药品、第一类精神药品和专用处方采取专门管理。具体可参照以下规定执行。

（1）病房麻醉药品、精神药品和专用处方仅供住院患者按医嘱需要使用，不得用于门急诊患者，其他人员不得私自取用、借用。

（2）病房设专柜存放，专人管理，护士交接班时清点药品并在麻醉及精神药品清点记录单上签字。

（3）麻醉药品、精神药品和专用处方专用处方必须由护士长签字后方可领取，处方领取后交专人负责，与麻醉药品统一管理。

（4）医师开医嘱后领取专用处方，并填写麻醉与精神药品处方管理记录后，交给护士。护士确认签字并填写麻醉及精神药品清点记录，执行后保留空安瓿及专用处方。

（5）各种原因造成的作废处方应留存，处方使用数量应与药品使用数量相吻合。

（6）借用处方时，双方应在麻醉及精神药品清点记录单中登记，并在“备注”项记录处方去向或来源，同时借用人员在借出方麻醉及精神药品清点记录中“医师签字”处签字。

（7）上述所有记录需保留 2 年。

第八章　药物渗出与外渗

一、概述

《静脉治疗护理技术操作规范》（WS/T 433—2013）将药物外渗定义为：静脉输液过程中，刺激性、腐蚀性药液进入静脉管腔以外的周围组织；将药物渗出定义为：静脉输液过程中，非腐蚀性药液进入静脉管腔以外的周围组织。静脉输液是一种常见的给药方式，但是受很多因素的影响在输液过程中造成药物渗出与外渗，轻者造成局部皮肤发凉、凹陷性水肿、疼痛和红肿，重者引起溃疡、坏死，甚至导致神经关节受损，造成功能性障碍。渗出与外渗的严重程度取决于漏出药物的性质及剂量，美国静脉输液护士学会（Infusion Nurse Society，INS）根据临床表现将药物渗出与外渗分为 5 级，见表 8–1。

表 8–1　药物渗出与外渗分级

级别	临床标准
0	没有症状
1	皮肤发白，水肿范围的最大处直径＜ 2.5 cm，皮肤发凉，伴或不伴有疼痛
2	皮肤发白，水肿范围的直径在 2.5 ~ 15 cm，皮肤发凉，伴或不伴有疼痛
3	皮肤发白，半透明状，水肿范围的最小直径＞ 15 cm，皮肤发凉，轻到中度疼痛，可能有麻木感
4	皮肤发白，半透明状，皮肤紧绷，凹陷性水肿，皮肤变色，有淤伤，肿胀，水肿范围的最小直径＞ 15 cm，循环障碍，中到重度疼痛
	任何容量的血制品及刺激性、腐蚀性、细胞毒性液体的渗出或外渗

因此，要想提高护理质量，减轻患者的痛苦，一定要对药物渗出与外渗的原因进行分析，并且采取相应的对策进行预防和处理。

二、危险因素

药物渗出与外渗的危险因素主要包括物理、生理及药理三大类。物理因素主要指导管穿刺及留置过程中对静脉壁造成的通透性破坏，或继发于机械性静脉炎；生理因素指穿刺及留置静脉之前存在病变或之后突发血管急诊情况，破坏了静脉壁的完整性，也可继发于血栓性静脉炎及导管相关感染；药理因素最常见，尤其在浸润及造成的后续并发症上，药物的性质具有决定性作用。药物渗出与外渗的常见危险因素见表 8-2。

表 8-2　药物渗出与外渗的常见危险因素

分类	危险因素	注释
物理因素	静脉条件差或小静脉	
	导管型号过大	相对静脉直径而言
	导管固定不牢	固定不牢，导管反复进出可导致对静脉的机械性刺激
	穿刺部位选择	关节部位或常用手活动多、同一部位多次穿刺
	导管破裂或导管与输液港分离	皮下潜行的导管破裂或导管与输液港分离将直接导致液体漏出
	加压输液或泵入	静脉内静水压增加可导致液体向静脉周围组织转移
生理因素	导管部位血栓形成	
	导管尖端形成蛋白鞘	
药理因素	液体 pH 值	pH ＜ 5 或 pH ＞ 9
	液体渗透压	＞ 600 mOsm/L
	收缩血管药物	如多巴胺、肾上腺素、去甲肾上腺素、血管紧张素等
	高浓度电解质溶液	如高钠、高钙溶液等
	细胞毒性药物	多数抗肿瘤药物及部分抗生素

三、防范流程

（1）评估药物：了解药物性质。

（2）选择合适的静脉通路：宜选择中心静脉通路给药，若患者因各种原因不适合留置中心静脉通路，签署药物外渗知情同意书；若患者拒绝接受中心深静脉通路，签署中心深静脉置管责任书。

（3）建立静脉通路：如果采用外周静脉应选择静脉留置针。输液袋外贴防外渗警示标识。

（4）在输注刺激性药物之前，责任护士应先确认静脉通路通畅，穿刺部位无外渗现象后方可给药。

（5）输注过程中，责任护士 30 ～ 60 分钟巡视病房 1 次，并做好相关记录。

四、防范措施

（1）静脉注射刺激性药物前，应该对患者及其家属进行健康宣教，根据患者病情、年龄、血管情况、治疗疗程、药物性质等向患者推荐合理的静脉输液工具，告知患者及其家属输液过程中的注意事项等。与医师取得沟通，以获得患者及其家属的理解和配合。

（2）输注刺激性药物优先选择中心静脉通路，如医师与患者未取得沟通及配合，应签署拒绝书，改用外周静脉通路。

（3）选择粗直且弹性好的血管进行穿刺，最好选择上肢、前臂以上的血管，避开关节、神经、韧带，遵循左右交替输液的原则；一般不采用下肢静脉输注，避免刺激性药物滞留造成闭塞性静脉炎。

（4）输注刺激性药物前，先确认通路安全通畅，并妥善固定。

（5）加强输液期间巡视观察，30 ～ 60 分钟巡视 1 次，并按时做好相关记录。若患者出现局部剧痛、肿胀、滴液不畅等情况，应给予及时处理。

（6）输液期间向患者及其家属交代注意事项、观察要点，若出现局部疼痛、肿胀、低速减慢及时报告；静脉输注刺激性药物期间，输液侧肢体应减少活动或不活动，以免引起外渗；长时间输液的患者，应给予肢体被动运动。

（7）严格接班制度，加强床边交接班。

五、处理流程

（1）停止输液：回抽药液，回抽后保留针头，注射少量生理盐水后拔针。

（2）评估：外渗原因；局部反应如红、肿、热、痛的范围及程度；外渗药物的性质、剂量。

（3）初步处置：常规抬高患肢，避免局部受压，杜绝外渗下方再次输液；根据药物性质选择适当的处理方法，使渗出与外渗的影响降至最低。

（4）报告：通知主管医师协助处理，上报护士长、护理部，填写不良事件上报表。

（5）进一步处理：做好与患者及其家属的沟通；经以上措施处理后，局部进展出现破溃、坏死等症状，及时联系伤口造口治疗师会诊处理，必要时请烧伤整形等科室会诊处理；

协助伤口造口治疗师、医师做进一步处理。

（6）观察：外渗部位情况，包括皮肤颜色、温度、感觉、关节活动和肢端血运情况等。

（7）记录：按下列间隔时间（损伤发生时，损伤发生后 24 小时、48 小时、72 小时，损伤发生后 7 天）进行护理记录并拍照，详细描述外渗经过、药物名称、处理方法、局部皮肤情况、处理后效果，必要时随时记录局部情况和处理措施。

六、处理方法

当发现药物渗出或外渗时，应立即停止输液、分离输液管，但不拔除原有静脉输液针或留置管。保留留置管有助于从头皮针或静脉留置针中抽吸残余药液和血液，并注射少量生理盐水来稀释外渗药液，尽量将残留在血管内的药物冲洗干净，特殊药物遵医嘱注射解毒剂，经初步处理后拔针。

（一）一般药物渗出的处理方法

拔针后局部可给予 50%硫酸镁湿敷、马铃薯片外敷、多磺酸粘多糖乳膏涂抹或如意金黄散外敷。

（二）强刺激性、发疱性药物渗出的处理方法

输入强刺激性、发疱性药物时，如化疗药物、升压药、高渗性药物等不管是否出现红肿等炎症反应应立即采取封闭治疗，在没有相应解毒剂的情况下，一般采用地塞米松 5 mg，加入生理盐水 2 ～ 5 mL 适量局部封闭，封闭后覆盖无菌纱布并间断冷敷或热敷。

（三）不同性质的药物渗出的处理方法

1. 血管收缩药外渗

血管收缩药如多巴胺、去甲肾上腺素、垂体后叶素等发生外渗时，初步处理后立即用 5 mL 生理盐水加入酚妥拉明 5 mg 局部适量封闭，封闭后局部用山莨菪碱或酚妥拉明溶液热敷；酚妥拉明为 α 受体阻滞剂，可阻断 α 受体兴奋剂，扩张血管，解除周围血管痉挛，改善微循环。24 小时后可用中药制剂如意金黄散等外敷，如意金黄散应用简单、患者痛苦小，适用于各种药物外渗的早期处理。

2. 钙剂外渗

10%葡萄糖酸钙、氯化钙外渗，如超过 24 小时多不能恢复，此时局部皮肤可能由白色

转为暗红色。轻则对皮肤造成损坏，如留有瘢痕或毛发不生等；重则引起肌肤坏死溃烂而诱发感染，导致严重的不良后果。

（1）初步处理后抬高患肢，高于心脏平面。

（2）用 0.25%～0.5%普鲁卡因封闭疗法，缓解肿胀部位发炎损伤症状，纠正血液循环障碍是防止钙剂外渗部位坏死最关键的方法。

（3）局部湿敷香丹（复方丹参）注射液。香丹注射液由丹参和降香组成，有减轻局部淤血、改善血液循环的作用，局部湿敷香丹注射液是防止葡萄糖酸钙外渗部位坏死的重要环节。

（4）镁离子可直接舒张周围血管平滑肌，引起交感神经节冲动传递障碍，使血管扩张，用 50%硫酸镁热敷患处，有消炎去肿的功效。

（5）24 小时电磁波治疗仪后局部照射，有消肿、镇痛、减少渗液等作用，可达到消炎去肿的目的。

3. 造影剂外渗

放射造影检查或强化 CT 检查时需经外周静脉加压推造影剂，临床常用 60%的泛影葡胺作为离子型造影剂，渗透压可达到 1600 mOsm/L，是血浆渗透压的 5 倍，渗出血管外可形成局部红肿、疼痛和坏死。

（1）注药过程中一旦发生外渗，立即停止高压注射。

（2）轻度的可不予以处理或仅予以 50%硫酸镁 + 地塞米松局部湿敷，更换注射部位重新穿刺。

（3）严重渗漏者停止当天增强扫描，立即给予 50%硫酸镁 + 地塞米松局部湿敷，湿敷范围超过外渗面积 1 cm。

（4）严重者湿敷 30 分钟后用舒康博水凝胶敷料密闭性敷贴，并在静脉治疗门诊（Peripherally Inserted Central Catheter，PICC）或病区随访。

（5）局部冷敷，忌热敷。

4. 甘露醇外渗

甘露醇外渗可采用 50% 硫酸镁湿敷或如意金黄散外敷，也可采用山莨菪碱溶液湿敷，配合酚妥拉明做局部封闭效果也较好。将洗净的马铃薯切成 3 ～ 5 mm 薄片外敷，每 6 小时更换 1 次。

5. 脂肪乳外渗

脂肪乳外渗可形成脂肪小滴，在输注部位造成局部毛细血管或组织阻塞、毛细血管中可见脂肪栓子，引起皮肤红肿、胀痛、水肿、坏死及纤维性改变等。

（1）局部用 75%酒精擦拭皮肤，扩张血管，抑制血中脂肪酸水解为游离脂肪酸。

（2）透明质酸酶：150 ～ 3000 U 的透明质酸酶加入 10 ～ 15 mL 0.25%普鲁卡因注射液中，做局部封闭促进弥散、吸收，以细针头在渗出部位分 5 处注射。

6. 化疗药物外渗

（1）立即停止给药，保留静脉通路（更换输液器）接注射器，尽量回抽漏于皮下的药液，减少药液残留。回抽后立即用生理盐水 10 ～ 20 mL 快速沿原静脉滴入，以稀释局部药液浓度。拔针并按压针眼 2 ～ 5 分钟。根据药物特点，利多卡因 + 地塞米松进行局部封闭或注射解毒剂，封闭后冰袋冷敷 15 ～ 30 分钟，注意观察，防止冻伤，3 天内每天 4 次，并抬高患肢制动，72 小时内禁止热疗，以便收缩血管，减少药物吸收，缓解疼痛。加强观察和交接班，如有严重的局部组织损伤或坏死，可考虑局部切除或整形外科治疗。

（2）解毒剂具体使用方法：局部常规消毒后，用无菌 10 mL 注射器抽取解毒剂适量，先做静脉注射，后做局部皮下封闭，即由疼痛或肿胀区域外缘向内做多点注射，封闭液使用量根据化疗药种类、漏出量、漏出范围做相应增减。常见化疗药物解毒剂详见表 8-3。

表 8-3　常见化疗药物解毒剂

药物	用量
丝裂霉素	10%硫代硫酸钠 4 mL ＋无菌注射用水 6 mL 混合
	维生素 C　1 mL（ 50 mg / mL ）
放线菌素 D	10%硫代硫酸钠 4 mL ＋无菌注射用水 6 mL 混合
	维生素 C　1 mL（ 50 mg/mL ）
阿霉素	50 ～ 200 mg 氢化可的松琥珀酸钠，1 %氢化可的松霜
	8.4%碳酸氢钠　5 mL ＋地塞米松 4 mg
柔红霉素	8.4% 碳酸氢钠 5 mL ＋ 地塞米松 4 mg
长春新碱、长春碱、足叶乙甙	8.4% 碳酸氢钠 5 mL ＋ 地塞米松 4 mg 或 透明质酸酶 1 ～ 6 mL（ 150 ～ 900 U ）

（四）局部处理

1. 药液外渗引起局部水疱

水疱小未破溃的尽量不要刺破，可用无醇碘伏外涂；水疱大的，碘伏消毒后用无菌注射器抽去水疱里的渗出液，再用不含醇的碘伏外涂，覆盖无菌纱布，定期消毒并观察记录。局部水疱请伤口造口治疗师会诊，选择适当的敷料进行治疗。

2. 局部封闭

局部常规消毒后，用 5 ～ 7 号肌内注射针头，在红肿皮肤的边缘呈点状或扇状封闭。进针角度以 15°～ 20°为宜，注射药物量以能使红肿范围明显突出皮肤，进针长度以针尖最好在红肿的正中处，使药物均匀地向四周扩散。

3. 冷敷

冷敷适用于蒽环类药物，如柔红霉素、阿霉素、表柔比星、紫杉醇、多西紫杉醇、多西他赛等药物外渗。局部冷敷可使血管收缩、组织细胞代谢率下降，以达到减轻渗漏范围的目的，可以局部用冰袋冷敷（4 ～ 6 ℃）48 ～ 72 小时，每次 15 ～ 30 分钟，若使用冰块冷敷需垫软布，以防冻伤。

4. 热敷

热敷适用于植物碱类抗癌药物，如长春新碱、长春碱、异长春花碱、长春瑞滨、草酸铂等药物外渗后。局部温热敷可以引起血管扩张，加快外渗药物的吸收、分散和摄取，减轻药物外渗所致皮肤伤害。冷敷需在 6 小时内进行，24 小时后热敷（热敷时应避免烫伤），但对长春新碱和血管收缩药物则应早期采取保温、热敷，患侧肢体抬高，以利于静脉回流，有利于局部肿胀的吸收。

5. 药物外敷

（1）50% 硫酸镁湿敷法：适用于阳离子溶液外渗的药物，如 10% 氯化钾、5% 碳酸氢钠、10% 葡萄糖酸钙。将 50% 硫酸镁溶液浸湿 4 层纱布后覆盖患处，上盖一层塑料薄膜，每 4 ～ 6 小时更换 1 次，持续湿敷。

（2）如意金黄散外敷法：取如意金黄散适量用凉茶水（亦可用植物油或蜂蜜）调和后均匀涂抹在纱布上敷于患处，用一层塑料薄膜封闭在纱布上，以便持续发挥作用。每日数次，直至痊愈。

（3）酚妥拉明局部湿敷法：适用于血管收缩性药物。取酚妥拉明 1 mL（10 mg）加生理盐水 50 mL，取 4 层纱布浸透药液后覆盖于患处，每次局部湿敷 30 分钟，每天早、中、晚各 1 次，持续湿敷。湿敷时间为 3 ～ 7 天。

（4）马铃薯外敷法：适用于各种药液渗出的外敷。将马铃薯洗净，切成透明的薄片，贴于肿胀处，用胶布固定，每 1 ～ 2 小时更换 1 次。

第九章　抢救基本知识

第一节　常用抢救流程及技术

抢救是临床护士工作的重要组成部分，护士在面对急危重症患者时，能否及时无误地做出判断和救护，直接关系到患者安危和抢救的成败，为此，要求护士能够熟练掌握急救知识和技能，在紧急情况下对患者实施及时、准确地救治和护理，能够密切地配合医师，以提高救治的成功率。

一、徒手心肺复苏术

心肺复苏术是对心脏停搏所致的全身血液循环中断、呼吸停止、意识丧失等所实施的旨在恢复生命活动的及时、规范、有效的一种急救技术。徒手心肺复苏术是以徒手操作来恢复心脏停搏患者的自主循环、自主呼吸和意识，抢救发生突然、意外死亡的患者。当护士发现患者病情变化，立即床头铃呼救：某床抢救患者，推抢救车，拿除颤仪。根据患者情况立即实施心肺复苏或开放气道。抢救人员到达现场后听从组长或主班分配任务，可以迅速由医师继续实施心肺复苏术。一名护士遵医嘱建立静脉通路、给予使用抢救药物，另一名护士备齐相关抢救仪器和设备，如气管插管盘、呼吸囊、吸痰装置等，配合医师进行抢救。心肺复苏术可以根据急救现场与施救者人数决定采用单人或双人徒手心肺复苏术。具体的操作流程如下。

（一）评估

1. 评估患者

（1）判断患者意识：呼叫患者，轻拍患者肩部，若无反应，立即呼救，寻求他人帮助。

（2）判断患者颈动脉搏动：术者示指和中指指尖触及患者气管正中部（男性相当于喉结的部位），旁开两指，至胸锁乳突肌前缘凹陷处以示指和中指指腹感触颈动脉（图 9-1）。判断时间不超过 10 秒，如无颈动脉搏动，立即进行胸外心脏按压。

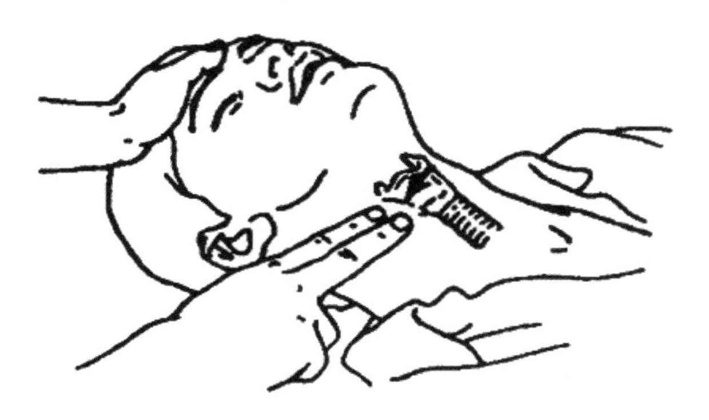

图 9-1　触摸颈动脉搏动

（图片来源：http://tushuo.jk51.com/tushuo/7586405.html）

（3）判断患者呼吸：通过看、听、感觉（看胸部有无起伏，听有无呼吸音，感觉有无气逸出）三步骤来完成，判断时间不超过 10 秒，无反应表示呼吸停止，立即给予人工呼吸。

2. 评估环境

患者是否睡在坚硬、平坦地面或木板及硬板床上。

3. 开放呼吸道

（1）将床放平，如果是软床，患者背下需垫胸外按压板，将患者取仰卧位，移开盖被，将患者双手放于躯干两侧，解开上衣暴露胸廓，松解裤带。

（2）如有明确呼吸道分泌物，应当清理患者呼吸道，取下活动义齿。

（3）开放呼吸道，采用仰头抬颏法（图 9-2）。

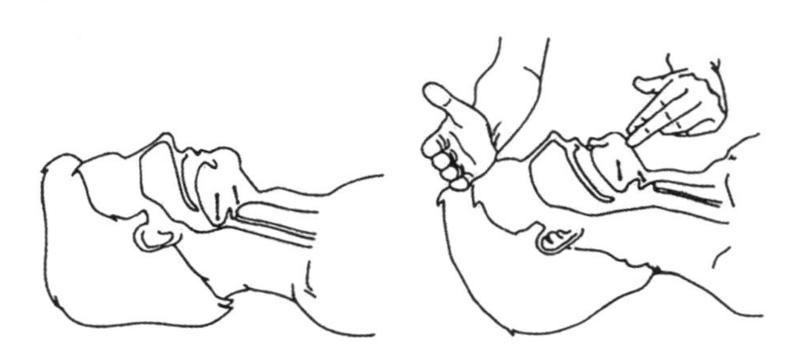

图 9-2　仰头抬颏法

（图片来源：https://www.sohu.com/a/288305573_464492）

4. 胸外心脏按压

（1）按压部位：胸骨中下 1/3 处。

（2）按压手法：操作者（图 9–3）以一手掌根部放于按压部位，另一手平行重叠于此手背上，手指并拢，只以掌根部接触按压部位，双臂位于患者胸骨的正上方，双肘关节伸直，利用上身重量垂直下压。

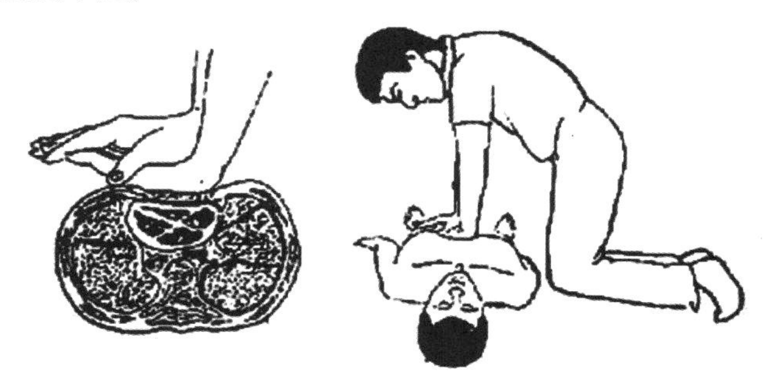

图 9–3　胸外心脏按压手法及姿势

（图片来源：http://www.flybridal.com/jidujiao/ihlrkkik.php）

（3）按压幅度：一般宜使胸廓下陷为儿童 2 ～ 3 cm，婴儿 1 ～ 1.5 cm，成年人至少 5 cm，而后迅速放松，反复进行。

（4）按压时间：放松时间 =1∶1。

（5）按压频率：不低于 100 次 / 分，每连续按压 30 次后给予 2 次人工呼吸即胸外按压：人工呼吸 =30∶2。操作 5 个循环后再次判断颈动脉搏动及呼吸 10 秒，如已恢复，则进一步生命支持；如颈动脉搏动及呼吸未恢复，继续上述操作 5 个循环后再次判断，直至高级生命支持人员及仪器设备到达。

5. 人工呼吸

（1）口对口人工呼吸：送气时捏住患者鼻腔，口唇包紧患者口唇，保持密封不漏气，送气量见胸廓起即可，送气时间 1 秒，然后松开患者鼻腔让患者呼气，呼气时间 1 秒，呼气中侧眼看胸廓是否回应。

（2）应用简易呼吸器：将简易呼吸器连接氧气，氧流量 8 ～ 10 L/min，一手以“EC”手法固定面罩；另一手挤压简易呼吸器，每次送气 400 ～ 600 mL，频率 10 ～ 12 次 / 分。

6. 患者情况

对于复苏有效的患者，进行床旁监护和继续高级生命支持治疗。对于意识恢复的患者，整理患者衣服、保暖，给予心理安抚和床旁守护，记录抢救经过。

表 9–1　2015 年国际心肺复苏指南的最新标准比例

	成年人	1 ～ 8 岁儿童	婴儿
开放呼吸道	仰头抬颏法	仰头抬颏法	仰头抬颏法
人工呼吸	2 次有效呼吸道（每次持续 1 秒以上）		
呼吸频率	10 ～ 12 次 / 分 5 ～ 6 秒吹气 1 次	10 ～ 20 次 / 分 3 ～ 5 秒吹气 1 次	10 ～ 20 次 / 分 3 ～ 5 秒吹气 1 次
检查循环	颈动脉	股动脉	肱动脉
按压位置	胸部胸骨下切迹（胸口剑突处）上两指胸骨正中乳头连线 下一横指部位或胸部正中乳头连线水平		
按压方式	两只手掌根重叠	两只手掌根重叠 / 一只手掌根	将双手拇指环绕放在婴儿胸部中央， 乳线正下方（两名以上施救者）
按压深度	至少 5 cm	2 ～ 3 cm	1 ～ 2 cm
按压频率	至少 100 次 / 分	100 次 / 分	100 次 / 分
按压通气比	30∶2 / 单人或双人	30∶2 / 单人或 15∶2 / 双人	30∶2 / 单人或 15∶2 / 双人
潮气量比	500 ～ 600 mL	8 mL/kg（150 ～ 200 mL）	30 ～ 50 mL
AED	有 AED 设备条件下，请先使用 AED 除颤 1 次，然后进行 5 个周期心脏复苏术		

注：AED 为自动体外除颤器。

（二）注意事项

（1）人工呼吸时送气量不宜过大，以免引起患者胃部胀气。

（2）胸外心脏按压时，要确保足够的频率及深度，尽可能不中断胸外按压，每次胸外按压后要让胸廓充分回弹，以保证心脏得到充分的血液回流。

（3）胸外心脏按压时，肩、肘、腕在一条直线上，并与患者身体长轴垂直。按压时，手掌掌根不能离开胸壁。

（三）效果评价

（1）缺氧情况明显改善。

（2）瞳孔由大变小。

（3）动脉收缩压＞ 60 mmHg。

（4）有知觉反射、呻吟或出现自主呼吸。

（5）患者情绪稳定，无恐惧和紧张感。

二、简易呼吸气囊

简易呼吸气囊适用于心肺复苏、各种原因导致的呼吸抑制、神经或肌肉疾病造成的呼吸机麻痹、各种电解质紊乱所致的呼吸抑制、配合氧疗及大型手术、临时替代呼吸机使用等。当发现患者病情变化或呼吸停止时，应立即呼救并给予呼吸气囊辅助呼吸，若现场无呼吸气囊先给予人工呼吸，当抢救人员到达现场立即准备用物并遵医嘱配合抢救。具体操作流程如下。

（一）用物准备

具体用物为：呼吸气囊（图 9–4）、合适的面罩（面罩分为 5 种型号，成年人一般使用 3 ～ 5 号）、供氧设备、抢救用物及抢救药物。

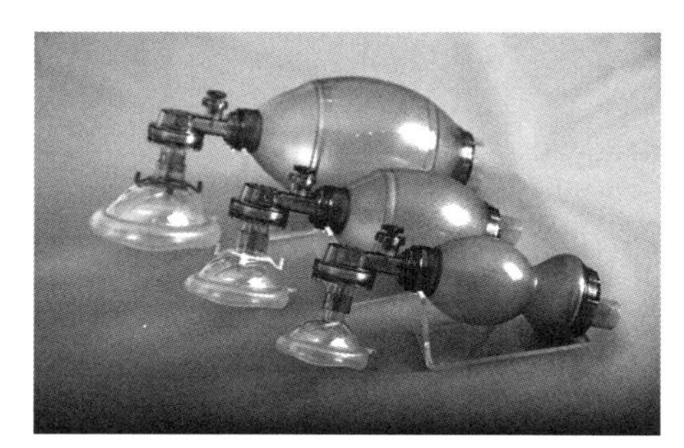

图 9–4　呼吸气囊

（图片来源：http://www.flybridal.com/jidujiao/ihlrkkik.php）

（二）实施步骤

1. 摆好体位

患者去枕仰卧、头后仰，清除口腔异物，如有活动性义齿应取下。

2. 开放呼吸道

采用仰头抬颏法。

3. 具体操作

一手以“EC”手法固定面罩（图 9–5），另一手挤压简易气囊，将简易呼吸器连接氧气，氧流量 8 ～ 10 L/min，每次送 400 ～ 600 mL，频率 10 ～ 12 次 / 分。观察、记录病情并做好解释工作。整理床单位、用物，患者取舒适体位。

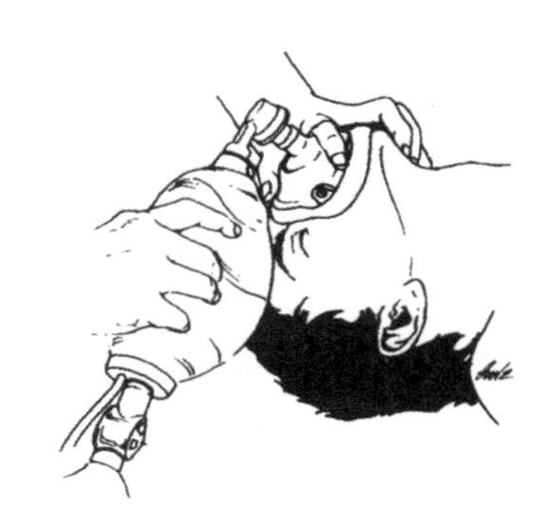

图 9–5 “EC”手法固定面罩

（图片来源：http://www.51wendang.com/doc/f9d911cbe788fdff904c09c0/17）

（三）注意事项

（1）面罩的选择决定最佳使用效果，根据患者脸型和面部大小选择，以充分罩住患者口鼻为佳。

（2）接氧气时，注意氧气管是否连接稳固。

（3）挤压球囊建议单手操作，挤压呼吸比为 1∶(1.5 ～ 2)。

（4）使用过程中，密切观察患者对呼吸气囊的适应性、胸廓起伏、皮肤颜色、生命体征、听诊呼吸音、血氧饱和指数等。

（四）效果评价

（1）操作熟练，手法正确，实施有效。

（2）患者呼吸平稳，缺氧症状改善。

（3）呼吸气囊挤压力度和频率适宜，动作精炼。

三、心脏电除颤

心脏电除颤是用电能治疗异位性快速心律失常，使之转复为窦性心律的方法，亦称心脏电复律。心脏电复律的方式有同步和非同步两种。同步电复律是利用患者心电图中 R 波触发同步装置放电，使电流仅在心动周期的绝对不应期发放，避免诱发心室颤动，常用于转复心室颤动以外的各类异位性快速心律失常；非同步电指复律可在心动周期的任何时间放电，常用于心室颤动的转复。当患者出现除颤适应证时，护理人员要正确配合医师实施抢救，具体操作流程如下。

（一）评估

1. 评估患者

（1）病情状况：患者病情是否符合电除颤适应证，有无禁忌。

（2）意识状态：患者是否有心脏停搏、意识丧失。

（3）心电图状况：有无室颤波出现，要排除心电监测的电极脱落或心电波形受到干扰而产生的假性室颤波形。

（4）除颤部位：是否有伤口、潮湿、有无敷料，如患者带有植入性起搏器，应避开起搏器部位至少 10 cm。

2. 评估用物

（1）使用前应检查除颤器各项功能是否完好，电源有无故障，充电是否完好，各种导线有无断裂和接触不良，同步性能是否正常。

（2）备好各种抢救药品和心肺复苏所需的器械，如氧气、吸引器、气管插管用品、心电监测设备、呼吸机等，并建立静脉通道。

3. 评估环境

操作前确定操作者、周围人员与患者无直接或间接接触。

（二）实施步骤

（1）迅速携除颤器及导电糊或者用生理盐水浸湿的纱布至患者旁。

（2）将患者平卧于硬板床上，充分暴露胸壁。

（3）在电极板上涂以适量导电糊或者用生理盐水浸湿的纱布，涂抹均匀。

（4）监测患者心律，判断心律失常类型，确认电复律方式为同步或非同步，选择合适的能量。

（5）正确安放电极板位置，电极板分别置于胸骨右缘第二肋间和心尖部，电极板与皮肤紧密接触，压力适当（图 9–6）。

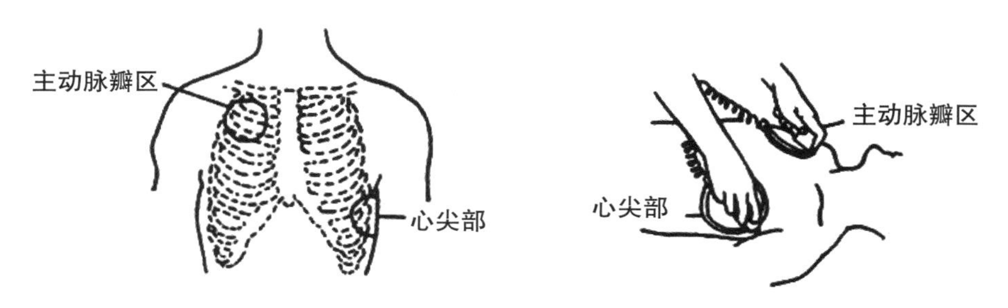

图 9–6　除颤仪电极板位置

（图片来源：https://zhidao.baidu.com/question/2076993319156563548.html）

（6）再次观察心电示波，确实需要除颤，大声嘱其他人员离开，充电后双手拇指同时按压放电按钮，进行电击除颤。

（7）放电后将电极固定原位片刻，观察患者心电图的改变。

（8）如复律未成功，立即遵医嘱重新选择能量充电。重复以上步骤。

（9）操作完毕，将能量开关回复至零位。

（10）清洁皮肤，安置患者于合适体位。

（11）持续监测心率、心律，并遵医嘱用药。

（12）记录抢救时间及过程。

（三）注意事项

（1）除颤前确定患者除颤部位无潮湿、无敷料，如患者带有植入性起搏器，应注意避开起搏器位至少 10 cm。

（2）除颤前确定周围人员与患者无直接或者间接接触。

（3）操作者身体不能与患者接触，不能与金属类物品接触。

（4）运作迅速、准确，保持除颤器完好备用。

（5）常见并发症及处理

1）皮肤烧伤：患者皮肤可有轻度的红斑及疼痛，3 ～ 5 天能自行缓解。如有出血、肿胀、破损，皮肤消毒即可，必要时遵医嘱给予抗生素预防感染。

2）肌肉疼痛：电击时局部皮下组织或骨骼肌热损伤导致，无须特殊处理。

（四）效果评价

（1）患者除颤部位皮肤完好无损伤。

（2）自主心律或窦性心律恢复，无并发症发生。

四、气管内插管技术

气管内插管技术是指将特制的气管导管，经口或鼻插入气管内，以保持呼吸道通畅，同时有利于清除呼吸道分泌物，保证有效的肺通气或换气，是目前建立人工呼吸道的两个主要方法（气管插管及气管切开）之一。作为护理人员应了解气管插管的适应证，并能在抢救过程中正确准备用物配合医师行气管插管术。

（一）用物准备

具体用物为：喉镜、不同型号的气管导管（表 9-2）、管芯、牙垫、连接接头、吸痰管、吸引器、面罩、简易气囊、固定带、注射器、局部麻醉剂、水溶性润滑剂。

表 9-2 气管导管内径选择

年龄		选择导管内径（mm）
新生儿	＜ 1000 g	2.5
	1000 ～ 2000 g	3.0
	2000 ～ 3000 g	2.5
	＞ 3000 g	4.0
儿童 1 ～ 2 岁		4.5
儿童 2 ～ 12 岁		4.5 以上
成年女性		6.5 ～ 7.5
成年男性		7.0 ～ 8.5

（二）注意事项

（1）插管前检查工具是否齐全适用，喉镜灯泡是否明亮，套囊有无漏气。

（2）选用刺激性小、大小合适的导管，应根据患者年龄、性别、身材大小来选择。

（3）导管插入气管后应检查两肺呼吸音是否对称，防止误入一侧支气管导致对侧肺不张。

（4）插管留置时间不宜过长，经口气管插管一般不超过 72 小时；超过 72 小时病情无改善者，应考虑改为经鼻气管内插管或气管切开术。

（5）必须严格按照拔管指征拔管，拔管后严密观察患者的生命体征，保持呼吸道通畅，注意动脉血气的变化。

（三）健康指导

（1）插管后，对于昏迷患者，向家属解释约束患者双上肢的目的和意义，避免患者苏醒后不配合拔管；对于清醒患者，向患者讲解病情和治疗的必要性。

（2）指导患者用非语言方式表达需求，如摇铃、手势、写字等来表达意图。

（3）指导患者纠正不正确的呼吸姿势，指导患者腹式呼吸、缩唇呼吸及有效的咳嗽训练。

五、气管切开术

气管切开术是通过颈前正中线，切开气管上段前壁插入套管，以开放呼吸道的急救手术。凡是临床确认是气管切开术的适应证而无禁忌证，且用其他方法不可能长期维持呼吸道通畅者，为减少上呼吸道阻力和呼吸无效腔，增加有效潮气量或维持正压通气，应早行气管切开。

（一）用物准备

具体用物为：气管切开包、无菌手套、局麻药物（2% 普鲁卡因或 2% 利多卡因）、消毒液、棉球、碘仿纱布、胶布、旁照灯、吸引器、吸痰盘、氧气、呼吸机等，以及不同型号的气管套管（表 9–3）。

表 9–3　不同年龄患者选用气管套管型号及直径大小参考

患者年龄	选用气管套管的号数	气管套管外管壁直径（mm）
半岁以内	00	4.5
0.5 ~ 1 岁	0	5.0
2 ~ 3 岁	1	5.5
4 ~ 5 岁	2	6
6 ~ 10 岁	3	7
10 ~ 17 岁	4	8
18 岁以上女性	4 ~ 5	8 ~ 9
18 岁以上男性	5 ~ 6	9 ~ 10

（二）注意事项

（1）注意检查气管套系带的松紧度，太紧容易压迫颈部血管，太松容易使套管脱管。

（2）保持套管通畅，及时清除气管内分泌物。

（3）患者堵管过程中严密观察患者病情变化，患者呼吸平稳，发音正常，堵管 48 小时后即可拔管。

（4）拔管后严密消毒伤口周围皮肤，用蝶形胶布拉拢固定，不必缝合，盖上无菌敷料即可。

（三）健康指导

（1）术后可以半卧位，保持气管套管通畅，内套管每日清洗、消毒。

（2）严密观察病情变化，如术后再度发生喉阻塞应考虑内套管阻塞、外套管阻塞、外套管脱出等情况。

（3）当喉阻塞已解除，下呼吸道无明显分泌物，遵医嘱可予以堵管；在堵管过程中，必须严密观察呼吸，尤在夜间平卧时，更应注意呼吸是否平稳，若有呼吸困难或痰液骤增时，应立即拔除塞子；堵管 48 小时以上，患者呼吸平衡，一般情况好，即可拔管，拔管后 1 ～ 2 天仍需严密观察呼吸情况；嘱患者 1 ～ 2 天内勿随意离开病房，如再发生呼吸困难，应及时通知医师处理。

（4）伤口不需缝合，数日后可自行愈合。

六、机械通气技术

机械通气是严重呼吸衰竭患者的一种呼吸支持方法，通过机械通气治疗能使呼吸衰竭患者病情好转，生活质量明显提高。机械通气分无创通气和有创通气两种，无创通气是指应用鼻罩或面罩及鼻囊管或口接管连接呼吸机的一种通气方法。无创通气主要用于辅助治疗睡眠呼吸综合征和慢性呼吸衰竭。有创机械通气是指通过建立人工呼吸道与呼吸机相连的通气方法。本文主要介绍有创通气。

（一）概述

1. 常用通气模式

机械呼吸输送的各种方式称为通气模式。常用通气模式有控制通气（CV）、辅助控制通气（A/CV）、间歇指令通气（IMV）、同步间歇指令通气（SIMV）、压力支持通气（PSV）。其他通气模式有指令每分钟通气（MMV）、压力调节容量控制通气（PRVCV）、容量大的支持通气（VSV）、容量保障压力支持通气（VAPS）。

2. 常用机械通气参数的设置

（1）潮气量（V_T）：潮气量一般为 10 ～ 15 mL/kg。

（2）呼吸频率（F）：新生儿为 30 ～ 40 次 / 分，婴儿为 28 ～ 30 次 / 分，年长儿为 16 ～ 25 次 / 分，成年人为 12 ～ 20 次 / 分。

（3）吸 / 呼比值（I/E）：一般设为 1:1.5 ～ 1:2.0。

（4）吸气流速（V_1）：只有定容型呼吸机才可直接设置 V_1，成年人每分钟为 40 ～ 100 L，平均为 60 L/min。

（5）吸氧浓度（FiO_2）：慢性阻塞性肺部疾病患者给予低浓度吸氧，一般不超过 40%；重度缺氧、一氧化碳中毒患者给予高浓度吸氧，氧浓度＞ 60%，但注意不能超过 3 天。

（6）呼气末正压（PEEP）：一般设置 5 ～ 12 cmH_2O，不能超过 15 cmH_2O。

（7）触发灵敏度（S）：只用于有自主呼吸的患者。呼吸机分为流量触发型和压力触发型，流量触发型通常为 1 ～ 3 L/min，压力触发型通常为 1 ～ 2 cmH_2O。

现在以有创通气技术为例，讲解通气技术的步骤和规范。

（二）评估

评估患者进行有创通气的适应证、禁忌证等。

1. 适应证

（1）心、肺、脑复苏患者。

（2）神经肌肉疾病引起的呼吸衰竭。

（3）因镇静药过量导致呼吸中枢抑制而引起的呼吸衰竭。

（4）ARDS 患者（$PaCO_2$ ＞ 45 mmHg，PaO_2 ＞ 60 mmHg，pH ＜ 7.3）。

（5）重症哮喘（$PaCO_2$ 升高，pH 下降，神志改变，呼吸抑制和呼吸肌疲劳）。

（6）COPD 慢性呼吸衰竭急性恶化（pH ＜ 7.2，呼吸＞ 30 次 / 分，神志障碍，PaO_2 ＜ 35 mmHg）。

（7）各种大手术后需要辅助呼吸者。

2. 禁忌证

严重肺大疱、高压气胸及纵隔气肿未行引流、大咯血或者严重误吸患者呼吸道未通畅前、支气管胸膜瘘、急性心肌梗死及休克未纠正患者禁用。

3. 了解患者是否建立人工呼吸道

对于昏迷、躁动患者，应给予适当的镇静或约束；对于清醒患者，说明机械通气的目的和注意事项，减轻患者心理顾虑，争取患者最大限度的配合。

（三）用物准备

具体用物为：呼吸机及完整的供气设备、监护仪、吸引装置及用物、抢救用物、抢救药物、灭菌注射用水 500 mL 等。

（四）实施步骤

1. 建立人工呼吸道

建立人工呼吸道，为上呼吸机做准备。

2. 上呼吸机

连接好管道和氧气，开呼吸机电源开关，开湿化器开关（保持蒸汽加温时吸入的气体温度在 30 ～ 35 ℃），连接模拟肺，呼吸机自检后，根据医嘱及患者需要调节好通气的模式和参数。在模拟肺上呼吸机运转一切正常后接患者人工呼吸道进行通气。

3. 严密监测有创通气状况

（1）严密观察患者的体温、心率、血压、神志变化及尿量等。

（2）机械通气的过程中要密切注意患者自主呼吸的频率、节律与呼吸机是否同步。机械通气后通气量恰当，患者安静。如患者出现烦躁、自主呼吸与呼吸机不同步，多由于通气量不足或痰堵，应及时清除痰液，增加能气量。

（3）血气监测：准确及时抽取动脉血气，采取动脉血气标本时应注意在吸引呼吸道分泌物和调整呼吸机参数 30 分钟后采取。

（4）呼吸机的监测：密切观察呼吸机运转及工作状态，确保患者的生命安全。一旦呼吸机发生故障必须立即脱离呼吸机，并采取人工呼吸气囊或更换呼吸机，以保证患者的安全。

（5）湿化：定期进行气管内分泌物吸引，定期气管内滴入湿化液；湿化量每日约 500 mL 为宜。

4. 撤呼吸机

肺功能正常、机械通气时间短的患者如麻醉恢复期，撤机过程可迅速完成；而急性肺损伤、败血症合并多器官功能衰竭、神经－肌肉疾患等需长期机械通气的患者，撤机过程需逐步进行，有时需数天才能完成整个撤机过程；当医师下达脱机医嘱，根据患者的综合治理情况选择下列恰当的脱机方法。

（1）一般撤机方法：先充分吸出呼吸道分泌物，继续通气一段时间，待呼吸及心率平稳后，撤去呼吸机，给予 FiO_2 为 35% ～ 45% 鼻导管或面罩氧疗。

（2）逐步减少 SIMV 次数，如 SIMV 次数减至 2 ～ 4 次 / 分，而患者呼吸功能达到通气目的时，可考虑脱机。

（3）逐步减少 MMV，直至 MMV 能够克服管道阻力和管道无效腔时，可考虑脱机。

（4）逐步减少 PSV 水平，当 PSV 在 8 ～ 10 cmH_2O 时，可考虑脱机。

5. 患者脱机后情况

患者成功脱机后，继续严密观察生命体征、血气分析等变化。如果患者在脱机后出现呼吸浅快、大汗淋漓、面色苍白、发绀、烦躁不安、心率增快等表现，提示患者对呼吸机撤离不耐受，应立即遵医嘱重新上呼吸机，根据血气指标调节呼吸模式和参数。

（五）注意事项

1. 配备装置

使用呼吸机期间，患者床旁应备有性能良好的简易人工气囊、吸氧及吸痰装置，以备急用。

2. 观察内容

严密观察患者的生命体征、血氧饱和度、潮气量及患者一般情况，如面色、呼吸节律、胸廓起伏、肢体末梢温度等，并做好记录。

3. 注意事项

及时倾倒积水瓶内和螺纹管内的积水，避免积水进入呼吸道引起误吸或者反流进入机器内部损坏机器。注意检查呼吸机管道有无漏气、脱落，保持储水槽内要求的水位，以保证呼吸机正常工作。注意选择低压高容量套囊导管，保持套囊内压力不超过 25 cmH_2O，预防气管套囊压力伤。患者翻身时，保持呼吸机管道免受扭曲、受压且能有效通气。注意监测气道压力，保持低于 30 cmH_2O，以免影响有效通气。

4. 并发症及处理

（1）肺部感染：加强患者呼吸道管理；严格无菌技术操作；保持呼吸道湿化及呼吸道通畅；定期做分泌物细菌或者真菌培养，有针对性地选择抗生素及抗真菌药物。

（2）肺不张：保持呼吸道通畅；坚持有效呼吸功能锻炼。

（3）气压伤：主要表现为纵隔气肿、皮下气肿、肺泡破裂、气胸等，其中气胸是最严重的表现；一旦气胸诊断明确，立即行排气减压。

（4）气管套囊压力伤：重在预防，即选用低压高容量套囊导管，保持套囊内压力不超过 25 cmH_2O。

（5）呼吸机相关性肺炎：严格无菌操作，保持呼吸机管道及时消毒和更换，尽早撤机。

（六）效果评价

（1）患者适应性好，无人机对抗。

（2）患者呼吸功能有所改善。

（3）患者能顺利脱机。

（4）患者无并发症发生。

第二节　常用抢救药物

一、抗心律失常药

心律失常即心动节律和频率异常，其发生的原因是冲动形成异常和冲动传导异常或二者兼有。治疗心律失常就是要减少异位起搏活动、调节折返环路的传导性或有效不应期以消除折返。

（一）奎尼丁

1. 临床应用

奎尼丁为广谱抗心律失常药，适用于心房纤颤、心房扑动、室上性和室性心动过速的转复和预防，以及频发室上性和室性期前收缩的治疗。

2. 常用制剂

片剂，规格为 0.2 g。

3. 不良反应

（1）胃肠道反应：常发生在用药初期，系该药最常见的不良反应，表现为恶心、呕吐、腹泻等。

（2）“金鸡纳”反应：如长时间用药，可出现头痛、头晕、耳鸣、腹泻、恶心、视力模糊等症状。

（3）心脏毒性：奎尼丁心脏毒性较为严重，中毒浓度可致房室及室内传导阻滞；奎尼丁的 α 受体阻断作用使血管扩张，引起血压下降。

4. 禁忌证

（1）心力衰竭、低血压、肝功能不全、肾功能不全的患者及老年人应慎用。

（2）重度房室传导阻滞、强心苷中毒及高血钾患者禁用。

5. 观察及护理要点

（1）奎尼丁与地高辛合用时，使后者清除率降低而增加其血药浓度，可引起地高辛的毒性反应。

（2）指导患者宜在餐中或餐后服用药物以减轻胃肠道反应。

（3）用药后，患者眼睛对光线敏感，可用遮光镜，避免强光刺激引起眼睛不适。

（4）告诉患者用药期间可能出现的不良反应，出现异常情况要及时与医师取得联系更换药物。

（5）长期用药后，患者可能出现头痛、头晕、耳鸣、视力模糊等症状，应教导患者尽量避免驾驶、高空、水下等需注意力集中的作业，避免意外发生。

（6）监测心电图，严密观察心率和血压等变化。当 QRS 波群和血压恢复正常，出现窦性心率时要停止用药。

（二）利多卡因

1. 临床应用

利多卡因主要用于室性心律失常，如心脏手术、心导管术、急性心肌梗死或者强心苷中毒所致的室性心动过速或心室纤颤，是防治急性心肌梗死时室性心律失常的药物。

2. 常用制剂

注射剂，规格为 0.1 g/5 mL、0.2 g/10 mL、0.4 g/20 mL。

3. 不良反应

（1）常见头昏、嗜睡或激动不安、倦怠、语言不清、定向力障碍、感觉异常等。

（2）剂量过大可引起惊厥、呼吸抑制、心率减慢、血压明显下降、房室传导阻滞。

（3）个别患者有过敏反应。

4. 禁忌证

严重窦房结功能不全，Ⅱ、Ⅲ度房室传导阻滞，室内传导阻滞，癫痫大发作，肝功能严重不全，休克及对本品过敏者禁用。

5. 观察及护理要点

（1）静脉滴注过程中要严密观察患者的血压和心电图变化，如在用药过程中发现患者血压下降、心率减慢时，及时报告医师给予处理，防止药物过量引起中毒。

（2）静脉滴注时，尽量选用最小剂量维持，无特殊医嘱，不可超过 4 mg/min。

（3）药液宜现抽现用。

(4) 注意观察患者神经系统不良反应的症状和反应，如头晕、视线模糊、精神恍惚、指尖发麻等，通常提示药物过量中毒。

（三）普萘洛尔

1. 临床应用

普萘洛尔主要用于室上性心动过速，还可用于心绞痛、高血压和嗜铬细胞瘤。

2. 常用制剂

片剂，规格为 40 mg、80 mg。

3. 不良反应

(1) 常见乏力、嗜睡、眩晕、恶心、呕吐、肌肉痛和哮喘等。

(2) 窦性心动过缓、房室传导阻滞，并可能诱发心力衰竭、低血压、精神压抑、记忆力减退等。

4. 禁忌证

(1) 支气管哮喘、过敏性鼻炎、窦性心动过缓、重度房室传导阻滞、心源性休克、重度心力衰竭患者禁用。

(2) 高脂血症、糖尿病患者、怀孕期和哺乳期妇女应慎用。

5. 观察及护理重点

(1) 注意观察患者呼吸的变化，尤其是有哮喘的患者。

(2) 根据血压、心率及心律调整剂量，宜从小剂量开始，逐渐增加剂量。

(3) 停药时逐渐减量，不宜突然停药和自行停药，以免出现药物反跳现象。

(4) 指导患者饭后服用药物，并避免高脂类食物和含酒精的饮料等影响药物吸收。

（四）胺碘酮

1. 临床应用

胺碘酮为广谱抗心律失常药，对心房扑动或心房颤动的转律及转律后窦性心率的维持、室上性心动过速均有效。

2. 常用制剂

片剂，规格为 200 mg；注射剂，规格为 150 mg。

3. 不良反应

(1) 常见心血管反应，如窦性心动过缓、房室传导阻滞 Q-T 间期延长。

（2）本品长期应用可见角膜褐色微粒沉着、皮肤敏感和色素沉着、肝转氨酶升高等。

（3）少数患者发生甲状腺功能亢进或减退、间质性肺炎或肺纤维化。

4. 禁忌证

（1）房室传导阻滞、心动过缓、碘过敏患者禁用。

（2）甲状腺功能紊乱、肝及肾功能不全等患者，怀孕期和哺乳期妇女应慎用。

5. 观察及护理要点

（1）指导患者服药后避免在日光下曝晒，以免出现皮肤红斑。

（2）推注速度不宜过快，否则容易引起低血压。

（3）定期监测血压及脉搏，如脉率＜60 次 / 分，应立即报告医师。

二、抗心力衰竭药

充血性心力衰竭是指由于心肌收缩力下降、心脏负荷加重及心室舒张期顺应性降低使现在即使充分发挥代偿能力仍不能泵出足够的血液以适应机体所需的一种综合征。治疗充血性心力衰竭的药物分为正性肌力药物和减负荷药物，前者增强心肌收缩力，改善心脏收缩功能；后者减轻心脏前后负荷，改善心脏舒张功能。本节主要介绍正性肌力药物。

（一）地高辛

1. 临床应用

地高辛用于各种急、慢性心功能不全，室上性心动过速，心房颤动或扑动。

2. 常用制剂

片剂，规格为 0.25 mg；注射液，规格为 0.5 mg/2 mL。

3. 不良反应

（1）胃肠道反应：厌食、恶心、呕吐、腹痛、腹泻。

（2）神经系统反应：头晕、头痛、失眠、疲乏、视觉障碍（如黄视、绿视及视物模糊）。

（3）心脏反应：血压降低、房室传导阻滞、室性期前收缩、心律不齐等。

4. 禁忌证

洋地黄中毒、洋地黄过敏、肥厚性主动脉狭窄或缩窄性心包炎、预激综合征伴心房颤动及扑动的患者禁用。

5. 观察及护理要点

（1）观察患者的心率，若＜ 60 次 / 分或＞ 110 次 / 分，应立即报告医师。每次给药前都要测量脉搏和评价中毒反应。

（2）观察患者的用药反应，应重点观察中毒的早期症状，如恶心、呕吐、视觉异常等。

（3）定期测体重，如体重增加＞ 1.0 kg/d 或水肿加剧，应予以利尿。

（4）告知患者及其家属应按医嘱服药，注意剂量个体化，注意避免诱发中毒的各种因素。

（5）口服剂不要与高纤维食物同服，二者同服会影响药物吸收。

（6）静脉输入此药时要严格控制速度，避免注射过快引起肺水肿。

（二）氨力农

1. 临床应用

氨力农用于各种原因引起的急、慢性心力衰竭。

2. 常用制剂

片剂，规格为 100 mg；注射剂，规格为 100 mg/2 mL、50 mg/2 mL。

3. 不良反应

（1）恶心、呕吐、头痛、血清转氨酶和碱性磷酸酶升高、血压降低、心律失常、注射部位烧灼感等。

（2）长期大剂量应用可导致血小板减少。

4. 禁忌证

对本品和亚硫酸氢盐过敏者，严重主动脉狭窄和肺动脉狭窄患者禁用。

5. 观察及护理要点

（1）观察心率和血压的变化，如发现异常及时报告医师。

（2）严格控制滴数，以免注射过快引起血压下降。

（3）与洋地黄同时应用应观察血钾数值，防止血钾降低引起心律失常。

三、中枢兴奋药

凡能提高中枢神经系统功能活动的药物统称为中枢兴奋药。临床上常用来治疗呼吸衰竭，使呼吸中枢兴奋，又称为呼吸兴奋药。

（一）洛贝林

1. 临床应用

洛贝林又名山梗菜碱，常用于新生儿窒息、一氧化碳中毒、吸入麻醉剂及其他中枢抑制药的中毒及肺炎、白喉等传染病引起的呼吸衰竭。

2. 常用制剂

注射剂，规格为 3 mg/mL。

3. 不良反应

（1）用量较大时可兴奋迷走神经而引起恶心、呕吐、心动过缓、传导阻滞。

（2）更大剂量可因兴奋交感神经而致肾上腺素能神经递质大量释放，引起心动过速，严重时可导致惊厥。

4. 禁忌证

小儿高热而无呼吸衰竭者禁用。

5. 用药注意事项

（1）本品不可与碱性药物混合配伍。

（2）静脉滴注的速度要缓慢，避免剂量过大引起心动过速，严重时导致惊厥。

（二）尼可刹米

1. 临床应用

尼可刹米又名可拉明，用于各种原因引起的呼吸抑制，对肺心病引起的呼吸衰竭疗效尤佳。

2. 常用制剂

注射剂，规格为 0.375 mg/1.5 mL、0.5 mg/2 mL。

3. 不良反应

（1）治疗量时，常见面部刺激征、出汗、烦躁不安、肌肉抽搐、恶心、呕吐等反应。

（2）大剂量时可引起血压升高、心悸、震颤及肌僵直。

4. 禁忌证

小儿高热而无呼吸衰竭者禁用。

5. 用药注意事项

（1）本品不可与碱性药物混合配伍，以免产生沉淀。

（2）注意密闭遮光储存。

（3）静脉滴注的速度要缓慢，避免不良反应发生。

四、抗休克药

（一）去甲肾上腺素

1. 临床应用

（1）去甲肾上腺素用于各种休克，但出血性休克禁用。

（2）利用其局部收缩血管作用，稀释后口服，用于上消化道出血时局部止血。

（3）药物中毒性低血压，特别是在氯丙嗪中毒时引起的低血压要选用去甲肾上腺素。

2. 常用制剂

注射剂，规格为 2 mg/mL。

3. 不良反应

（1）静脉滴注浓度过高，给药时间过长或药液不慎外漏，可使局部血管剧烈收缩发生缺血坏死。

（2）用量过大过久，使肾血管强烈收缩，肾血流减少，可导致急性肾衰竭。

4. 禁忌证

（1）高血压、冠心病、少尿、无尿患者禁用。

（2）缺氧、闭塞性血管病、血栓性疾病及孕妇慎用。

5. 观察及护理要点

（1）一般应选择血流通畅的静脉注射，应单独使用静脉通道，控制药物的剂量和滴速。

（2）静脉注射时要避免药液外渗，发现注射部位皮肤苍白时，及时更换注射部位，局部立即热敷或用 0.25% 普鲁卡因 10 ～ 20 mL 或酚妥拉明 5 ～ 10 mg 溶于 20 ～ 30 mL 0.9% 氯化钠注射中局部注射。

（3）用药期间应注意尿量，每小时尿量应保持在 25 mL 以上。

（4）使用期间应密切观察血压的变化，血压上升过高时要及时报告医师处理。

（5）停药时要逐渐减慢滴速，以免血压下降过快。

（二）间羟胺

1. 临床应用

间羟胺又名阿拉明，适应于各种休克及手术时的低血压。

2. 常用制剂

注射剂，规格为 20 mg/mL。

3. 不良反应

常见皮肤潮红、恶心、呕吐、腹泻、心率加快等。

4. 禁忌证

甲状腺功能亢进、高血压、冠心病、充血性心力衰竭、糖尿病患者慎用。

5. 观察及护理要点

（1）用药期间要定时测量生命体征，观察并记录患者对药物的反应。

（2）静脉注射时，要先行静脉穿刺，再将药物溶解在液体内；经常检查穿刺部位有无皮肤发白和肿胀等，避免药液外漏，引起皮下组织坏死；注意输液速度，不宜过快，以免短时间内使血压上升过高。

（三）多巴胺

1. 临床应用

多巴胺用于治疗各种休克，如心源性、感染性、出血性休克等，特别对心肌收缩功能低下、尿少或无尿者更有意义。

2. 常用制剂

注射剂，规格为 20 mg/2 mL。

3. 不良反应

（1）治疗剂量时不良反应轻，偶有恶心、呕吐。

（2）静脉滴注速度过快时，可出现心动过速、头痛、高血压，甚至诱发心律失常。

4. 禁忌证

（1）嗜铬细胞瘤、闭塞性血管瘤、心动过速或心室颤动、冠心病、冻伤、糖尿病性动脉内膜炎患者禁用。

（2）孕妇及哺乳期妇应慎用。

5. 观察及护理要点

（1）要严格控制药剂量和滴速。

（2）静脉注射时，要先行静脉穿刺再将药溶解在液体内。经常检查穿刺部位有无皮肤发白和肿胀等，避免药液外漏入皮下组织引起坏死。如有外渗，应给予局部热敷或用 α 受体阻断剂对抗治疗。

（3）监测血压：开始时每 3～5 分钟 1 次，血压平稳后每 15 分钟 1 次，观察心率和心律变化，末梢循环有无改善。如果用药 20 分钟后症状仍无缓解，要报告医师对药物重新进行评估。

（4）用药期间要注意观察患者的尿量变化，每小时尿量应保持在 25 mL 以上。

五、脱水利尿药

利尿药是一类作用于肾，能增加水和电解质排出，使尿量增多，消除水肿的药物。脱水药是指一类能使组织脱水的药物。临床上用于治疗各种原因引起的水肿，也可用于治疗如高血压、特发性高尿钙症等疾病。

（一）甘露醇

1. 临床应用

（1）甘露醇用于多种原因，如脑肿瘤、脑外伤、脑组织炎症及缺氧等引起的脑水肿。

（2）在严重创伤、出血、休克等情况下，应用甘露醇在肾小管液中发生渗透效应，阻止水分再吸收，维持足够尿量，且使肾小管内有害物质被稀释，从而保护肾小管免于坏死，预防急性肾衰竭。

（3）青光眼患者在手术前应用，以降低眼内压。

2. 常用制剂

注射液，规格为 250 mL。

3. 不良反应

（1）注射过快可引起一过性头痛、眩晕和视物模糊等，但注射过慢也会影响疗效。

（2）本品可使血容量增加，导致心脏负荷加重。

4. 禁忌证

心功能不全及急性肺水肿患者禁用。

5. 观察及护理要点

（1）静脉注射一般宜采用大号针头，250 mL 液体应在 20 ～ 30 分钟内注射完毕。

（2）使用本品之前应持药瓶对光仔细检查，如见到结晶，应将药瓶放到温水中（80 ℃）浸泡，待结晶融化后再用。

（3）密切注意尿量变化情况，昏迷或排尿困难的患者用药后应立即导尿。

（4）注意观察患者用药后的反应、颅内高压的症状和体征、患者的意识、神经反射和瞳孔情况。

（5）药物刺激性强，不能做皮下和肌内注射，静脉注射时避免液体外漏，引起皮下水肿和静脉炎。

（二）呋塞米

1. 临床应用

（1）呋塞米又名呋喃苯氨酸、速尿，治疗各型严重水肿，主要用于对其他利尿药物无效者。

（2）治疗急、慢性肾衰竭。

（3）有降压作用。高血压危象时，可作为辅助药物与其他药物合用。

（4）急性药物中毒时，用后可促进药物排泄。

2. 常用制剂

片剂，规格为 20 mg；注射剂，规格为 20 mg。

3. 不良反应

（1）水、电解质紊乱：主要表现为低血容量、低血钾、低钠血症和氯性碱中毒。

（2）耳毒性：为最严重的不良反应之一，主要表现为耳鸣、耳聋和眩晕。

（3）胃肠道反应：口服可引起恶心、呕吐和腹胀、上腹痛等消化道反应。

（4）高尿酸血症：本药可抑制尿酸排泄，导致高尿酸血症而诱发痛风。

4. 禁忌证

低血钾未纠正、低血容量性休克未纠正、肝性脑病大剂量使用洋地黄、对本品和磺胺类药过敏等患者及孕妇禁用。

5. 观察及护理要点

（1）观察有无耳中毒现象，避免与氨基苷类抗生素合用，防止损害听力。

（2）静脉注射的速度要慢，防止血压下降过低，引起低血压。

（3）晚期肝硬化患者应用时，应严密观察神志变化情况，以防电解质紊乱诱发肝性脑病。

（4）本品可致高血糖，糖尿病患者应注意观察血糖的变化。

六、抗凝血药及抗血栓药

（一）肝素

1. 临床应用

肝素主要用于防治血栓形成和栓塞性疾病、各种原因引起的弥散性血管内凝血、急性心肌梗死的辅助治疗，也可用作体外抗凝剂。

2. 常用制剂

注射剂，规格为 100 U/2 mL、5000 U/2 mL、12 500 U/2 mL。

3. 不良反应

（1）肝素过量可致自发性出血，表现为黏膜出血、关节积血等。

（2）过敏反应，如寒战、发热、哮喘等。

（3）长期使用可引起骨质疏松及血栓。

4. 禁忌证

有出血倾向和凝血机制障碍、血小板减少症、血友病、溃疡病、活动性结核、肝功能不全、黄疸、肾功能不全、高血压、亚急性感染性心内膜炎患者禁用。

5. 观察及护理要点

（1）使用肝素期间要定期监测凝血时间、凝血酶原时间、肝功能、肾功能、血小板，并观察皮肤 / 黏膜有无出血及二便颜色。

（2）既要注意观察有无出血倾向，又要注意有无血栓发生的可能。

（3）注意观察患者的过敏反应，发现异常立即报告医师。

（4）静脉注射或滴注肝素时，要确定针头在血管内才可以给药。

（5）不宜肌内注射，否则容易发生血肿；进行皮下注射时，要注意选择细而短的针头。

（6）停药时不能突然停药，应逐渐减量。

（7）指导患者在用药期间避免用阿司匹林、抗组胺类药物。

（二）链激酶

1. 临床应用

链激酶主要用于治疗血栓栓塞性疾病，如深静脉血栓、周围肺动脉栓塞、急性肺栓塞、急性心肌梗死、血管外科手术后的血栓、导管给药所致血栓等。早期急性心肌梗死可采用静脉或直接冠状动脉注射溶栓药，后者效果更佳。

2. 常用制剂

注射剂，规格为 10 万单位、15 万单位、20 万单位、30 万单位、50 万单位、75 万单位、150 万单位。

3. 不良反应

（1）主要不良反应是易引起出血，表现为皮肤黏膜出血、血尿、小量呕血和咯血。

（2）少数患者出现过敏反应，表现为发热、皮疹等。

4. 禁忌证

对本品过敏、任何部位活动性出血、凝血功能障碍、链球菌感染、亚急性心内膜炎患者禁用。

5. 观察及护理要点

（1）本品未溶解前应置于 2 ～ 8 ℃，避光。

（2）在使用本品期间必须定期做凝血时间、凝血酶原时间、肝功能、肾功能、血小板检测。

（3）不可肌内注射给药。静脉注射穿刺部位要加压，观察有无出血倾向。

（三）巴曲酶

1. 临床应用

巴曲酶用于急性脑梗死，也可用于改善各种闭塞性血管病引起的缺血症状、末梢及微循环障碍。

2. 常用制剂

注射剂，规格为 10 BU/mL、5 BU/0.5 mL。

3. 不良反应

（1）常见头痛、头晕、恶心、腹泻、荨麻疹、皮疹，偶有心绞痛发生。

（2）对有动脉或深部静脉损伤患者，应用本品可能引起血肿。

4. 禁忌证

对本品过敏、有出血史及有出血倾向、肾衰竭或严重肝功能障碍等患者禁用。

5. 观察及护理要点

（1）观察有无出血倾向，定期测定凝血酶原时间。

（2）本品为溶液时应保存在 5 ℃以下，但避免结冰。药物现配现用，放置时间不超过 2 小时，以免药物失效。

七、解毒药

凡能消除毒物对人体毒性作用而用来解救急性中毒的药物称为解毒药。

（一）氯解磷定

1. 临床应用

氯解磷定用于解救多种有机磷酸酯类杀虫剂的中毒。对乙基对硫磷（1605）、内吸磷（1059）、碘依可酯、特普等急性中毒有良好的解毒作用，但对敌百虫、敌敌畏、乐果等中毒效果较差。

2. 常用制剂

注射剂，规格为 0.25 mg/2 mL、0.5 mg/2 mL、0.5 mg/5 mL。

3. 不良反应

注射过快可出现血压升高、头晕、呼吸抑制、视力模糊、肌肉 – 神经传导阻滞、心律失常、凝血障碍。

4. 用药注意事项

（1）中、重度中毒必须合用阿托品。

（2）不宜与吩噻嗪类药物、吗啡、氨茶碱、利血平及碱性药物合用。

5. 观察及护理要点

（1）静脉注射时控制速度，如过快或剂量过大会抑制呼吸，诱发癫痫。

（2）密切观察患者症状，改善情况，评估解毒效果，病情好转后减量或停药。

（二）阿托品

1. 临床应用

阿托品用于解救有机磷酸酯类杀虫剂的中毒，使用原则为早期、足量、反复给药及快速阿托品化。阿托品化表现为瞳孔较前扩大、颜面潮红、口干、皮肤干燥、肺部湿啰音显著减少或消失、心率加快、有轻度躁动不安等。

2. 常用制剂

注射剂，规格为 0.5 mg/mL、1 mg/2 mL、5 mg/mL。

3. 不良反应

（1）常见不良反应有口干、视物模糊、心悸、排尿困难、便秘等。

（2）过量中毒时，可出现呼吸加快、烦躁不安、惊厥等；严重中毒时，患者可由中枢兴奋转为抑制而出现昏迷，呼吸麻痹死亡。

4. 禁忌证

（1）青光眼、幽门梗阻及前列腺肥大患者禁用。

（2）心肌梗死、心跳过速及老年患者慎用。

5. 用药注意事项

严格掌握剂量，1 次剂量不能超过 20 mg，防止阿托品中毒。

6. 观察及护理要点

（1）严密观察治疗后反应，及时调整用药量。

（2）停药时不能过急，逐渐停药过程中可由静脉注射改为肌内注射再改为口服，然后停药。

八、抗高血压药

抗高血压药又称降压药，根据抗高血压药物的主要作用部位和作用机制不同，临床上将抗高血压药分为 5 类：抑制交感神经系统的药物、直接松弛血管平滑肌药、钙拮抗药、血管紧张素转换酶抑制药、利尿药。

（一）硝普钠

1. 临床应用

硝普钠用于高血压危象、高血压急症、高血压脑病、心力衰竭。

2. 常用制剂

粉针剂，规格为 25 mg、50 mg。

3. 不良反应

（1）常见不良反应有呕吐、出汗、头痛、不安、面部汗潮红等。

（2）长期或大量使用时，可能出现硫氰化物蓄积，出现乏力、厌食、耳鸣、肌肉痉挛、定向障碍、昏迷等。

4. 禁忌证

（1）孕妇及代偿性高血压患者禁用。

（2）甲状腺功能减退、肾功能不全患者慎用。

5. 观察及护理要点

（1）用药时严密监测血压、心率的变化，防止发生严重的不良反应。

（2）除用 5% 葡萄糖注射液稀释外，不可加用其他药物。药物现配现用，12 小时内用完，输注液体时要注意避光。

（3）严格控制滴速，根据血压调整滴速及剂量。

（二）利血平

1. 临床应用

利血平治疗轻度和中度高血压，与利尿药合用可提高疗效，减少不良反应。

2. 常用制剂

片剂，规格为 0.25 mg；注射剂，规格为 1 mg/mL。

3. 不良反应

（1）主要表现为副交感神经兴奋症状，常见胃酸分泌过多，胃肠蠕动亢进、腹泻、鼻塞、乏力和心率减慢等。

（2）中枢症状多见镇静、嗜睡，长期大量服药可引起精神抑郁。

4. 禁忌证

伴有溃疡病的高血压患者和精神抑郁患者应禁用。

5. 观察及护理要点

（1）使用后密切观察血压变化情况，起床时动作要缓慢，以免引起直立性低血压。

（2）口服时与食物同服或加抗酸剂，可防止本品刺激胃酸分泌物引起溃疡及出血的不良反应发生。

（三）哌唑嗪

1. 临床应用

哌唑嗪有中等偏强的降压作用，适用于轻、中度高血压及伴有肾功能不全或心功能不全的高血压患者。

2. 常用制剂

片剂，规格为 0.5 mg。

3. 不良反应

（1）常见乏力、口干和鼻塞。

（2）部分患者初次用药可能出现“首剂现象”，表现为血压急剧下降、心悸、晕厥、意识丧失和直立性低血压等。

4. 禁忌证

（1）对本品过敏者、孕妇、儿童禁用。

（2）心绞痛、肾功能不全、精神病及严重心脏病患者应慎用。

5. 观察及护理要点

（1）密切观察患者对治疗的反应，改变体位时动作要缓慢，以免引起直立性低血压。

（2）服药期间，不能随便服用感冒药、咳嗽药及抗过敏药物。

九、抗心绞痛药

心绞痛是心脏冠状动脉供血不足，心肌急剧并暂时缺血、缺氧所致的一种综合征。在临床上，抗心绞痛药物有硝酸酯类、β 受体阻断药和钙拮抗药。

（一）硝酸甘油

1. 临床应用

硝酸甘油主要用于防治心绞痛，治疗充血性心力衰竭。

2. 常用制剂

片剂，规格为 0.3 mg、0.5 mg、0.6 mg；注射剂，规格为 5 mg/mL、10 mg/2 mL；贴膜剂，规格为每格 0.5 mg；喷雾剂，规格为每喷 0.4 mg 或每瓶 80 mg。

3. 不良反应

（1）可引起头痛、眩晕、昏厥、面颈潮红、视物模糊、直立性低血压、心率加快。

（2）过量时可出现口唇、指甲青紫、气促、脉数而弱、虚脱及胃肠道反应等。

4. 禁忌证

对本品过敏、脑出血、颅脑外伤、颅内压增高、低血压、休克、严重贫血、青光眼、主动脉瓣及二尖瓣狭窄、高铁血红蛋白症、近期心肌梗死、梗阻性心肌病等患者禁用。

5. 观察及护理要点

（1）静脉注射时密切观察患者血压及心率变化，以免发生低血压。

（2）片剂应放在棕色避光瓶内，以免药物失效。

（3）嘱患者从小剂量开始服用本品，5 分钟后不缓解，可服用第二次，15 分钟内最多不超过 3 次。

（4）长期连续服用可产生耐药性，停用此药时，应逐渐减量，防止诱发心绞痛。

（5）药片要含在舌下，不可吞服。

（6）心绞痛频繁发作的患者，在大便前含服，可预防发作。

（二）硝酸异山梨酯

1. 临床应用

硝酸异山梨酯用于预防和治疗心绞痛。

2. 常用制剂

片剂，规格为 5 mg；缓释片，规格为 20 mg、40 mg；注射液，规格为 10 mg/10 mL。

3. 不良反应

可出现直立性低血压、心率加快、头痛、晕厥、皮肤潮红、灼热感、胃肠道不适、出汗等。

4. 禁忌证

对硝酸酯类过敏、青光眼、严重贫血、低血压、休克及颅内压增高患者禁用。

5. 观察及护理要点

（1）用药期间交代患者更换体位动作要慢，避免剧烈运动、洗热水澡和沐浴及在阳光下暴晒，以免引起低血压性晕厥。

（2）避免与酒同服，防止出现低血压。

（三）硝苯地平

1. 临床应用

硝苯地平用于预防和治疗心绞痛。

2. 常用制剂

片剂，规格为 5 mg、10 mg；胶囊，规格为 5 mg；缓释片，规格为 30 mg。

3. 不良反应

有轻度恶心、腹泻、便秘、皮疹、头痛、低血压、心动过速、面部潮红、精神不振等。

4. 禁忌证

对本品过敏的患者及孕妇禁用。

5. 观察及护理要点

（1）密切观察心电图及血压变化，发现异常及时报告医师。

（2）每天检查牙床，观察是否有牙床发炎出血及牙龈增生现象。

（3）长期用药的患者停药时应逐渐减量，以免突然停药诱发心绞痛。

十、镇静催眠及抗惊厥药

（一）地西泮

1. 临床应用

地西泮又名安定，治疗焦虑症、失眠、肌肉痉挛、癫痫，还可用于麻醉前诱导和维持。

2. 常用制剂

片剂，规格为 2.5 mg、5 mg；注射剂，规格为 10 mg/2 mL。

3. 不良反应

可出现嗜睡、眩晕、共济失调、手震颤等不良反应。

4. 禁忌证

对本品过敏、昏迷、休克、酒精中毒、急性闭角性青光眼、重症肌无力患者，孕妇和新生儿禁用。

5. 观察及护理要点

（1）大剂量使用时观察有无肌无力、昏迷、呼吸抑制、运动功能失调等过量急性中毒症状。

（2）静脉注射速度要慢，否则易出现心血管和呼吸抑制，静脉注射后应嘱患者平卧休息。

（二）苯巴比妥

1. 临床应用

苯巴比妥又名鲁米那，用于镇静、催眠、抗惊厥，还可以用于癫痫大发作、局限性发作及癫痫持续状态。

2. 常用制剂

片剂，规格为 15 mg、30 mg、100 mg；注射剂，规格为每支 50 mg、100 mg。

3. 不良反应

有失眠、头痛、焦虑、低血压、心动过速、恶心、呕吐、震颤、惊厥、血小板减少及过敏反应等。

4. 禁忌证

对巴比妥类药物过敏、严重肝功能不全、严重肾功能不全、严重肺功能不全、支气管哮喘、呼吸抑制等患者禁用。

5. 观察及护理要点

（1）观察患者有无言语不清、激动、共济失调、眼球震颤等慢性中毒症状。

（2）静脉注射时速度不宜过快，以免引起呼吸抑制。

（3）静脉注射时避免外渗，以免引起组织损伤；肌内注射时选择大肌肉深部注射，避免产生硬肿。

（三）哌替啶

1. 临床应用

哌替啶又名杜冷丁，剧烈疼痛、心源性哮喘、麻醉前给药及人工冬眠。

2. 常用制剂

片剂，规格为 25 mg、50 mg；注射剂，规格为 50 mg/mL、100 mg/2 mL。

3. 不良反应

眩晕、恶心、呕吐、尿潴留、多汗、心动过速、直立性低血压等不良反应。

4. 禁忌证

对本品过敏、颅内高压、支气管哮喘、呼吸抑制、慢性阻塞性肺气肿、急腹症未明确诊断者应禁用。

5. 观察及护理要点

（1）使用后嘱患者卧床休息并监护生命体征，防止眩晕和直立性低血压。若出现呼吸抑制现象，立即通知医师。

（2）连续使用可出现低血压，两次使用应间隔 4 小时。

第三节　常用抢救仪器设备使用及维护

一、心电监护仪

心电监护仪可对急危重患者的心电及其他功能进行持续不间断的监测与分析，并在生理参数超出正常设定值时发出警报，提醒医护人员及时进行必要的处理，是医护人员进行疾病诊断、治疗及抢救的重要设备。

（一）临床应用

1. 心电监护仪的种类

（1）Holter 心电监护仪：亦称动态心电图检测仪，即随身携带的小型心电图磁带记录器（图 9–7），可以通过胸部皮肤电极，记录日常活动者 24 小时心电图波形，便于在动态中观察心电图。主要用于冠心病与心律失常的诊断、监测起搏器的功能、评价抗心律失常药物的疗效等。

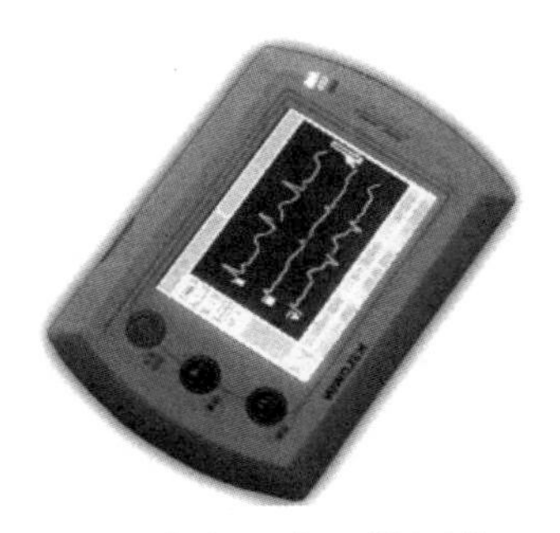

图 9–7　动态心电图检测仪

（图片来源：http://www.bokee.net/classificationmodule/biz/post_view.do?id=4818103）

（2）多功能床旁监护仪：可进行连续的心电示波、无创血压、有创血压、血氧饱和度、呼吸、中心静脉压。除有良好的显示系统外，还有报警装置和打印系统，能对监测信息进行存储、回放，对心律失常进行自动分析并打印，能及时准确地将急危重患者的生命信息提供给医护人员，极大提高患者抢救成功率。

（3）遥控式心电监护仪：此类监护仪不需用导线与电图监测仪相连，患者只需携带一发射仪器，遥控式心电监护仪遥控半径达 30 m，可同时监测 4 ～ 6 位患者。

2. 电极安放

多功能的心电监护仪可以同时进行Ⅱ导联、Ⅲ导联的心电图显示，即胸部常安放 5 个电极。5 个电极的安放部位：①负极，右上（RA）右锁骨中线第一肋间；②接地电极，右下（RL）右锁骨中线剑突水平处；③第一个正极，中间（C）胸骨左缘第四肋间；④负极，左上（LA）在锁骨中线第一肋间；⑤第二个正极，左下（LL）左锁骨中线剑突水平处。

（二）操作流程

1. 评估

（1）评估患者病情、意识状态。

（2）评估患者皮肤状况，有无伤口、胸毛等。

（3）对清醒患者，告知监测目的及方法，取得患者合作。

（4）评估患者周围环境、光照情况及有无电磁波干扰。

（5）评估监护仪器处于备用状态。

2. 操作步骤

（1）启动电源，开机待机器自检。按监护仪的要求依次键入患者的姓名、年龄、床号等，校正监测时间，调整合适的脉冲及报警音量等。

（2）暴露胸部，用 75% 酒精擦拭安放电极部位，待干后安放电极。妥善固定导联线，避免电极线和导联线扭曲、扯拉。

（3）选择导联，调整监护图形的显示比例、波幅、QRS 波群音量。观察患者心律、心率等。

（4）根据病情需要，连接血压计袖带、血氧饱和度探头、有创血流动力学传感器等。

（5）调节报警范围。

（三）注意事项

（1）密切观察心电图波形，及时处理干扰和电极脱落。

(2) 每日定时回顾患者 24 小时心电监测情况，必要时记录。

(3) 正确设定报警界限，不能关闭报警声音。

(4) 定期观察患者粘贴电极片处理的皮肤，定时更换电极片和电极片位置。

(5) 对躁动患者，应当固定好电极和导线，避免电极脱位及导线打折缠绕。

（四）健康指导

(1) 告知患者不要自行移动或者摘除电极片。

(2) 告知患者和家属避免在监测仪附近使用手机，以免干扰监测波形。

(3) 指导患者学会观察电极片周围皮肤情况，如有痒痛感及时告诉医护人员。

（五）维护和保养

(1) 监护仪独立放置固定的位置，不堆放其他物件，以免影响对流散热。

(2) 避免接触易燃物品、皮肤清洁剂、抗感染制剂，避免有电池波的辐射干扰。

(3) 心电导联线不能弯曲过度，防止导联线断裂。

(4) 禁止随意连接非系统规定的零部件。一旦机器出现故障，切勿私自拆机，必须与专业维修人员联系。

二、除颤仪

除颤仪是临床用于心脏电复律或纠正患者心律失常的抢救设备。心脏电复律技术通过除颤仪应用高能量脉冲电流短时间内直接或经胸壁间接作用于心脏，使全部或大部分心肌纤维在瞬间同时除极，消除折返激动和抑制异位兴奋灶，从而转复多种快速心律失常为窦性心律的过程。

（一）基本功能

除颤仪一般由蓄电部分、放电部分、能量显示器、心电监护仪 4 个部分组成。除颤仪按放电时间划分同步和非同步两种工作方式。同步电复律适应证：心房颤动、心房扑动、药物治疗无效伴血流动力学不稳定的室性心动过速、少数室上性心动过速等。非同步电复律适应证：心室扑动、心室颤动或由于发生情况紧急，临床医师一时无法做出准确的判断，也可以采取非同步的方法进行电击治疗。

（二）操作流程及注意事项

参见本章第一节中“心脏电除颤”相关内容。

（三）维护和保养

（1）除颤仪应定位放置，定期检查、一旦出现故障，应予以立即维修或更换。

（2）保持性能良好并处于充电备用状态，避免电池长期不用而损坏，并要有备用的充电电池。

（3）除颤仪的各个部件要按规定摆放，用后要及时把导电胶、盐水纱垫等归位。勿使导线打结或折曲。

（4）除颤后要擦净电极板上的导电胶，以免腐蚀板面。

（5）定期进行功能测试。

三、呼吸机

呼吸机是一种供应氧气的能代替、控制或改变人的正常生理呼吸，增加肺通气量，改善呼吸功能，减轻呼吸功消耗，节约心脏储备能力的装置。呼吸机已广泛应用于临床，尤其在急救复苏、危重症监护及麻醉领域成为抢救治疗患者的重要手段。

（一）基本结构与功能

1. 供气部分

供气部分是呼吸机最重要的组成部分。

（1）气源：①中心管道供氧；②氧气筒装置供氧。

（2）产生吸气压力方式包括压缩气体、电力、压缩气体和电力的结合。压缩气体和电力的结合，即目前所用的定容呼吸机。此类呼吸机在压缩气体和电力提供动力的情况下运作。纯氧和压缩空气按不同比例混合后提供一定氧浓度的吸入气体，并提供产生机械通气的动力，通气的控制、调节、各种监测、报警系统动力来自电力，又称为气动–电控制呼吸机。

2. 控制部分

控制部分是呼吸机的关键组成部分。由各种传感器感知患者呼吸力学的变化，经微机分析处理发出指令自动调节各参数，且有各种监测和报警系统，显示呼吸机当前状态。

3. 呼气部分

呼气部分是呼吸机另一个重要的组成部分。其主要作用是配合呼吸机完成呼吸运动。此部分在吸气相时关闭，将呼吸机提供的气体全部供给患者；在呼气相时打开，使患者呼出气体。当呼吸道压力低于呼气末正压通气时，呼气部分必须关闭，以维持 PEEP。

4. 安全阀

呼气安全阀，能保证患者气道压在一个安全范围之内。旁路吸入阀，能在呼吸机供气中断时保证患者吸入空气，避免窒息。

5. 空氧混合器

呼吸机配有精密的空氧混合器，可给患者提供不同氧浓度的气体。氧浓度调节范围为21%～100%。

（二）工作原理

正常生理状态下，机体通气是主动的负压通气，而呼吸机辅助通气是将气体通过高于肺泡内压的压力进入肺内以代替生理状态下自然吸气过程，其呼气过程仍然靠肺和胸廓的弹性回缩完成，称为正压通气。

（三）操作流程及注意事项

参见本章第一节中“机械通气技术”相关内容。

（四）维护和保养

（1）呼吸机应安排专人负责管理，定期进行检查与监测，并做好维护记录。

（2）严格按说明书要求进行清洗消毒。

（3）湿化器在使用过程中应及时注入灭菌注射用水而不能用生理盐水，以防止结晶沉淀损坏蒸发器。

（4）呼吸机每工作 1000 小时，应进行全面检查，及时更换过滤器、电池、皮垫、皮囊等零件等，并建立档案，登记所更换的用物及时间，以备核查。

（5）定期进行通电试验，对呼吸机进行全面综合检测。对于带有蓄电池的呼吸机应及时充电，使呼吸机处于备用状态。

第十章　护理常规

第一节　诊疗技术护理常规

一、纤维支气管镜检查的护理常规

（一）概述

纤维支气管镜检查是利用光学纤维内镜对气管、支气管管腔进行的检查。纤维支气管镜经口腔、鼻腔、气管导管或气管切开套管插入段、亚段支气管，甚至更细的支气管，可在直视下行活检或刷检、钳取异物、吸引或清除阻塞物，并可做支气管肺泡灌洗，行细胞学或细胞体成分的分析。另外，利用支气管镜可注入药物，或切除气管内腔的良性肿瘤等，纤维支气管镜检查成为支气管、肺和胸腔疾病诊断及治疗不可缺少的手段。

（二）护理措施

1. 术前护理

（1）术前沟通：向患者及其家属说明检查目的、方法及相关配合注意事项，以消除紧张情绪，取得合作，签署术前知情同意书。

（2）术前评估：患者过敏史、既往史，评估近期胸片或肺部CT片、心电图、出凝血时间。

（3）患者术前4小时禁食禁水，以防止误吸。患者若有活动性义齿应事先取出。

（4）术前用药：为防止发生变态反应术前30分钟遵医嘱给予阿托品1 mg或地西泮10 mg肌内注射，以减少呼吸道分泌物。

（5）用物准备：床旁备好氧气、吸痰器、心电监护仪等抢救器材和药品，以防术中出现喉痉挛和呼吸窘迫，或因麻醉药物的作用抑制患者的咳嗽和呕吐反射，使分泌物不易咳出。

2. 术后护理

（1）手术结束后擦净患者口鼻，卧床或静坐休息30分钟，嘱患者吐出唾液和咳出气管内分泌物，密切观察患者有无发热、胸痛、呼吸困难；观察分泌物的颜色和特征。

（2）向患者说明术后数小时内，特别是活检后有痰中带血或少量咯血时，解除其紧张、焦虑的情绪。对咯血较多者应及时通知医师，并注意窒息的发生。

（3）指导患者术后数小时内避免吸烟、谈话和咳嗽，减少对咽喉部的刺激，使声带得以休息，以免声哑和咽喉疼痛。

（4）术后2小时内禁食、禁水。2小时后可饮温凉的水，无呛咳后可进食，开始以流质或半流质饮食为宜。

二、胸腔穿刺术的护理常规

（一）概述

胸腔穿刺术是自胸腔内抽取积液或积气的操作。

（二）护理措施

1. 术前护理

（1）与患者沟通，向患者仔细介绍检查的目的、注意事项及检查过程中的配合要点，告知可能出现的不适，使患者消除紧张情绪，主动配合检查。

（2）备好穿刺用物、药物、氧气等，需要局麻时先做好过敏试验。

（3）指导患者排空大小便。

2. 术中护理

（1）指导和协助患者采取正确体位。

（2）观察患者病情变化，患者如有不适，应减慢或立即停止抽吸；观察患者突觉头晕、心悸、冷汗、面色苍白、脉细、四肢发凉，提示发生“胸膜反应”，应立即停止抽吸，使患者平卧，密切观察血压，防止休克。

（3）协助医师正确抽吸积液和气体量（首次抽液量不宜超过 600 mL、抽气量不宜超过 1000 mL，以后每次抽吸量不应超过 1000 mL），协助正确留取标本并送检，协助注射药物。

3. 术后护理

（1）记录穿刺的时间、抽液抽气的量、胸水的颜色及患者在术中的状态。

（2）监测患者穿刺后的反应，观察患者的脉搏和呼吸状况，注意血胸、支气胸、肺水肿等并发症的发生。观察穿刺部位，如出现红、肿、热、痛，以及体温升高或液体溢出等及时通知医师。

（3）告知患者静卧，24 小时后方可洗澡，以免穿刺部位感染。

（4）鼓励患者深呼吸，促进肺膨胀。

三、冠状动脉介入性诊断与治疗的护理常规

（一）概述

1. 冠状动脉造影术

冠状动脉造影术可以提供冠状动脉病变的部位、性质、范围、侧支循环状况等的准确资料，有助于选择最佳治疗方案，是诊断冠心病最可靠的方法。其方法：用特形的心导管经股动脉、肱动脉或桡动脉送到主动脉根部，分别插入左、右冠状动脉口，注入造影剂使冠状动脉及其主要分支显影。

2. 冠状动脉介入治疗

冠状动脉介入治疗是用心导管技术疏通狭窄甚至闭塞的冠状动脉管腔，从而改善心肌的血流灌注方法，包括经皮冠状动脉腔内成形术、经皮冠状动脉内支架置入术、冠状动脉内旋切术、旋磨术和激光成形术，统称为冠状动脉介入治疗。其中，经皮冠状动脉腔内成形术 和支架置入术是冠心病的重要治疗手段。方法：①经皮冠状动脉腔内成形术用以扩张冠状动脉内径，解除其狭窄，使相应心肌供血增加，缓解症状，改善心功能的一种非外科手术方法，是冠状动脉介入诊疗的最基本手段；②冠状动脉内支架置入术是将不锈钢或合金材料制成的支架置入病变的冠状动脉内，支撑其管壁，以保持管腔内血流畅通，是在经皮冠状动脉腔内成形术基础上发展而来的，是为了防止经皮冠状动脉腔内成形术后急性冠状动脉闭塞和后期再狭窄，以保证血流通畅。

（二）护理措施

1. 术前护理

（1）术前沟通，向患者及其家属说明介入治疗的必要性、简单过程及手术成功后的获益等，帮助患者保持稳定的情绪，增强患者信心，主动配合治疗。

（2）进行呼吸、闭气、咳嗽训练，进行床上排尿、排便训练。

（3）留置静脉套管针，应避免在术侧上肢。

（4）遵医嘱正确用药，必要时睡前服用地西泮，给予相关皮试实验。

（5）术前备皮，更换干净衣裤。

2. 术后护理

（1）术后卧床，经股动脉穿刺者，术侧肢体制动，术后 4 小时拔除动脉鞘管，拔管后局部加压包扎，沙袋压迫 6 小时，继续制动 12 ～ 24 小时；经桡动脉或肱动脉穿刺者，术侧穿刺部位关节制动；术后立即拔除动脉鞘管，局部加压包扎，如无特殊病情变化，不强调严格卧床时间，2 小时后可逐渐降低包扎压力；协助患者做好生活护理及基础护理，给予患者做好主被动运动。

（2）观察生命体征、穿刺部位出血、术侧肢体皮肤温度和颜色、动脉搏动情况，如有异常，立即通知医师。

（3）术后鼓励患者多饮水，以促进造影剂的排泄；指导患者清淡饮食，少食多餐，避免过饱；保持大便通畅。

（4）用药护理：术后常规使用抗凝药物，观察神志及出血倾向，保持皮肤黏膜完整，皮下注射低分子肝素时采用正确的注射部位和方法。常规使用抗生素 3 ～ 5 天，预防感染。

四、主动脉内球囊反搏术的护理常规

（一）概述

主动脉内球囊反搏装置包括主动脉内球囊导管、气泵、压力测定系统和心电图触发系统。操作方法：经股动脉穿刺送入主动脉内球囊反搏球囊导管至降主动脉起始下方 1 ～ 2 cm 处，确定位置后缝合固定主动脉内球囊反搏球囊导管，连接压力控制机，设定反搏比率开始与心电图同步反搏。其工作原理为：舒张早期主动脉内压力开始下降时球囊迅速充盈，提高主动脉舒张压，增加冠状动脉的血流灌注，增加心肌的供血量，并改善脑和外周血管的灌注。舒张末期主动脉瓣开放之前球囊快速回缩，主动脉舒张末期压急骤下降，使收缩期左心室射血阻力明显下降，降低左心室后负荷，减少心肌耗氧量，增加每搏输出量和射血分数。

（二）护理措施

1. 术前护理

（1）与患者沟通：根据患者及其家属的文化程度和病情向其交代主动脉内球囊反搏的必要性和重要性，介绍手术大致过程、注意事项及可能出现的并发症，争取尽早实施主动脉内球囊反搏术，以免错过最佳抢救时机。

（2）检查双侧足背动脉、双侧股动脉搏动情况并做标记，以便于术中、术后对照观察。

（3）完善相关检查：完善血常规及血型、尿常规、出凝血时间等相关检查，必要时备血。

（4）术前常规遵医嘱用药，必要时给予地西泮等镇静药物。

（5）股动脉穿刺术区备皮，更换干净衣裤。

（6）遵医嘱做好相关皮试实验。

2. 术后护理

（1）患者卧床休息，肢体制动，协助做好生活护理和基础护理。对意识不清患者还应注意做好安全护理，给予患者主被动运动。

（2）每小时使用肝素盐水冲洗测压管道，以免血栓形成，注意严格无菌操作；密切观察穿刺局部有无出血和血肿情况；观察患者足背动脉搏动情况，注意观察皮肤的温度、颜色和患者自我感觉情况，如有异常，应立即通知医师。

（3）持续监测并记录患者的生命体征、意识状态、尿量、心排血量、心脏指数、心电图变化（主要是反搏波形变化情况）、搏动压力情况等，观察循环辅助的效果，如出现异常及时通知医师。

（4）遵医嘱进行血、尿等实验室检查，及时报告医师检查结果。

（5）血流动力学稳定后，根据病情逐渐减少主动脉球囊反搏比率，最后停止反搏，进行观察，每次变换频率间隔应在 1 小时左右，停止反搏后带管观察的时间不可超过 2 小时，以免发生主动脉内球囊反搏球囊导管血栓形成。

（6）遵医嘱正确用药，观察用药反应。

五、心脏起搏器植入术的护理常规

（一）概述

心脏起搏器简称起搏器，由脉冲发生器和起搏电极导线组成。心脏起搏器是一种医用电子仪器，通过发放一定形式的电脉冲刺激心脏，使之激动和收缩，即模拟正常心脏的冲动形成和传导，以治疗由于某些心律失常所致的心脏功能障碍。根据心脏起搏器应用的方式分为：①临时心脏起搏，采用体外携带式起搏器，放置时间不能太久，一般不能超过 1 个月，以免发生感染；②植入式心脏起搏，适用于所有需长期起搏的患者。

（二）护理措施

1. 术前护理

（1）与患者沟通：向患者仔细介绍检查的目的、注意事项及检查过程中的配合要点，告知可能出现的不适，消除患者的紧张情绪，主动配合检查。必要时手术前应用地西泮，保证充足的睡眠。

（2）术前完成必要的实验室检查：如血常规、血型、血凝常规、胸片、心电图、Holter 监测等，术前做好皮试过敏试验。

（3）临时起搏通常经股静脉置入，备皮范围是会阴部及双侧腹股沟；植入式起搏备皮范围是左上胸部，包括颈部和腋下，备皮后注意局部皮肤清洁，更换清洁衣裤。

（4）训练患者平卧床上大小便，以免术后由于卧床体位而出现排便困难。

（5）术前应用抗凝剂者需停用至凝血酶原时间恢复在正常范围内。

2. 术后护理

（1）术后嘱患者保持平卧位或左侧卧位 1 ～ 3 天，避免右侧卧位。术侧肢体不宜过度活动，勿用力咳嗽，以防止电极脱位。安置临时起搏器患者需绝对卧床，术侧肢体避免屈曲或活动过度。

（2）饮食清淡、易消化，禁食易产气食物，如牛奶、豆浆及甜食等。

（3）持续心电监护，观察心率、心律、起搏器的功能；出院前常规拍摄胸片。

（4）起搏器囊袋处沙袋压迫 24 小时，保持伤口敷料清洁、干燥；观察伤口有无出血、感染，监测体温变化，常规应用抗生素，预防感染。

（5）卧床期间做好生活护理，协助术侧肢体的被动和主动活动。

3. 健康宣教

（1）指导患者 3 个月内避免术侧上肢做用力过度和幅度过大的动作，如打羽毛球、举重物、扩胸等，以防止电极脱位。

（2）教会患者自测脉搏，如脉率比起搏器设置频率少 10% 时，立即就医。

（3）教会患者识别起搏器异常的症状和体征，如出现头痛、眩晕、胸痛、气短、打嗝、肌肉痛等症状，及时就医。

（4）指导患者学会观察起搏器植入部位有无红、肿、热、痛等炎症反应或出血现象，出现不适立即就医。

（5）避免强磁场和高电压场所，如核磁共振、变电站等；手机放置离起搏器至少 15 cm，在对侧拨打接听电话。

（6）出院后半年内每 1 ～ 3 个月随访 1 次，以后每半年 1 次，接近起搏器使用年限时，缩短随访。

六、心脏心脏射频消融术的护理常规

（一）概述

心脏射频消融术是治疗心律失常的一种导管治疗技术，射频电能是一种低电压高频（30 kHz 至 1.5 MHz）电能。射频消融仪通过导管头端的电极释放射频电能，在导管头端与局部的心肌内膜之间电能转化为热能，达到一定温度（46 ～ 90 ℃）后，使特定的局部心肌细胞脱水、变形、坏死，自律性和传导性能均发生改变，从而使心律失常得以根治。

（二）护理措施

1. 术前准备

（1）术前与患者及其家属进行沟通，介绍手术的方法和意义、手术的必要性和安全性，讲解手术的注意事项，以解除思想顾虑和精神紧张，必要时手术前夜口服地西泮 5 mg，保证充足的睡眠。

（2）术前完成必要的检查，如血常规、尿常规、血型、血凝常规、电解质、肝功能、肾功能、胸片、超声、心电图、Holter 监测等，完成相关的皮试实验。

（3）术前停用抗心律失常药物 5 个半衰期以上。

（4）根据需要行双侧腹股沟及会阴部或上肢、锁骨下静脉穿刺术区备皮及清洁皮肤，更换干净、舒适的衣物。

（5）穿刺股动脉者应检查两侧足背动脉搏动情况并标记，以便于术中、术后对照观察。

（6）术前训练患者床上大小便，指导术前排空膀胱，必要时留置尿管。

（7）术前不需禁食，术前可进食米饭或面条等清淡、易消化的食物，不宜喝牛奶、吃海鲜和油腻食物，以免术后卧床出现腹胀或腹泻。

2. 术后护理

（1）卧床休息，穿刺侧肢体加压包扎 24 小时（动脉伤口沙袋压迫 6 小时），并制动 10 ～ 12 小时，卧床期间做好生活护理，协助术侧肢体的被动和主动活动。

（2）观察穿刺点有无出血与血肿，如有异常立即通知医师，检查足背动脉搏动情况，比较两侧肢端的颜色、温度、感觉与运动功能情况。

（3）描记 12 导联心电图，监测患者生命体征；观察术后并发症，如心律失常、空气栓塞、出血、感染、热原反应、心脏压塞、心脏壁穿孔等。

（4）常规应用抗生素，预防感染。

七、上消化道内镜检查术的护理常规

（一）概述

上消化道内镜检查包括食管、胃、十二指肠的检查，是应用最广、进展最快的内镜检查，亦称胃镜检查。通过此检查可直接观察食管、胃、十二指肠的炎症和溃疡，肿瘤的性质、大小、部位及范围，并可行组织学或细胞学的病理检查。

（二）护理措施

1. 术前护理

（1）与患者沟通，向患者仔细介绍检查的目的、注意事项及检查过程中的配合要点，告知可能出现的不适，使患者消除紧张情绪，主动配合检查。

（2）详细询问患者病史和体格检查，以排除检查禁忌证。检测乙型、丙型肝炎病毒标志，对阳性者用专门的胃镜检查。

（3）术前一天进食清淡、易消化、少渣饮食，术前禁食 6 ～ 8 小时；上午做胃镜检查者，当日禁早餐；下午做胃镜者，禁中午餐；估计有胃排空延缓者，需禁食更长时间；有幽门梗阻者需先洗胃再检查。

（4）术前用药：如患者过分紧张，可遵医嘱给予地西泮 5 ～ 10 mg 肌内注射或静脉注射；为减少胃蠕动和胃液分泌，可于术前半小时遵医嘱给予山莨菪碱 10 mg，或阿托品

0.5 mg 静脉注射。

（5）准备用物：备齐检查器械、术中用药、抢救用药及其他物品，如无菌手套、弯盘、牙垫、纱布、标本瓶等。

2. 术后护理

（1）术后因患者咽喉部麻醉作用尚未消退，嘱其不要吞咽唾液，以免呛咳。1 小时后麻醉作用消失，可先饮少量水，如无呛咳可进易消化软食；行活检的患者应进食温凉流食。

（2）检查后少数患者出现咽痛、咽喉部异物感，嘱患者不要用力咳嗽，以免损伤咽喉部黏膜，可给予生理盐水漱口，食用清淡饮食；若患者出现腹痛、腹胀，可进行按摩，促进排气。

（3）检查后数天内应密切观察患者有无腹痛、黑便，一旦发现及时协助医师进行对症处理。

（4）彻底清洁、消毒内镜及有关器械，妥善保管，避免交叉感染。

八、肠镜检查的护理常规

（一）概述

结肠镜检查主要用以诊断炎症性肠病及大肠肿瘤、出血、息肉等，并可行切除息肉、钳取异物等治疗。

（二）护理措施

1. 术前护理

（1）与患者沟通，向患者仔细介绍检查的目的、注意事项及检查过程中的配合要点，告知可能出现的不适，使患者消除紧张情绪，主动配合检查。

（2）术前一天进清淡、易消化、少渣的饮食；术前禁食一餐，下午做肠镜检查的，当日上午 8：00 ～ 10：00 进行肠道清洁；肠道准备用药严格按说明书使用，指导患者正确服用直至排出清水样大便；喝水过程中要求走动，有利于排便。

（3）药物清洁肠道者，观察药物的不良反应，常有恶心、饱胀、剧烈呕吐，甚至呕吐导致出血及贲门撕裂，亦有过敏反应及荨麻疹。

（4）根据医嘱术前给予患者肌内注射地西泮，由于药物会使患者对疼痛的反应性降低，发生肠穿孔等并发症时腹部症状可不明显，应予以特别注意。术前 30 分钟用阿托品 0.5 mg 或山莨菪碱 10 mg，肌内注射。

2. 术后护理

（1）检查结束后，观察患者 15 ～ 30 分钟再离开；告知患者卧床休息，做好肛周皮肤护理；术后 3 天内进少渣饮食；如行息肉摘除、止血治疗者，应给予抗生素治疗和半流质饮食，并适当休息 3 ～ 4 天。

（2）注意观察患者腹胀、腹痛及排便情况；术后腹胀较为明显，且无腹肌紧张、压痛、反跳痛症状者，轻轻地按摩腹部，一般不予以特殊处理；如发现剧烈腹痛、腹胀、面色苍白、心率增快、血压下降、粪便次数增多呈黑色，提示并发肠出血、肠穿孔，应及时报告医师，协助处理。

（3）做好内镜的消毒工作，妥善保管，避免交叉感染。

九、腹腔穿刺术的护理常规

（一）概述

腹腔穿刺术是为了诊断和治疗疾病，对有腹腔积液的患者进行腔穿刺、抽取积液的操作过程。

（二）护理措施

1. 术前护理

（1）向患者解释穿刺的目的、方法及操作中可能会产生的不适，一旦出现异常立即告知术者。

（2）检查前嘱患者排尿，以免穿刺时损伤膀胱。

（3）放液前测量腹围、脉搏、血压和腹部体征，以观察病情变化。

2. 术后护理

（1）术后卧床休息。

（2）测量腹围，观察腹水消长情况。

（3）密切观察穿刺部位有无渗液、渗血，有无腹部压痛、反跳痛和腹肌紧张的腹膜感染征象。

十、食管－胃底静脉曲张内镜结扎术的护理常规

（一）概述

胃底静脉曲张内镜下止血术主要包括内镜食管静脉曲张硬化剂治疗和内镜食管静脉套扎术。内镜食管静脉曲张硬化剂治疗的主要作用为：增厚静脉管壁，静脉内血栓形成，静脉周围黏膜凝固坏死形成纤维化，增强静脉层，从而防止静脉曲张破裂出血，其主要目的是控制急性出血和预防再出血。内镜食管静脉套扎术是在内镜下，用食管静脉曲张套扎器把安装在内镜头端的橡皮圈套扎在被吸入的曲张静脉上，形成息肉状，数天后自行段落。内镜食管静脉套扎术不影响食管壁肌层、不会导致食管腔狭窄，主要适于中度和重度静脉曲张患者，与硬化剂治疗联合应用可以提高疗效。

（二）护理措施

1. 术前护理

（1）术前沟通：评估患者及其家属的文化水平、合作程度及是否做过腰椎穿刺检查等；与患者沟通，向患者仔细介绍检查的目的、注意事项及检查过程中的配合要点，告知可能出现的不适，使患者消除紧张情绪，主动配合检查。

（2）术前完善各项相关检查：协助检查肝功能、肾功能、出凝血时间、凝血酶原时间及血型等；术前做心电图；观察患者全身情况和生命体征是否耐受；进行相关皮试试验。

（3）术前常规禁食 8 小时。

（4）术前训练其屏息呼吸方法，以利于术中配合；指导患者练习床上大小便。

（5）观察情绪反应，给予心理疏导，必要时使用镇静药物，保证足够的睡眠。

（6）建立静脉通路，术前 30 分钟遵医嘱给予镇静药及解痉药，如地西泮、丁溴东莨菪碱。其余同胃镜检查的准备。

2. 术后护理

（1）术后禁食 24 小时，并遵医嘱静脉补液，以后进流质饮食 2 天。

（2）遵医嘱应用抗生素，口服用氢氧化铝凝胶。

（3）术后严密观察病情，定时测定血压、脉搏；观察有无呕血、便血，注意有无并发症出现，并给予积极处理。

十一、肝穿刺活检术的护理常规

（一）概述

肝穿刺活组织检查术是由穿刺采取肝组织标本进行组织学检查或制成涂片做细胞学检查，以明确肝疾病诊断，或了解肝疾病演变过程、观察治疗效果及判断预后。

（二）护理措施

1. 术前护理

（1）术前沟通：评估患者及其家属的文化水平、合作程度及是否做过腰椎穿刺检查等；与患者沟通，向患者仔细介绍检查的目的、注意事项及检查过程中的配合要点，告知可能出现的不适，使患者消除紧张情绪，主动配合检查。

（2）术前完成相关检查，测定患者肝功能、肾功能、血常规、血凝常规、凝血酶原时间及血型，若有异常应根据医嘱肌注维生素 K 10 mg，连用 3 天后复查，正常者方可施术；术前行胸部 X 线检查，观察有无肺气肿、胸膜增厚；术前做心电图。

（3）术前训练其屏息呼吸方法，以利于术中配合；指导患者练习床上大小便。

（4）观察患者情绪反应，给予心理疏导，必要时应用镇静药物。

（5）穿刺前测量血压、脉搏。

2. 术后护理

（1）术后患者卧床休息 24 小时。

（2）严密观察患者神志、呼吸、血压、脉搏，如有脉搏细速、血压下降、烦躁不安、面色苍白、出冷汗等内出血征象，应立即通知医师紧急处理。

（3）注意观察穿刺部位，注意有无伤口渗血、红肿、疼痛，保持敷料干燥。

十二、肾穿刺活检术的护理常规

（一）概述

肾穿刺活检术是在超声引导下，使用肾活检针经皮穿刺，夹取少许肾组织后，进行光镜、免疫荧光、电镜检查，以明确肾小球疾病的病因、病变程度、病理分型，从而指导治疗、判断预后。

（二）护理措施

1. 术前护理

（1）术前沟通：评估患者及其家属的文化水平、合作程度及是否做过腰椎穿刺检查等；与患者沟通，向患者仔细介绍检查的目的、注意事项及检查过程中的配合要点，告知可能出现的不适，使患者消除紧张情绪，主动配合检查。

（2）术前完善各项相关检查：协助检查肝功能、肾功能出凝血时间及凝血酶原时间等；术前做心电图。

（3）穿刺当日正常进食，水肿患者低盐饮食。

（4）术前训练其屏息呼吸方法，以利于术中配合；指导患者练习床上大小便。

（5）观察情绪反应，给予心理疏导，必要时使用镇静药物，保证足够的睡眠。

（6）术前测量血压、脉搏。

2. 术后护理

（1）协助患者取平卧位，腰部制动 8 小时，卧床休息 24 小时（有肉眼血尿者延长卧床时间至肉眼血尿消失），穿刺次日去除腹带。

（2）穿刺后 24 小时内密切观察神志、尿量、血压。

（3）返回病室后嘱患者少量多次饮水，一般为 1000 ～ 2000 mL。留取第一次尿液送检。

（4）观察穿刺部位，注意有无伤口渗血、红肿、疼痛，保持敷料干燥；观察是否有并发症出现，包括血尿、肾周血肿、疼痛、感染等，给予积极对症处理。

（5）术后 1 个月内避免剧烈活动。

十三、腹膜透析的护理常规

（一）概述

腹膜透析简称腹透，是利用腹膜这一天然的半透膜作为透析膜，将适量透析液引入腹腔并停留一段时间，使腹膜毛细血管内血液和腹膜透析液之间进行水和溶质交换的过程。腹透液内主要含有钠、氯、钙、乳酸盐及维持渗透压所必需的高浓度葡萄糖，而肾衰竭患者血液中含有大量肌酐、尿素氮、磷等，利用腹膜的半透膜特性进行物质交换，以达到清除体内代谢废物或其他毒性物质，纠正水、电解质紊乱和代谢性酸中毒的治疗目的。常见的腹透方式有间歇性腹膜透析、持续性不卧床腹膜透析、持续循环式腹膜透析、夜间间歇性腹膜透析等。

（二）护理措施

1. 休息与体位

置管术后次日下床活动，逐渐增加活动量，日常可进行轻中度体力活动。治疗时采取舒适体位，腹膜平衡试验者卧位灌入，坐位引流。

2. 饮食护理

由于腹膜透析可致体内大量蛋白质及其他营养成分丢失，规律透析患者给予充足热量、优质蛋白、低磷饮食；水的摄入应根据每天超出量而定，如超出量在 1500 mL 以上，患者无明显高血压、水肿等，可正常饮水。

3. 病情观察

每日评估患者的临床症状、血压、体重、出入量及腹膜透析管路情况等。

4. 管道和出口护理

妥善固定导管，避免折叠、牵拉导管，出口处每日用生理盐水清洗，保持局部清洁、干燥，外接短管每半年更换，观察透析管皮肤出口处有无渗血、漏液、红肿等；患者淋浴前可将透析管用塑料布包扎好，淋浴后将其周围皮肤轻轻拭干，消毒后重新包扎。

5. 操作注意事项

分离和连接各种管道时要注意严格无菌操作；透析液输入腹腔前要干加热至 37 ℃；准确记录透析液每次进出腹腔的时间和液量，定时送腹膜透析透出液做各种检查，测量生命体征的变化。

6. 透析效果观察

观察透析出超、营养状况、残余肾功能、患者主诉、有无腹膜透析相关并发症，如腹膜炎、管路漂浮或堵塞、腹压增高等。

7. 出院指导

指导患者正确记录腹膜透析日记，包括出超和尿量，合理饮食，嘱患者按时复诊，进行相关实验室和临床指标的检查。

十四、骨髓穿刺术的护理常规

（一）概述

骨髓穿刺术是一种常用的诊疗技术，检查安内容包括细胞学、原虫和细菌学等方面，以协助诊断血液病、传染病和寄生虫病；可了解骨髓造血情况，作为化疗和应用免疫抑制剂的参考。骨髓移植时经骨髓穿刺采集骨髓液。

（二）护理措施

1. 术前护理

（1）与患者沟通，向患者解释检查的目的、意义及操作过程中注意事项，解除患者紧张、焦虑情绪，取得患者的配合。

（2）做好各项检查，如血常规、血凝常规、肝功能、肾功能、心电图等。了解患者过敏史，若用普鲁卡因做局部麻醉，做好相关皮试实验。

（3）备齐用物。

2. 术中护理

（1）根据穿刺部位协助患者采取适宜的体位。

（2）穿刺时严格执行无菌操作规程。

（3）穿刺过程中应观察患者的面色、脉搏、血压变化，如发现患者精神紧张、大汗淋漓、脉搏细速等休克症状时，应立即报告医师，并停止穿刺，协助处理。

3. 术后护理

（1）向患者说明术后穿刺处终痛是暂时的，不会对身体有影响，解除其焦虑情绪。

（2）穿刺后应局部加压，至少需按压 5 分钟，注意观察穿刺处有无出血，如果有渗血，应立即更换无菌纱块，压迫伤口直至无渗血为止。

（3）指导患者 48 ～ 72 小时内不要弄湿穿刺处，多卧床休息，避免剧烈活动，防止伤口感染。

十五、腰椎穿刺术的护理常规

（一）概述

腰椎穿刺术是通过穿刺第 3 ～ 4 腰椎或第 4 ～ 5 腰椎间隙进入蛛网膜下腔放出脑脊液

的技术，主要用于中枢神经系统疾病的诊断和鉴别诊断。正常脑脊液具有一定的压力、细胞成分和化学成分，当中枢神经系统发生病变时，可引起脑脊液成分和压力的改变，通过腰椎穿刺脑脊液检查可了解这些变化。

（二）护理措施

1. 术前护理

（1）术前沟通：评估患者及其家属的文化水平、合作程度及是否做过腰椎穿刺检查等；与患者沟通，向患者仔细介绍检查的目的、注意事项及检查过程中的配合要点，告知可能出现的不适，使患者消除紧张情绪，主动配合检查。

（2）备好穿刺用物、药物、氧气等，需要局麻时先做好相关皮试试验。

（3）指导患者排空大小便，在床上静卧 30 分钟。

2. 术中护理

（1）指导和协助患者保持正确体位。

（2）观察患者病情变化，询问有无不适。

（3）协助医师留取所需的脑脊液标本并送检。

3. 术后护理

（1）指导患者去枕平卧 4 ～ 6 小时。

（2）观察患者有无头痛、腰背痛、脑疝及感染等穿刺后并发症。穿刺后头痛最常见，多发生在穿刺后 1 ～ 7 天，可能因为脑脊液放出较多或持续脑脊液外漏所致颅内压降低，指导多饮水，延长卧床休息时间至 24 小时，遵医嘱静脉补液。

（3）保持穿刺部位的纱布干燥，观察有无渗液、渗血，24 小时内不宜淋浴。

十六、脑血管介入性治疗的护理常规

（一）概述

脑血管介入性治疗是指在 X 线下，经血管途径借助导引器械（针、导管、导丝）递送特殊材料进入中枢神经系统的血管病变部位，治疗各种颅内动脉瘤、颅内动－静脉畸形、颈动脉狭窄、颈动脉海绵窦瘘及其他脑血管病。治疗技术分为血管成形术（对狭窄的血管行球囊扩张、支架置入）、血管栓塞术、血管内药物灌注术等。相比常规的开颅手术，脑血管介入性治疗具有创伤小、恢复快、疗效好的特点。

（二）护理措施

1. 术前护理

（1）术前沟通：评估患者及其家属的文化水平、心理状态及对该项治疗技术的认识程度；向患者及其家属解释治疗的目的、过程、可能出现的并发症，取得患者及其家属的配合；为患者创造安静的休养环境，解除心理压力，必要时使用镇静药物。

（2）术前完善各项相关检查，如血型、血常规、血凝常规、肝功能、肾功能、心电图等，做好相关皮试试验。

（3）用物准备：备好沙袋、监护仪、甘露醇等。

（4）术前建立静脉通路，遵医嘱术前用药。

（5）皮肤准备：按要求进行术区备皮，更换干净衣物。

（6）术前禁饮食：局麻者 4 ～ 6 小时，全麻者 9 ～ 12 小时；术前排空大小便，必要时留置导尿。

2. 术后护理

（1）严密观察意识、瞳孔及生命体征变化，及早发现并发症；密切观察患者的四肢活动、语言状况；严密观察足背动脉搏动情况及皮肤颜色，并与术前比较，发现异常立即报告医师。

（2）术后去枕平卧 6 小时，穿刺部位加压包扎，穿刺侧肢体制动，保持伸髋位 12 小时，卧床休息 24 小时。观察穿刺处有无出血及血肿，避免增加腹压的动作。

（3）鼓励患者多饮水，3 小时内饮水 1500 mL，以促进造影剂排出；饮食清淡、易消化。

（4）术后休息 2 ～ 3 天，保持环境安静，避免情绪激动、精神紧张和剧烈运动，以防止球囊或钢圈脱落移位。

（5）使用肝素和华法林等抗凝药物时主要监测凝血功能，注意观察有无皮肤、黏膜、消化道出血。

十七、脑室穿刺和引流术的护理常规

（一）概述

脑室穿刺和引流术是对某些颅内压增高患者进行急救和诊断的措施之一，通过穿刺放出脑脊液以抢救脑危象和脑疝，同时，有效地减轻肿瘤液、炎性液、血性液对脑室的刺激，缓解症状，为继续抢救和治疗赢得时间。施行脑室穿刺术的目的：①在紧急状况下，迅速降低因脑室系统的阻塞（积血、积水）和各种原因所致急性颅内压增高甚至脑疝者的颅内压力，以抢救生命；②监测颅内压，可直接、客观、及时地反映颅内压变化的情况；③引流血性或炎性脑脊液，以促进患者康复。

（二）护理措施

1. 术前护理

（1）术前沟通：评估患者及其家属的文化水平、心理状态及对该项治疗技术的认识程度；向患者及其家属解释治疗的目的、过程、可能出现的并发症，取得患者及其家属的配合；为患者创造安静的休养环境，解除心理压力，必要时使用镇静药物。

（2）用物准备：消毒剂、麻醉剂、颅骨钻、脑室穿刺引流包、无菌引流袋、硅胶导管及抢救药品等，按需要备颅内压监测装置。

2. 术中及术后护理

（1）术中协助患者保持安静，减少头部活动，维持正确体位；对于烦躁不安、有精神症状及小儿患者可适当使用约束带。

（2）严密观察患者的神志、瞳孔及生命体征变化，注意呼吸改变。

（3）术后引流袋置于床头，引流管应悬挂固定在高于侧脑室 10 ～ 15 cm 的位置，以维持正常颅内压。

（4）引流速度：一般应缓慢引流脑脊液，使脑内压平缓降低，必要时适当挂高引流袋，以减慢引流速度，但在抢救脑疝、脑危象的紧急情况下，可先快速放一些脑脊液，再缓慢引流脑室液。

（5）观察脑脊液的性质与量：正常脑脊液无色透明，无沉淀，术后 1 ～ 2 天内可稍带血性，以后转为橙色；如术后出现血性脑脊液或原有的血性脑脊液颜色加深，提示有脑室内继续出血，及时通知医师止血；如果脑脊液混浊，呈毛玻璃状或有絮状物，提示发生感染，应放低引流袋（约低于侧脑室 7 cm）以引流感染脑脊液，并送标本化验；引流脑脊液量多时，应注意遵医嘱及时补充水、电解质。

（6）保持穿刺部位敷料干燥，引流处伤口敷料和引流袋应每天更换，污染时随时更换；保持引流系统的密闭性，防止逆行感染。

（7）保持引流管通畅，防止引流管受压、扭曲、打褶或阻塞；管路固定妥善，注意防止引流管牵拉、滑脱。

（8）拔管护理：脑室持续引流一般不超过 1 周，拔管前需夹闭引流管 24 小时，密切观察患者有无头痛、呕吐等症状；拔管后应加压包扎伤口处，指导患者卧床休息和减少头部活动，注意观察穿刺处有无渗血和脑脊液漏出，严密观察有无意识、瞳孔及生命体征变化，发现异常及时报告医师做相应处理。

十八、数字减影血管造影术的护理常规

（一）概述

数字减影血管造影术是通过导管穿刺针将含碘显影剂注入选定的动脉或静脉，把需要检查部位的影像数据分别输入电子计算机的两个存储器中，经减法指令和模 - 数转换系统成为只显影血管影像的减影片图像。根据造影剂注入动脉或静脉的途径不同，可分为静脉 数字减影血管造影术和动脉数字减影血管造影术，目前以动脉数字减影血管造影术常用。

（二）护理措施

1. 造影前护理

（1）与患者及其家属沟通：评估患者及其家属的文化水平，向患者及其家属解释脑血管造影的目的、注意事项、造影过程中可能发生的危险与并发症，消除紧张情绪及恐惧心理，取得患者及其家属的配合。

（2）完善各项检查，如患者的肝功能、肾功能、血常规、血凝常规；做普鲁卡因和碘过敏试验。

（3）皮肤准备：按术前要求进行术区备皮，更换干净衣物。

（4）用物准备：备好造影剂、麻醉剂等术前用药及沙袋、监护仪等。

（5）术前 4 ～ 6 小时禁饮食，术前 30 分钟排空大小便，必要时给予建立静脉通路、留置导尿管等。

（6）术前常规用药，必要时给予地西泮等镇静药物。

2. 造影后护理

（1）密切观察患者的意识、瞳孔、血压、脉搏、呼吸变化，密切观察双侧足背动脉搏动和肢体远端皮肤颜色、温度等，发现异常及时报告医师处理。

（2）穿刺部位用沙袋加压压迫 6 ～ 8 小时，24 小时后拆除加压绷带，穿刺侧肢体制动，保持伸髋位 12 小时，卧床休息 24 小时。观察穿刺处有无出血及血肿，避免增加腹

压的动作。

（3）鼓励患者多饮水，3 小时内饮水 1500 mL，以促进造影剂排出；饮食清淡、易消化。

（4）协助做好生活护理。

十九、肠内营养的护理常规

（一）概述

肠内营养指经胃肠道，包括经口或喂养管，提供维持人体代谢所需营养素的一种方法。较之肠外营养，肠内营养的优点除体现在营养素的吸收、利用更符合生理外，还有助于维持肠黏膜结构和屏障功能的完整性。

（二）护理措施

1. 评估病情

了解胃肠道功能，有无肠梗阻、消化道活动性出血、腹腔或肠道感染、严重腹泻或吸收不良及休克等肠内营养禁忌证；病情允许时取半卧位，经鼻肠管或空肠造瘘管滴注者可取随意卧位；动态观察血糖、血常规、血生化及尿素氮的变化，及时调整肠内营养方案。

2. 检查喂养管

检查确认喂养管在位通畅，管路连接正确，固定妥善，每 4 小时检查 1 次喂养管的深度，输注营养液前、后和连续管饲的过程中每隔 4 小时及用药前后用 20 mL 温开水冲洗喂养管。

3. 及时估计胃内残留量

在每次输注肠内营养液前及期间（每间隔 4 小时）抽吸胃内残留量，若残留量每次为 100 ～ 150 mL，应延迟或暂停输注，以防止胃潴留引起反流而致误吸。

4. 加强观察

若患者突然出现呛咳、呼吸急促或咳出类似营养液的痰液，应怀疑有喂养管移位并致误吸的可能，应鼓励和刺激患者咳嗽，以排出吸入物和分泌物，必要时经鼻导管或气管镜清除误吸物。

5. 避免黏膜和皮肤的损伤

长期留置鼻胃管或鼻肠管者，可因鼻咽部黏膜长时间受压而产生溃疡，应每天用油膏涂拭鼻腔黏膜，起润滑作用；对胃、空肠造瘘者，应保持造瘘口周围皮肤干燥、清洁。

6. 控制营养液的浓度

从低浓度开始滴注营养液，再根据患者胃肠道适应程度逐步递增，以避免营养液浓度和渗透压过高引起胃肠道不适、肠痉挛、腹胀和腹泻。

7. 控制输注量和速度

营养液宜从少量开始，250～500 mL/d，在5～7天内逐渐达到全量；输注速度以20 mL/h起，根据适应程度逐步加速并维持滴速为100～120 mL/h。

8. 保持营养液的适宜滴注温度

滴注温度可在输注管近端自管外加热营养液，但需防止烫伤患者。

9. 营养液的使用

营养液现配现用，注意无菌操作，悬挂的营养液在较低室温下放置6～8小时，每天更换输注管路、袋或瓶。

10. 出院指导

对携带喂养管出院的患者及其家属进行居家喂养和自我护理指导，定期复诊。

二十、肠外营养的护理常规

（一）概述

肠外营养系指通过静脉途径提供人体代谢所需的营养素。当患者被禁食，所需营养素均经静脉途径提供时，称为全胃肠外营养。

（二）护理措施

1. 评估病情

判断有无严重水电解质、酸碱平衡失调，出凝血功能紊乱及休克等肠外营养的禁忌证。

2. 体位

在妥善固定静脉穿刺针或深静脉导管的前提下，协助患者选择舒适体位。

3. 病情观察

监测体重、血糖、血常规、血生化、体温的变化，必要时记录出入量。

4. 控制输液速度

根据提供的葡萄糖、脂肪和氨基酸量，合理控制输液速度，以免快速输注时导致患者因脸部潮红、出汗、高热和心率加快等而感觉不舒适。

5. 合理输液，维持患者体液平衡

对已有缺水者，为避免慢速输注营养液导致的体液不足，应先补充部分平衡盐溶液后再输注全营养混合液（total natrient admixture，TNA）；已有电解质紊乱者，先予以纠正，再输注 TNA 液，根据患者的出入水量，合理补液和控制输液速度。

6. 常见并发症

（1）感染：长期深静脉置管和禁食、全胃肠外营养，容易引起导管性和肠源性感染，必须加强观察。给予导管护理：每天清洁、消毒静脉穿刺部位，更换敷料，加强局部护理。营养液的配制和管理：营养液应在层流环境、按无菌操作技术配制；保证配制的营养液在 24 小时内输完；避免因营养液长时间暴露于阳光和高温下而导致变质。

（2）静脉炎：多发生于经外周静脉输注营养液时，输注肠外营养液宜选择较粗大静脉，预计全胃肠外营养时间超过 7 天者，采用经中心静脉输注的方式。发生静脉炎后及时更换输注部位，局部湿热敷、外涂药物。

（3）代谢紊乱：观察有无多尿、神志改变或出现心率增快、面色苍白、四肢湿冷症状等糖代谢紊乱的表现，抽血送检后，根据结果给予相应处理。

（4）导管移位：妥善固定导管，加强观察，一旦发生导管移位，应立即停止输液，拔管和做局部处理。

7. 尽早经口饮食或肠内营养

全胃肠外营养患者可因长期禁食，胃肠道黏膜缺乏食物刺激和代谢的能量而导致肠黏膜结构和屏障功能受损，故当患者胃肠功能恢复或允许进食的情况下，鼓励患者经口进食。

二十一、胸腔闭式引流的护理常规

（一）概述

胸腔闭式引流术又称胸廓造口术、胸腔管手术，是一种较为简单的外科手术。操作目的可根据体征和胸部 X 线检查结果决定，不同情况下置管位置不同：①引流胸腔内积气、积血和积液；②重建负压，保持纵隔的正常位置；③促进肺膨胀。置管和置管位置可根据

体征和胸部X线检查结果决定：①积气：由于积气多向上聚集，宜在前胸膜腔上部引流，因此常选锁骨中线第二肋间置管引流；②低位积液：一般于腋中线和腋后线之间第6～8肋间插管引流；③脓胸：常选择脓液积聚的最低位置置管。

（二）护理措施

1. 正确连接引流管道

保持胸腔引流管与水封瓶的密闭性，连接胸腔引流管的长管保持在液面下3～4 cm并直立；用油纱布严密包盖胸腔引流管周围。

2. 严格无菌技术操作

保持引流装置无菌，保持胸壁引流口处敷料清洁、干燥，一旦渗湿应及时更换。妥善固定胸腔闭式引流管和放置引流瓶，引流瓶液面低于胸腔引流穿刺处60～100 cm。

3. 保持引流管通畅

患者取半坐卧位，并经常改变体位，依靠重力引流；定时挤压胸腔引流管，防止其阻塞、扭曲和受压；鼓励患者咳嗽和深呼吸，以便胸腔内气体和液体排出，促进肺扩张；密切观察水柱随呼吸上下波动的情况，水柱波动范围为4～6 cm。

4. 观察内容

观察引流液的性状、颜色、量及气体排出等情况，观察患者生命体征及有无皮下气肿、引流口有无分泌物或红肿等情况。搬动患者或更换引流瓶时，双重夹闭引流管以防止空气进入；如引流管连接处脱落，立即夹闭引流管，更换引流装置；若引流管从胸腔脱落，立即用双手捏住穿刺处皮肤并消毒周围皮肤，用油纱布封闭伤口，再协助医师做进一步处理。

5. 拔管指征

生命体征平稳；置管引流48～72小时后观察无气体逸出；24小时引流液呈血清样，总量＜50 mL、脓液＜10 mL；X线显示患侧肺扩张良好；患者无呼吸困难，符合以上条件者即可拔管。指导患者进行拔管前呼吸训练；协助医师拔管，嘱患者先深吸一口气，在其吸气末迅速拔管，并立即用凡士林纱布和厚敷料封闭胸壁伤口并包扎固定。

6. 拔管后

拔管后安排患者合适卧位，以健侧卧位为宜，不宜立即下床活动。拔管后24小时内密切观察患者有无胸闷、呼吸困难、发绀、皮下气肿、局部有无渗血、渗液等，发现异常情况及时报告医师处理。

二十二、体外循环的护理常规

（一）概述

体外循环指利用特殊人工装置从上、下腔静脉和右心房将回心静脉血引出体外，在人工心肺机内进行气体交换，即经氧合并排出二氧化碳后，经过调节温度和过滤后，再由血泵输回体内动脉、继续血液循环的生命支持技术。由于特殊的人工装置取代了人体心肺功能，又称心肺转流，该装置即人工心肺机。体外循环的目的是暂时取代心肺功能，在心肺转流、阻断患者的心脏血流状态下，维持全身组织器官的血液供应和气体交换，为实施心内直视手术操作提供无血或少血的手术野。

（二）护理措施

1. 术前沟通

评估患者的健康史和相关因素、身体状况及文化程度，向患者及其家属说明手术目的、方法及相关配合注意事项，以消除紧张情绪，取得配合，术前签署知情同意书。

2. 术前指导

嘱咐患者戒烟，冬季注意保暖，预防感冒和呼吸道感染，保持口腔和皮肤卫生，避免黏膜和皮肤损伤，积极治疗感染灶。

3. 管路护理

妥善放置心包、纵隔引流管（胸腔闭式引流管）、胃肠减压 、留置导尿管等，按各项引流管护理常规护理。

4. 观察内容

密切观察有无缺氧表现、气管插管位置、呼吸状态及肺部呼吸音情况；呼吸机的工作状态和各项参数是否正常；保持呼吸道通畅，按需吸痰；拔管后加强拍背，鼓励患者进行有效咳痰。监测和记录出入量，监测血压，监测心功能，观察皮肤色泽和温度。观察患者意识状态、瞳孔大小及对光反射情况；观察有无烦躁、躁动、嗜睡、淡漠、肢体功能障碍等。

5. 建立静脉通路

使用微量泵和输液泵控制输液速度，根据中心静脉压变化，及时调整补液速度。遵医嘱应用抗菌药预防感染。

6. 指导日常生活

指导患者合理进食，食用富含维生素的均衡饮食，少食多餐；指导患者养成规律排便的习惯。

7. 评估

评估患者肌力情况与心功能情况，制订活动计划，鼓励能耐受者进行循序渐进的活动。

二十三、T 型管引流的护理常规

（一）概述

T 型管是胆道探查、胆总管切开取石，胰－十二指肠等切除术后放置的一种闭合式被动型引流管。其作用是引流胆汁、支撑胆道、引流残余结石、碎石和造影等。

（二）护理措施

1. 采取合适体位

病情允许时应采取半坐位或斜坡卧位，以利于引流和防止腹腔内渗液积聚于膈下。妥善固定引流管，严防因翻身、搬动、起床活动时牵拉脱落。

2. 保持引流通畅

避免管道受压、折叠、扭曲，经常挤捏，定期从引流管的近端向远端挤捏。引流袋位置不可高出引流口平面，预防逆行感染。

3. 严格无菌操作

每日更换引流袋，加强皮肤护理，每日清洁、消毒腹壁引流管口周围皮肤，并覆盖无菌纱布，保持局部干燥。

4. 观察内容

观察并记录胆汁引流液颜色、性质、量，有无鲜血或混浊、碎石、蛔虫及沉淀，必要时送检和细菌培养；置管期间，观察有无黄疸加重、引流不畅、发热和严重腹痛等。

若 T 管引流的胆汁色泽正常，且引流量逐渐减少，可在术后 10 天左右试行夹管 1～2 天，观察有无腹胀、腹痛、发热、黄疸，如无不良反应，行 T 型管逆行胆管造影，造影后开放引流 24 小时，充分引流造影剂后再次夹管 2～3 天，患者仍无不适时即可拔管。拔管后残留窦道可用凡士林纱布填塞，1～2 天内可自行闭合。若胆道造影发现有结石残留，则需保留T管6周以上，再做取石或其他处理。

5. 拔管后

拔管后嘱患者平卧，观察伤口渗出情况及有无发热、恶心、呕吐、腹痛、腹胀等状况。

二十四、牵引术的护理常规

（一）概述

牵引术是利用适当的持续牵引力、对抗牵引力达到整复和维持复位的治疗及方法，在骨科治疗中应用广泛。牵引方法包括皮牵引、骨牵引和兜带牵引。皮牵引是借助胶于伤肢皮肤上或用海绵牵引带包压伤肢皮肤，利用肌肉在骨骼上的附着点，将牵引力传到骨骼，又称间接牵引。骨牵引是将不锈钢针穿入骨骼的坚硬部位，通过牵引钢针直接牵引骨骼，又称直接牵引。兜带牵引是利用布带或海绵兜带兜住身体突出部位施加牵引力。

（二）护理措施

1. 与患者沟通

向患者及其家属讲解牵引的意义、目的、步骤及注意事项，缓解患者紧张、焦虑情绪，同时取得患者及其家属的配合。指导并训练患者有效咳嗽、深呼吸和床上大小便。

2. 操作前准备

牵引肢体局部皮肤必须用肥皂和清水擦洗干净，去除油污，必要时剃毛，行颅骨牵引时，应剃除全部头发；骨牵引术前应询问患者药物过敏史，尤其是普鲁卡因过敏史，如过敏，可改用1%利多卡因；备齐牵引用物，牵引前摆好患者体位，协助医师进行牵引。

3. 加强生活护理

持续牵引的患者往往活动不便，生活不能完全自理，应协助患者满足正常生理需要。

4. 保持有效牵引

牵引锤应保持悬空，牵引重量不可随意增减或移去，牵引绳不可随意放松，保持对抗牵引力量，应抬高床牵引部位15～30 cm；牵引期间始终保持正确位置，牵引方向与肢体长轴应成直线，以达到有效牵引。

5. 维持有效血液循环

密切观察患者患肢末梢血液循环情况；检查局部包扎有无过紧、牵引重量是否过大；

若局部出现青紫、肿胀、发冷、麻木、疼痛、运动障碍及脉搏细弱时，应详细检查、分析原因并及时报告医师。

6. 观察内容

观察皮肤牵引局部有无水疱、瘙痒等皮肤过敏，观察颅骨牵引及颌枕牵引患者呼吸情况。

7. 预防感染

骨牵引时，穿针处皮肤应保持清洁，以无菌敷料覆盖；每日用 75% 酒精消毒穿针处，以防止感染。

8. 避免过度牵引

对骨折或脱位患者，应每日测量牵引肢体的长度，以免牵引过度；牵引数日后可通过 X 线透视或拍片了解骨折对位情况，并及时调整。指导并训练患者功能锻炼，给予患肢保暖。

9. 预防并发症

对于牵引患者应注意观察并预防足下垂、压疮、坠积性肺炎、泌尿系感染、便秘、血栓性静脉炎等并发症。

二十五、石膏绷带固定术的护理常规

（一）概述

石膏绷带是常用的外固定材料之一。石膏绷带卷是将熟石膏粉撒在特制的稀孔纱布绷带上用木板刮匀，卷制而成。熟石膏是天然生石膏经加热脱水而成，当熟石膏遇到水分时，可重新结晶硬化。因此，石膏绷带经温水浸泡后，包在需要固定的肢体上，5 ～ 10 分钟即可硬结成型，并逐渐干燥坚固，对患肢起有效的固定作用。近年来，黏胶石膏绷带的使用较为广泛，是将胶质黏合剂与石膏粉完全混合后牢固地黏附在支撑纱布上制成，使石膏绷带的处理更为清洁、舒适。常用的石膏类型可分为石膏托、石膏夹板、石膏管型、躯干石膏及特殊类型石膏等。

（二）护理措施

1. 与患者沟通

向患者及其家属说明石膏固定的必要性。解释操作过程及术中石膏散热属正常现象，并告知患者肢体关节必须固定在功能位或所需的特殊体位，中途不能随意变动，以取得患者配合。指导并训练患者有效咳嗽、深呼吸和床上大小便。

2. 操作前准备

石膏固定前，患处拍X线片，以备术后对照；做好石膏固定处的皮肤准备，用肥皂及清水清洁皮肤并擦干，有伤口者更换敷料，发现皮肤异常应记录并报告医师；备齐用物，摆好患者体位，取关节功能位，特殊情况根据需要摆放。石膏从硬固到完全干固需24～72小时，应创造条件加快干固，可适当提高室温或用灯泡烤箱、红外线照射烘干，石膏干固后再搬运。在搬运、翻身或改变体位时，注意保护石膏，避免石膏折断。

3. 术后护理

术后8小时内患者勿翻身，8～10小时后协助患者翻身。抬高患肢并置于功能位，以防止肢体肿胀及出血。观察患肢末梢血运，观察皮肤色泽、温度及动脉搏动情况。观察患者生命体征，石膏内有无异味，有无血常规异常等。注意躯体石膏固定的患者有无持续恶心、反复呕吐、腹胀及腹痛等石膏综合征表现。观察石膏内伤口出血情况，用笔沿血迹边缘做好记号，了解血迹有无扩大。保持石膏清洁、干燥，石膏内皮肤有瘙痒感，不可用尖硬物品去挠，以免引起皮肤破损而导致感染。指导并训练患者每日坚持主动和被动活动，患肢保暖。

4. 预防并发症

石膏固定常见并发症包括缺血性肌挛缩或肢体坏死、压疮、坠积性肺炎。

第二节　临床症状和疾病护理常规

一、呼吸困难的护理常规

（一）概述

呼吸困难是指患者主观感觉空气不足、呼吸不畅，客观表现为呼吸用力、呼吸频率、深度、节律异常。临床上呼吸困难主要由呼吸、循环系统疾病引起。

（二）护理措施

1. 护理评估

评估呼吸困难的程度、症状和体征；评估诱因、伴随症状及用药情况。

2. 体位

根据患者呼吸困难的类型和程度采取适当的体位，患者采取身体前倾坐位或半卧位；严重呼吸困难时，应协助端坐位，使用床上小桌，让患者扶桌休息，必要时双腿下垂，注意患者体位的舒适与安全，可用枕或软垫支托肩、臂、骶、膝部，以避免受压或下滑，必要时加用床栏防止坠床。

3. 环境与休息

应减少活动量，以患者不感到疲劳、不引起症状为度；患者应衣着宽松，盖被轻软，以减轻憋闷感；保持病室安静、整洁，有利于患者休息，适当开窗通风。

4. 生活护理

做好基础护理，注意口腔清洁，协助患者大小便。

5. 根据动脉血气分析、呼吸困难的严重程度，进行合理给氧

（1）Ⅱ型呼吸衰竭患者：应用鼻导管、鼻塞和文丘里面罩，给予持续低流量吸氧。

（2）Ⅰ型呼吸衰竭或 ARDS 患者：给予面罩吸氧。

（3）机械通气给氧：使用无创呼吸机，根据动脉血气分析和血氧饱和度结果给氧，维持末梢血氧饱和度≥ 90%；建立人工气道，行有创机械通气给氧。

6. 用药护理

遵医嘱正确用药，观察药物疗效和不良反应；输液时，注意控制输液速度。

7. 病情监测

密切观察患者的神志、生命体征变化，观察呼吸困难有无改善，发绀是否减轻，听诊肺部湿啰音是否减少。

8. 制订活动目标和计划

根据患者病情，与患者及其家属一起制定活动量和持续时间，循序渐进增加运动量和改变运动方式，如室内走动、室外活动、散步、快走、慢跑、太极拳、体操等；指导呼吸功能锻炼，如缓慢深呼吸、缩唇呼吸、腹式呼吸及有氧锻炼。

9. 心理护理

呼吸困难可引起患者烦躁不安、恐惧，而不良情绪可进一步加重呼吸困难，应安慰鼓励患者，帮助患者树立战胜疾病的信心，稳定患者情绪，以降低交感神经兴奋性，有利于减轻呼吸困难。

二、咳嗽与咳痰的护理常规

（一）概述

咳嗽是呼吸系统疾病最常见的症状，是一种暴发性呼气运动，以清除气道分泌物。咳嗽本质是一种保护性反射。

咳痰是借助支气管黏膜上皮纤毛运动、支气管平滑肌的收缩及咳嗽反射，将呼吸道分泌物从口腔排出体外的动作。咳嗽可伴或不伴咳痰，咳嗽无痰或痰量甚少，称为干性咳嗽；伴有咳痰的咳嗽，称为湿性咳嗽。引起咳嗽和咳痰的病因很多，常见病因有：①气道疾病，如急性或慢性咽炎、喉炎、气管－支气管炎、支气管结核、支气管哮喘、支气管扩张、支气管肺癌等；②肺实质和胸膜疾病，如肺炎、肺脓肿、胸膜炎、自发性气胸争肺水肿、肺间质性疾病等；③其他疾病或药物，如食管反流性疾病、脑炎、脑膜炎、精神性咳嗽、服用 β 受体阻滞剂或血管紧张素转换酶抑制剂等。

（二）护理措施

1. 评估

评估患者咳嗽情况，咳痰的难易程度，痰液的颜色、性质、量和气味，以及有无肉眼可见异物等。

2. 环境与休息

为患者提供安静、整洁、舒适的病房，保持室内空气新鲜、洁净；注意通风，调节合适的室温（18 ～ 20 ℃）和湿度（50% ～ 60%）；注意保证患者充足睡眠。

3. 促进有效排痰

（1）缩唇呼吸、有效咳嗽：指导患者掌握有效咳嗽的正确方法。具体方法：①患者尽可能采取前倾坐位，先进行深而慢的呼吸 5 ～ 6 次，用鼻深吸气至膈肌完全下降，屏气 3 ～ 5 秒，然后缩唇缓慢地将肺内气体呼出；②再深吸一口气后屏气 3 ～ 5 秒，张口做爆破性咳嗽 2 ～ 3 次，咳嗽时收缩腹肌或用自己的手按压上腹部，帮助痰液咳出；③对胸痛不敢咳嗽的患者，应避免因咳嗽加重疼痛，如胸部有伤口可用双手或枕头轻压伤口两侧或用胸带固定伤口，必要时遵医嘱使用镇痛药。

（2）雾化吸入和有效湿化：适用于痰液黏稠和排痰困难者。

（3）有效叩背：患者根据痰液部位采取合适体位，操作者手指指腹并拢，使掌侧呈杯状，以手腕力量从肺底自下向上、由外向内叩击胸壁，时间以 5 ～ 15 分钟为宜，应安排在餐后 2 小时至餐前 30 分钟完成；咳痰后注意协助患者漱口。

（4）体位引流

1）引流前的准备：向患者解释体位引流的目的、过程和注意事项，听诊明确病变部位，备好用物。

2）引流原则：原则上抬高病灶位置，引流支气管开口向下。

3）引流时间：每天 1 ～ 3 次，每次 15 ～ 20 分钟；一般于饭前 1 小时，饭后或鼻饲后 1 ～ 3 小时进行。

4）辅助引流措施：在引流部位进行叩击或震颤，同时辅以缩唇呼吸、有效咳嗽，以排出痰液；操作时叩击、震颤力量适中，以患者不感到疼痛为宜；操作中注意观察患者的反应。

5）引流中观察：引流时观察患者有无出汗、脉搏细弱、头晕、疲劳、面色苍白等症状，如患者出现心率超过 120 次 / 分、心律失常、高血压、低血压、眩晕或发绀，应立即停止引流并通知医师。

6）引流后护理：采取舒适体位，协助漱口；观察患者咳痰的情况并记录；评价引流效果。

（5）机械吸痰：适用于无力咳出黏稠痰液、神志不清或排痰困难者，吸痰前、中、后适当提高吸氧浓度；吸痰动作轻柔，以免损伤黏膜；每次吸痰的时间≤ 15 秒，两次吸痰间隔时间≥ 3 分钟；吸痰时应注意无菌操作。

4. 用药护理

遵医嘱使用抗生素、祛痰药、支气管扩张剂，观察用药反应和不良反应；对痰液多、年老体弱、肺功能不全者要慎用强效镇咳药；服用镇咳糖浆制剂后 30 分钟内不要喝水；胃溃疡患者慎用祛痰药。

5. 防止病菌传播

嘱患者咳嗽时轻捂嘴，将痰咳在痰杯或纸上弃去。

6. 饮食护理

慢性咳嗽者，应给予高蛋白、高维生素、足够热量的饮食，避免油腻、辛辣刺激食物，补充足够的水分，至少每天饮水 1500 mL，以利于痰液稀释和痰液排出。

三、咯血的护理常规

（一）概述

咯血是指喉及其以下呼吸道或肺组织出血经口咳出。咯血大多数是由呼吸、循环系统疾病所致。呼吸系统疾病常见的咯血原因是肺结核、支气管扩张、肺炎、肺癌等。咯血量的多少取决于病因和病变性质，但与病变严重程度不完全一致。根据咯血量，临床将咯血分为痰中带血、少量咯血（≤ 100 mL/d）、中等量咯血（100 ～ 500 mL/d）或大量咯血（> 500 mL/d，或 1 次咯血量≥ 300 mL/d）。呼吸系统疾病发生咯血的主要机制：炎症或肿瘤破坏支气管黏膜或病灶处的毛细血管，使黏膜下血管破裂或毛细血管通透性增加，一般咯血量较小；病变侵蚀小血管引起血管破溃，可出现中等量咯血；病变引起小动脉、小动静脉瘘或曲张的黏膜下静脉破裂，或因为严重而广泛的毛细血管炎症造成血管破坏或通透性增加，多表现为大咯血。

（二）护理措施

1. 护理评估

评估患者咯血的量、颜色、性质及出血的速度，监测生命体征，观察患者意识状态及咯血窒息先兆（胸闷、气憋、唇甲发绀、面色苍白、冷汗淋漓、烦躁不安等）。

2. 休息与体位

少量咯血者应以卧床休息为主；大量咯血者需绝对卧床休息，取患侧卧位；如不清楚病变的部位，采取平卧位，头偏向一侧；咯血伴窒息者采取头低脚高 45°俯卧位，面部侧向一边。

3. 保持呼吸道的通畅

轻轻拍击健侧背部，嘱患者轻轻将气管内存留的积血咳出；无力咳出者，可经鼻腔、口腔吸痰；有窒息先兆者，轻拍背部或刺激咽部，亦可给予电动吸引，做好气管插管或切开的准备。

4. 配合治疗

（1）用药护理：①垂体后叶系，静脉滴注时速度切勿过快，以免引起恶心、便意、腹痛、心悸等不良反应，同时监测血压；②镇静、止咳药物，对年老体弱、肺功能不全者要慎用镇静药及强镇咳药，禁用吗啡、哌替啶，以免抑制呼吸。

（2）做好电子气管镜止血和支气管动脉栓塞介入手术的准备工作，观察止血效果。

（3）若咯血量过多，应配血备用，酌情适量输血。

（4）应备齐急救药品及器械：如吸引器、氧气、鼻导管、气管切开包、止血药、呼吸兴奋剂、升压药等，防止发生窒息。一旦患者出现窒息征象，应立即取头低脚高45°俯卧位，面部侧向一边，轻拍背部，迅速排出在气道和口咽部的血块，或直接刺激咽部以咳出血块。必要时用吸痰管进行机械吸引，并给予高浓度吸氧。做好气管插管或气管切开的准备与配合工作，以解除呼吸道梗阻。

5. 心理护理

安慰患者，消除紧张情绪，告诉患者咯血时不能屏气或剧烈咳嗽；保持口腔清洁、舒适，咯血后为患者漱口，擦净血迹，防止因异味刺激引起剧烈咳嗽而诱发再度咯血；及时更换污染的衣物、被褥，有助于稳定患者的情绪，增加安全感，避免因精神过度紧张，而加重病情。

6. 饮食护理

大咯血时禁食；少量咯血者宜进少量温、凉流质饮食，过冷、过热食物均易诱发或加重咯血；多饮水，多食富含纤维素的食物；无糖尿病者可饮蜂蜜水，保持大便通畅，避免排便时腹压增加而引起再度咯血。

四、水肿的护理常规

（一）概述

水肿是指液体在组织间隙过多积聚。水肿可分为以下几个类型。

1. 心源性水肿

特点是首先出现在身体最低垂的部位，如卧床患者的背骶部、会阴或阴囊部，非卧床患者的足跟部、胫前；用指端加压水肿部位，局部可出现凹陷，称为压陷性水肿；重者可延及全身，出现胸水、腹水。

2. 肾源性水肿

（1）肾炎性水肿：多从颜面部开始，重者可波及全身，指压凹陷不明显，由于水钠潴留，血容量扩张，血压常可升高。

（2）肾病性水肿：一般较严重，多从下肢部位开始，常为全身性、体位性和凹陷性，可无高血压及循环瘀血的表现。水肿患者还可伴有尿量减少，近期体重增加等症状。

（二）护理措施

1. 护理评估

评估水肿的部位、范围、程度，压之是否凹陷，水肿部位皮肤是否完整，观察生命体征、体重、颈静脉充盈程度，还应注意有无胸水、腹水。

2. 休息与活动

休息有助于增加肾血流量，提高肾小球滤过率，促进水钠排出；轻度水肿者限制活动，严重水肿时卧床休息，胸水或腹水者宜采取半坐卧位，下肢明显水肿者抬高患肢并进行踝泵运动，每日 3 ～ 4 次，每次 20 分钟；阴囊水肿者用阴囊吊带托起。水肿减轻后可起床活动，但避免劳累。

3. 饮食护理

给予低盐、易消化、充足热量、富含维生素的食物，少量多餐，伴低蛋白血症者可静脉补充清蛋白，限制钠盐的摄入，每天食盐摄入在 5 g 以下。控制液体摄入，饮水量每天限制在 1500 mL 以内。

4. 病情观察

观察水肿消失情况，记录尿量、体重、腰围、腹围变化，监测生命体征，尤其是血压情况，准确记录 24 小时液体出入量，监测尿量。

5. 用药护理

遵医嘱正确使用利尿药，注意药物不良反应的观察和预防；监测尿量、电解质情况，观察有无低钾血症、低钠血症、低氯性碱中毒；大剂量使用利尿药时观察有无恶心、直立性眩晕、口干、心悸等血容量不足症状；噻嗪类药物其他不良反应有胃部不适、呕吐、腹泻、高血糖、高尿酸血症等。另外，在非紧急情况下，利尿药的应用时间以选择早晨或日间为宜，避免夜间排尿过频而影响患者的休息。

6. 并发症的观察和护理

本病有皮肤完整性受损的危险，可保护皮肤：保持床褥清洁、柔软、平整、干燥，保持局部皮肤干燥，严重水肿者可使用气垫床；定时协助或指导患者变换体位，膝部及踝部等骨隆突处可垫软枕以减轻局部压力。观察皮肤情况：严密观察水肿部位、肛周及受压处皮肤有无发红、水疱或破溃等。观察有无高血压及心力衰竭等。

五、恶心与呕吐的护理常规

（一）概述

恶心与呕吐是临床常见症状。恶心常为呕吐的前驱感觉，也可单独出现。表现为上腹部特殊不适感，常伴有头晕、流涎、脉缓、血压降低等迷走神经兴奋症状。呕吐是指胃内容物或一部分小肠内容物，通过食管逆流出口腔的一种复杂的反射动作。引起恶心与呕吐的病因很多，其中消化系统的常见病因有：①胃炎、消化性溃疡并发幽门梗阻、胃癌；②肝、胆囊、胆管、胰、腹膜的急性炎症；③胃肠功能紊乱引起的心理性呕吐。呕吐出现的时间、频度、呕吐物的量与性状因病种而异，上消化道出血时呕吐物呈咖啡色；幽门梗阻时呕吐常发生在餐后，呕吐量大，呕吐物为发酵宿食；低位肠梗阻时呕吐物带粪臭味；急性胰腺炎时可出现频繁剧烈呕吐，吐出物可能含有胆汁；长期频繁大量呕吐者，可引起水、电解质紊乱，可致营养不良；昏迷患者呕吐时易发生误吸，引起肺部感染、窒息等。

（二）护理措施

1. 护理评估

评估呕吐发生的频率、原因及诱因，呕吐特点，呕吐物的性质、量，呕吐伴随的症状，如是否伴有腹痛、腹泻、发热、头痛、眩晕等；评估全身情况、生命体征、神志、营养状况，有无失水表现。

2. 生活护理

协助患者进行日常生活活动。患者出现恶心时，鼓励患者做深呼吸动作，对频繁呕吐的患者可针刺内关、足三里等穴位；患者呕吐时应帮助其坐起或侧卧位，膝部弯曲，头偏向一侧，以免误吸。呕吐结束给予漱口，用温毛巾擦洗脸部，更换污染衣物被褥，协助患者平卧位休息，注意保暖。开窗通风以去除异味。

3. 病情观察

主要为：①评估生命体征、神志、尿量、四肢循环及皮肤黏膜弹性；②注意有无口渴、皮肤苍白、冷汗、脉搏细速、尿少、血压下降等；③记录24小时出入量；④监测电解质和血气变化，观察是否出现低血钙及低血钾等症状，如腹胀、手足抽搐等。

4. 安全护理

告知患者突然起身可能出现头晕、心悸等不适。指导患者起床“三步曲”，动作应缓慢，以免发生直立性低血压。

5. 用药护理

遵医嘱给予甲氧氯普安、多潘立酮等镇吐药时，注意药物会引起嗜睡；指导患者避免开车和从事危险的工作。

6. 饮食护理

非禁食者口服补液时，应少量多次饮用，以免引起恶心、呕吐；如口服补液未能达到所需补液量时，需静脉输液以恢复机体的液体平衡状态；剧烈呕吐暂禁饮食或严重水、电解质失衡时，遵医嘱给予静脉补液；呕吐减轻或消失，逐步耐受及增加进食量。

7. 心理护理

耐心解答患者及其家属提出的问题，消除其紧张情绪，常用深呼吸法放松身心；通过听音乐、阅读等方法转移患者注意力，减少呕吐的发生，必要时使用镇静药。

六、腹泻的护理常规

（一）概述

腹泻是指排便次数明显超过平日习惯的频率，粪质稀薄，水分增加。腹泻多是由于肠道疾病引起，常见其他原因有药物、全身性疾病、过敏和心理因素等。其发生机制为肠蠕动亢进、肠分泌增多或吸收障碍。小肠病变引起的腹泻粪便呈糊状或水样，可含有未完全消化的食物成分，大量水泻易导致脱水和电解质丢失，部分慢性腹泻患者可发生营养不良。大肠病变引起的腹泻粪便可含脓、血、黏液，病变累及直肠时可出现里急后重感。

（二）护理措施

1. 护理评估

腹泻发生的时间、起病原因或诱因、病程长短；粪便的性状、次数、量、气味和颜色；有无腹痛及疼痛的部位，有无里急后重、恶心、呕吐、发热等伴随症状；有无口渴、疲乏无力等失水表现；有无精神紧张、焦虑不安等心理因素；急性严重腹泻时，应观察患者的生命体征、神志、尿量、皮肤弹性等。

2. 饮食护理

以少渣、易消化的饮食为主，避免生冷、刺激、多纤维的食物；腹泻严重时，给予流质饮食或禁饮食，静脉输注补液。

3. 活动与休息

起病急、全身症状明显的患者应注意卧床休息，注意腹部保暖，以减弱肠道蠕动，减少排便次数，并有利于减轻腹痛等症状。

4. 用药护理

腹泻以病因治疗为主，遵医嘱正确用药；应用止泻药时注意观察患者排便情况，腹泻得到控制应及时停药，以免引起便秘；应用解痉镇痛药，如阿托品时，注意口干、视力模糊、心动过速等药物不良反应。

5. 皮肤护理

排便频繁时，因粪便刺激，可引起肛周皮肤失禁性皮炎，排便后应用温水清洗肛周，保持清洁、干燥，使用皮肤保护剂。

6. 心理护理

肠易激综合征引起的腹泻与精神因素有关，应注意患者心理状况的评估和护理，鼓励患者配合检查和治疗，稳定患者情绪。

七、便秘的护理常规

（一）概述

便秘是临床常见的复杂症状，而不是一种疾病，主要是指排便次数减少、粪便量减少、粪便干结、排便费力等。便秘超过 6 个月即为慢性便秘。

（二）护理措施

1. 护理评估

评估排便间隔时间，粪便的性状、次数、量、气味和颜色及有无腹痛。

2. 生活护理

为患者提供单独隐蔽的环境及充裕的排便时间，屏风遮挡，避开查房、治疗护理和进餐时间；选取适宜的排便姿势，病情允许时让患者下床上厕所排便；床上使用便器时，若无特殊情况，最好采取坐姿或抬高床头，利用重力作用增加腹内压促进排便；对于手术患者，在手术前应有计划地训练其在床上使用便器。

3. 饮食护理

多食用蔬菜、水果、粗粮等高纤维食物；餐前提供开水、蜂蜜水等热饮，促进肠蠕动，刺激排便反射；适当提供轻泻食物，如梅子汁等促进排便；多饮水，病情允许时每日液体摄入量不少于 2000 mL；适当食用含油脂的食物。

4. 活动指导

鼓励患者适当运动，如散步、做操、打太极拳等；卧床患者可进行床上主动和被动活动。此外，还应指导患者进行增强腹肌和盆底部肌肉的运动，以增加肠蠕动和肌张力，促进排便。

5. 手法促排便

腹部环形按摩，排便时用手沿结肠解剖位置自右向左环行按摩，可促使降结肠的内容物向下移动，促进排便；手指直肠刺激，指端放入肛门后端环形按摩并进行牵拉刺激，也可促进排便。

6. 用药护理

遵医嘱正确使用缓泻药、简易通便剂；无效时，遵医嘱给予灌肠。

7. 健康教育

帮助患者建立良好的排便习惯，选择合适的排便时间，理想的排便时间是进食后（早餐后）效果最好，因进食刺激大肠蠕动而引起排便反射，每天固定在此时间排便，并坚持，不随意使用缓泻药及灌肠等方法。

8. 心理护理

帮助患者及其家属正确认识维持正常排便习惯的意义和获得有关排便的知识；鼓励并安慰患者，消除患者紧张、焦虑的情绪。

八、腹胀的护理常规

（一）概述

腹胀是一种腹部胀满、膨隆的不适感，可由胃肠道积气、积食或腹水、气腹、腹腔内肿物、胃肠功能紊乱等引起，亦可由低钾血症所致。

（二）护理措施

1. 护理评估

腹胀的原因，有无腹痛、恶心、呕吐等伴随症状。

2. 体位

若患者病情允许，给予半坐卧位，减轻因腹胀抬高膈肌引起的呼吸困难。

3. 排气方法

给予顺时针方向按摩腹部，若患者病情允许，可以扶患者下床活动，以促进肠蠕动，促使排气。排除肠梗阻等外科疾病后，可给予局部热敷，促进肠蠕动，促使排气。遵医嘱使用促肠蠕动药物，腹胀不缓解者，可给予肛管排气。

4. 饮食护理

患者病情允许，可进食清淡、易消化、富含纤维的食物；避免甜食、奶类等易产气的食物；禁食生冷、辛辣刺激性食物和饮料。卧床休息，注意腹部保暖。

九、呕血与黑便的护理常规

（一）概述

呕血和黑便是上消化道出血的特征性表现，上消化道出血是指十二指肠悬韧带以上的消化道，包括食管、胃、十二指肠、胰、胆道病变引起的出血，以及胃空肠吻合术后空肠病变出血。出血的病因可为上消化道疾病或全身性疾病。

上消化道大量出血一般指在数小时内失血量超过 1000 mL 或循环血容量的 20%，主要临床表现为呕血和 / 或黑便，常伴有血容量减少而引起急性周围循环衰竭，严重者导致失血性休克而危及患者生命。及早识别出血征象，严密观察周围循环状况的变化，迅速准确的抢救治疗和细致的临床护理，均是抢救患者生命的关键环节。

（二）护理措施

1. 护理评估

评估并记录患者呕血的量及次数，准确记录出入量；评估生命体征，行心电监护监测生命体征，密切注意血压和脉搏的变化；评估循环情况，观察有无头晕、心慌、面色苍白、皮肤湿冷、脉搏细速、血压下降、尿量减少等症状。

2. 体位

大出血时患者取中凹卧位，以保证脑部供血；呕血时头偏向一侧，防止误吸或窒息，必要时用负压吸引器清除气道内的分泌物，保持呼吸道通畅；呕血后及时处理呕吐物，清洁口腔及脸部，更换清洁衣物、被服，减少恶性刺激。

3. 治疗护理

备好抢救药品与器械，给予吸氧，迅速建立静脉通路，配合医师迅速准确实施输血、输液、止血等各种治疗及用药抢救措施，并观察治疗效果及不良反应。

4. 休息与活动

减少身体活动有利于停止出血；少量出血者应卧床休息，大出血者绝对卧床休息，协助患者取舒适体位并定时变换体位，给予生活护理，注意保暖，治疗和护理工作应有计划地集中进行，以保证患者的休息和睡眠，病情稳定后，逐渐增加活动量。

5. 饮食护理

活动性出血时应禁食；止血后 1 ～ 2 天逐渐进食高热量、高维生素、温凉、清淡流质饮食，注意限制钠和蛋白质摄入，这对消化性溃疡患者尤为重要，因为进食可减少胃收缩运动，同时可中和胃酸，促进溃疡愈合；出血停止后改为营养丰富、易消化、无刺激性半流质饮食或软食，少量多餐，逐步过渡到正常饮食；肝硬化食管胃底静脉曲张破裂出血患者避免粗糙、坚硬、刺激性食物，且应细嚼慢咽，防止损伤曲张静脉而再次出血。

6. 管路护理

肝硬化食管胃底静脉曲张破裂大出血患者，备好三腔二囊管，做好管路护理。

7. 心理护理

告诉患者尽量将呕吐物吐出，不要咽下；安慰患者，让患者放松心情，紧张时深呼吸；解释安静休息有利于止血，关心安慰患者；抢救工作应迅速而不忙乱，以减轻患者的紧张情绪；解释各项检查、治疗措施，听取并解答患者或家属的提问，以减轻其疑虑。

8. 安全护理

加强巡视，采取床栏等保护性措施；指导患者起床“三步曲”；指导出现头晕、心慌时立即卧床休息并及时告知，必要时暂时改为在床上排泄。

9. 其他

如需行内镜下检查与治疗，应立即进行相关准备工作。

十、腹痛的护理常规

（一）概述

腹痛在临床上一般按起病急缓、病程长短分为急性与慢性腹痛。急性腹痛多由腹腔脏器的急性炎症、扭转或破裂，空腔脏器梗阻或扩张，腹腔内血管阻塞等引起；慢性腹痛的原因常为腹腔脏器的慢性炎症、腹腔脏器包膜的张力增加、消化性溃疡、胃肠神经功能紊乱、肿瘤压迫及浸润等引起。此外，某些全身性疾病、泌尿生殖系统疾病、腹外脏器疾病如急性心肌梗死和大叶性肺炎等亦可引起腹痛。腹痛可表现为隐痛、钝痛、胀痛、刀割样痛、钻痛或绞痛等，可为持续性或阵发性疼痛，其部位、性质和程度常与疾病有关。例如，胃和十二指肠疾病引起的腹痛多为中上腹部隐痛、灼痛或不适感，伴畏食、恶心、呕吐、嗳气、反酸等；小肠疾病多呈脐周疼痛，并有腹泻、腹胀等表现；大肠病变所致的腹痛为腹部一侧或双侧疼痛；急性胰腺炎常出现上腹部剧烈疼痛，为持续性钝痛、钻痛或绞痛，并向腰背部呈带状放射；急性腹膜炎时疼痛弥漫全腹，腹肌紧张，有压痛、反跳痛。

（二）护理措施

1. 护理评估

腹痛发生的原因或诱因，腹痛的部位、性质和程度，腹痛发生时的伴随症状，有无缓解疼痛的方法；评估生命体征、神志、体位、营养状况；相应的实验室检查，必要时需做X线检查、消化道内镜检查等。

2. 休息与活动

卧床休息，采取舒适的体位，减少疲劳感和体力消耗；为患者提供室温适宜、环境安静、空气流通等合适的环境，以减少刺激，稳定患者情绪。

3. 病情监测

观察并记录患者的临床表现及生命体征，如果疼痛突然加重、性质改变，且经一般对症处理疼痛不能减轻，需警惕某些并发症的出现。

4. 镇痛

（1）非药物性缓解疼痛的方法，如行为疗法、局部热疗法、针灸镇痛等，主要针对慢性疼痛。

（2）药物镇痛：镇痛药物种类甚多，应根据病情、疼痛性质和程度选择性给药；注意观察药物不良反应，如口干、恶心、呕吐、便秘和用药后的镇静状态；急性剧烈腹痛诊断未明时，不可随意使用镇痛药物，以免掩盖症状，延误病情。

5. 生活护理

加强巡视，随时了解和满足患者所需，做好生活护理及基础护理。

6. 安全防护

烦躁不安者应采取防护措施，防止坠床等意外发生。

7. 心理护理

认真倾听，对患者进行心理疏导，以减轻紧张、恐惧心理，稳定情绪，有利于增强患者对疼痛的耐受性。

十一、发热的护理常规

（一）概述

发热是指病理性体温升高，是任何原因引起的产热过多或散热过少、体温调节障碍、致热原作用于体温调节中枢使调定点上移而引起的体温升高。发热是临床上最常见的症状，是疾病进展过程中的重要临床表现，可见于多种感染性疾病和非感染性疾病。

（二）护理措施

1. 护理评估

主要为：①评估患者发热的时间、程度、诱因，以及伴随症状等；②评估患者意识状态、生命体征的变化，监测体温变化，观察热型；③发热伴大量出汗者应记录 24 小时液体出入量。

2. 休息与活动

卧床休息，采取舒适的体位，减少机体的消耗，有利于机体康复。高热者需卧床休息，低热者可酌情减少活动，适当休息。总之要为患者提供室温适宜、环境安静、空气流通等合适的环境。

3. 基础护理

主要做好口腔护理和皮肤护理。主要为：①口腔护理：发热时患者由于唾液分泌减少，口腔黏膜干燥，且抵抗力下降，有利于病菌生长、繁殖容易出现口腔感染，应协助清醒患者漱口，昏迷患者做好口腔护理，保持口腔清洁；②皮肤护理：退热期，往往大量出汗，应及时擦干汗液，保持皮肤清洁、干燥，更换衣服和床单，防止受凉。对长期持续高热者，应按时协助其更换体位，防止压力性损伤、坠积性肺炎等并发症发生。

4. 降温

为达到降温目的，高热患者可先给予物理降温。物理降温有局部冷疗和全身冷疗两种方法，局部冷疗采用冷毛巾、冰袋、化学致冷袋，局部冷敷散热，冰袋降温时注意避免冻伤；全身用冷疗可采用温水拭浴、酒精拭浴方式，伴出血者禁用酒精擦浴，以防进一步加重出血。必要时，遵医嘱给予药物降温（对原因不明的发热慎用药物降温法，以免影响对热型及临床症状的观察）。降温过程中，要密切监测患者体温与脉搏的变化，并观察患者降温后的反应，避免发生虚脱。

5. 诊疗护理

遵医嘱正确留取标本，必要时留取血培养标本。

6. 用药护理

遵医嘱正确配制和输注抗生素等药物，并注意其疗效与不良反应的观察和预防。高热伴随抽搐、谵妄或惊厥者应注意安全，有惊厥史的患儿，要及早遵医嘱给予药物降温。

7. 饮食护理

给予高热量、高蛋白、高维生素、易消化的流质或半流质食物，鼓励少食多餐，以补充高热的消耗，提高机体的抵抗力。鼓励患者多饮水，以每日 3000 mL 为宜，以补充高热消耗的大量水分，并促进毒素和代谢产物的排出。必要时可遵医嘱静脉补液，维持水和电解质平衡。

8. 心理护理

主要为：①体温上升期，患者突然发冷、发抖、面色苍白，此时患者会产生紧张、不安、害怕等心理反应，护理中应经常探视患者，耐心解答各种问题，尽量满足患者的需要，给予精神安慰；②高热持续期，应注意尽量解除高热带给患者的身心不适，合理处理患者的要求；③退热期，满足患者舒适的心理，注意清洁卫生，及时补充营养。

十二、尿路刺激征的护理常规

（一）概述

尿路刺激征是指膀胱颈和膀胱三角区受炎症或机械刺激而引起的尿频、尿急、尿痛，可伴有排尿不尽感及下腹坠痛。尿频是指尿意频繁而每次尿量不多，尿急指一有尿意即尿急难忍的感觉，尿痛指排尿时伴有会阴或下腹部疼痛。

（二）护理措施

1. 护理评估

评估患者排尿情况，包括每天排尿的次数、尿量；评估尿频、尿急、尿痛的起始时间；评估有无发热、腰痛等伴随症状及其诱因；评估患者的精神、营养状况，体温有无升高；评估实验室及其他检查。

2. 休息

急性发作期应注意卧床休息，宜取屈曲位。

3. 饮食护理

饮食宜清淡，禁食辛辣刺激性食物；在无禁忌证的情况下，应尽量多饮水、勤排尿，不断冲洗尿路，减少细菌在尿路停留，每日摄水量＞2000 mL，保证每日尿量在1500 mL以上。

4. 保持局部皮肤清洁

加强个人卫生，增加会阴清洗次数，减少细菌侵入尿路而引起感染；女性患者于月经期间尤需注意会阴部清洁。

5. 缓解疼痛

指导患者进行膀胱区热敷或按摩，以缓解局部肌肉痉挛，减轻疼痛。

6. 用药护理

遵医嘱给予患者用药，注意观察药物的疗效及不良反应。

7. 心理护理

鼓励、安慰患者，提供安静舒适的环境，指导患者保持心情愉快，因过分紧张可加重尿频；指导患者从事一些感兴趣的活动，以分散患者的注意力，减轻焦虑情绪，缓解尿路刺激征。

十三、出血的护理常规

（一）概述

因为血小板数目减少及其功能异常、毛细血管脆性或通透性增加、血液中凝血因子缺乏或抗凝血物质增加，均可导致出血或出血倾向。出血或出血倾向常见为：①血液系统疾病，如特发性血小板减少性紫癜、急性白血病、再生障碍性贫血、过敏性紫癜与血友病等；②非血液系统疾病或某些急性传染病，如重症肝病、尿毒症、流行性脑膜炎、钩端螺旋体病、登革热及流行性出血热等；③其他，如毒蛇咬伤、水蛭咬伤、溶栓药物过量等。患者多表现为自发性出血或轻度受伤后出血不止，出血部位可遍及全身，以皮肤、牙龈及鼻腔出血最为多见。此外，还可发生关节腔、肌肉和眼底出血，内脏出血多为重症，可表现为消化道出血（呕血、便血）、泌尿道出血（血尿）及女性生殖道出血（月经过多）等，严重者可发生颅内出血而导致死亡；血管脆性增加及血小板异常所致的出血多表现为皮肤黏膜淤点、淤斑；凝血因子缺乏引起的出血常为关节腔出血或软组织血肿。

（二）护理措施

1. 护理评估

出血发生的急缓、主要部位与范围，有无明确的原因或诱因，有无内脏出血，女性患者的月经情况，有无诱发颅内出血；评估有无与出血相关的体征及特点，包括有无皮肤黏膜淤点、淤斑；压痛、畸形及功能障碍等。

2. 休息与活动

若出血仅限于皮肤黏膜且较为轻微者，可无须太多限制；若血小板计数≤ 50×10^9/L 应减少活动，增加卧床休息时间；严重出血或血小板计数≤ 20×10^9/L 者，必须绝对卧床休息。

3. 饮食护理

鼓励患者进食高蛋白、高维生素、易消化的软食或半流质，禁食过硬、过于粗糙的食物。

4. 生活护理

便秘者可使用开塞露或缓泻剂促进排便，保持排便通畅，排便时不可过于用力，以免腹压骤增而诱发内脏出血，尤其颅内出血；避免剧烈咳嗽。

5. 出血的预防与护理

（1）皮肤出血的预防与护理：注意避免肢体的碰撞或外伤，避免抓伤皮肤；沐浴或清洗时避免水温过高和过于用力擦洗；高热患者禁用酒精擦浴降温；各项护理操作动作宜轻柔，静脉穿刺时，应避免用力拍打及揉擦，扎压脉带不宜过紧和时间不宜过长，注射或穿刺部位拔针后需适当延长按压时间；注射或穿刺部位交替使用，以防止局部血肿形成。

（2）鼻出血的预防与护理：保持室内湿度在 50% ～ 60%，防止鼻黏膜干燥而出血，指导患者勿用力擤鼻；少量出血时，可用棉球或明胶海绵填塞，无效者可用 0.1% 肾上腺素棉球或凝血酶棉球填塞，并局部冷敷；出血严重时，尤其后鼻腔出血，可用凡士林油纱条行后鼻腔填塞术，注意加强口腔护理。

（3）口腔、牙龈出血的预防与护理：指导患者用软毛牙刷刷牙，忌用牙签剔牙，尽量避免食用坚硬食物，有出血时可用生理盐水或 1% 过氧化氢清除漱口，减轻口臭。

（4）关节腔出血或深部组织血肿的预防与护理：减少活动量，避免过度负重和剧烈运动；一旦发生出血，应立即停止活动，卧床休息，并抬高患肢，局部可用冰袋冷敷，以减少出血，同时可采取局部压迫止血；当出血停止后，应改为热敷，以利于淤血消散。

（5）内脏出血的护理：消化道出血护理详见本章“呕血与黑便的护理常规”相关内容；月经量过多者，可遵医嘱给予三合激素治疗。

（6）眼底及颅内出血的预防与护理：保证充足睡眠，避免情绪激动、剧烈咳嗽和过度用力排便，伴有高血压者需监测血压；应尽量让患者卧床休息，减少活动，避免揉擦眼睛，以免加重出血。

6. 用药护理

出血明显者，遵医嘱给予输血、静脉补液，观察有无输血、输液反应；遵医嘱正确应用止血药物，观察药物反应。

7. 心理护理

加强沟通，耐心解释与疏导，增强患者战胜疾病的信心，减轻恐惧感；关心患者，及时清除血迹，避免不良刺激的影响。

十四、意识障碍的护理常规

（一）概述

意识障碍指人对外界环境刺激缺乏反应的一种精神状态。任何病因引起的大脑皮质、皮质下结构、脑干网状上行激活系统等部位的损害或功能抑制，均可出现意识障碍。

（1）以觉醒度改变为主的意识障碍，包括嗜睡、昏睡、浅昏迷、深昏迷。

（2）以意识内容改变为主的意识障碍，包括意识模糊和谵妄状态。急性谵妄状态常见于高热或中毒，慢性谵妄状态多见于慢性酒精中毒。

（3）特殊类型的意识障碍：去皮层综合征、无动性缄默症。

（4）脑死亡：指全脑（包括大脑、小脑和脑干）功能的不可逆丧失。

（二）护理措施

1. 护理评估

观察患者神志、瞳孔、生命体征变化；观察有无感染、深静脉血栓形成、应激性溃疡、肺栓塞、脑疝等并发症。

2. 生活护理

注意口腔卫生，不能经口进食者应每天口腔护理 2 次，防止口腔感染；做好大小便的护理，保持局部清洁，预防尿路感染；做好皮肤护理，预防压力性损伤；眼睑不能闭合者，使用凡士林纱布覆盖；张口呼吸者，使用湿纱布覆盖嘴唇；取下义齿，按需吸痰。

3. 饮食护理

给予高维生素、高热量、易消化的食物，补充足够的水分；不能经口进食者给予鼻饲流质饮食，保证足够的营养供给，注食前后抬高床头以防止食物反流。

4. 安全护理

谵妄躁动者使用床栏，做适当的约束，防止坠床、自伤和伤人，必要时给予镇静药；慎用热水袋，以防止烫伤；做好管路护理，预防脱管。

5. 康复护理

保持肢体功能位，进行肢体被动活动；预防关节畸形、肌肉萎缩。

十五、脑卒中的护理常规

（一）概述

脑卒中又称脑血管意外，是由各种原因引起的急性脑血液循环障碍导致的持续性（超过 24 小时）、局限性或弥漫性脑功能缺损。

（二）护理措施

1. 休息与运动

软瘫期给予患者功能性体位摆放，鼓励患者早期床上活动，一般在患者生命体征平稳，神经病学症状不再发展后 48 小时可开始，进行肢体被动运动，指导患者进行主动运动。

2. 饮食护理

戒烟戒酒，鼓励患者多吃新鲜蔬菜水果以补充维生素，适当控制热能、脂肪，限制食盐量。糖尿病患者给予糖尿病饮食，饮食清淡易消化；不能进食者给予鼻饲流质饮食；吞咽困难者以流质或糊状为宜。

3. 用药护理

遵医嘱正确用药，服用降压药及降糖药，要定时复测血压及血糖，服用抗血小板聚集药物，按时检查出凝血时间，服用降脂类药物及时观察不良反应，按时检查肝、肾功能等。

4. 生活护理

软瘫期，按时协助患者翻身，保持床单位清洁平整，做好口腔、会阴、皮肤及管路护理；痉挛期，指导患者进行抗痉挛及体位转移训练；恢复期，指导患者进行日常生活活动能力训练，包括自主进食、梳洗、如厕、沐浴、交流、家务、外出等训练。

5. 病情观察

按分级护理要求及时巡视病房，密切观察意识、瞳孔、呼吸、血压、脉搏、瞳孔及肢体活动情况，如有变化及时报告医师，有精神症状者留陪人，有抽搐、昏迷、躁动者加床档或约束带，防止坠床。

6. 并发症预防及护理

早期康复干预及良肢位的摆放，可预防压力性损伤、肌肉挛缩、骨骼畸形及异常肌力的产生；在训练时避免牵拉患侧上肢，坐位时患侧上肢给予适当支撑，站立时可使用肩托，预防肩关节半脱位；防止患侧上肢长时间下垂可减少肩 – 手综合征的发生；使用矫形器具者注意观察周围皮肤情况，预防皮肤损伤；指导正确的康复护理及训练，预防失用和误用综合征。

7. 心理护理

加强与患者及其家属的沟通，及时掌握患者的心理动态，调动患者的主观能动性，配合治疗与康复，帮助患者树立战胜疾病的信心。

（三）健康宣教

1. 休息与运动

养成良好的生活方式，保持好心情，指导患者及其家属了解脑卒中相关知识，积极治疗原发疾病。

2. 饮食指导

戒烟酒，摄入营养丰富、清淡易消化食物，多饮水，保持大便通畅，便秘者腹部按摩或刺激肛周，必要时使用缓泻剂或开塞露。

3. 用药指导

遵医嘱正确规律用药，学会监测血压、血糖，指导患者了解用药不良反应，如有不良反应，立即就医。

4. 生活护理

指导患者进行家庭环境的康复功能型改造，指导患者日常生活活动能力训练并能贯穿到日常生活中，使替代护理转为自我护理。

5. 安全教育

伴有感觉和精神障碍患者，周围禁止放置刀、剪及过冷、过烫物品等，以防止意外发生；指导患者及其家属进行轮椅或助行器康复训练，保证患者安全。

6. 康复指导

帮助患者制订康复计划，鼓励患者主动参与并持之以恒，教会患者及其家属基本的康复训练方法。

7. 复诊须知

出院后 2 周复诊，有条件者每月到医院检查 1 次，若有不适立即就医。

十六、脊髓损伤的护理常规

（一）概述

脊髓损伤是指由于外伤、疾病等原因引起的脊髓结构、功能损伤，造成损伤水平以下运动、感觉、自主神经功能障碍，是一种严重的致残性疾病。胸、腰段脊髓损伤造成躯干以下肢体瘫痪而未累及上肢时称为截瘫。颈段脊髓损伤造成四肢瘫痪时称为四肢瘫。

（二）护理措施

1. 休息与运动

急性期卧床期，进行抗痉挛体位的摆放，每天应进行 1 ～ 2 次被动运动，根据病情协助更换体位，颈髓损伤患者应注意轴线翻身。恢复期，指导患者进行主动运动，指导进行翻身、坐起、轮椅使用、肌力训练等康复训练。

2. 饮食护理

制订合理的膳食计划，保证维生素、纤维素、钙及各种营养物质的合理摄入，保证充分的水分摄入，每日饮水量不少于 1000 mL。

3. 用药护理

遵医嘱正确用药，应用促进神经细胞功能恢复的药物，注意用药后反应；按医嘱早期合理应用抗生素，防止感染。

4. 生活护理

急性期做好基础护理，保持床铺清洁，平整干燥。气管切开的患者做好气管切开护理，留置导尿患者做好会阴护理。恢复期指导患者进行日常生活活动能力训练，包括自主进食、梳洗、如厕、沐浴、交流、家务、外出等训练。

5. 病情观察

监测生命体征，观察患者呼吸情况，注意是否发热、颤抖、出汗、烦躁不安，大小便是否通畅；观察双下肢皮肤颜色，温觉、触觉，肢端动脉搏动情况，注意双下肢有无肿胀。

6. 并发症预防及护理

（1）直立性低血压：指导患者坐位训练，通过逐步增加靠背角度来训练坐起。

（2）神经源性膀胱护理：脊髓损伤后 1 ～ 2 周内多采用留置尿管的方法，应保证每天水摄入量在 2500 ～ 3000 mL；病情稳定后可采用间歇导尿法，指导患者正确执行饮水计划，每次排尿时有意识地做正常排尿动作，以利于排尿反射的形成。

（3）预防肺部感染：急性期，按时协助翻身拍背，辅助排痰，按医嘱早期合理应用抗生素，防止感染；恢复期，指导并协助患者进行呼吸功能训练及有效咳嗽、咳痰训练，痰液黏稠不宜咳出可进行体位排痰训练。

（4）压力性损伤预防：按时协助更换体位，保持皮肤清洁，减轻骨突部位受压，加强营养，对长期坐轮椅患者，指导患者选择合适轮椅，指导轮椅减压训练。

（5）防止深静脉血栓形成：下肢避免不必要的穿刺，保证患者液体入量，早期进行下肢被动运动并按摩，穿弹力袜或使用气压泵。遵医嘱准确执行溶栓、抗凝治疗方案。

（6）自主神经过反射：从急性期开始就要充分管理排尿、排便；对自主神经过反射引起的血压升高等症状，要尽快找出和消除诱因，遵医嘱快速降压。

（7）神经源性肠道护理：鼓励患者多进食粗纤维蔬菜及水果，多饮水，保持大便通畅。指导建立规律的排便训练。

7. 心理护理

教育患者培养良好的心理素质，正确对待自身疾病，多给予患者关心、重视，耐心向患者讲解疾病相关知识，缓解心理压力，积极配合治疗护理。

（三）健康宣教

1. 讲解基本知识

向患者及其家属讲解脊髓损伤的基本知识，告知早期康复的意义。

2. 饮食指导

戒烟酒，摄入清淡易消化的食物，多饮水等。

3. 用药指导

指导患者遵医嘱正确服药，告知患者药物的作用机制，不良反应观察及服药的注意事项。

4. 预防并发症

强调预防并发症的重要性，告知引起自主神经反射的原因及处理的方法；告知患者痉挛、水肿的处理方法；预防失用综合征，保持抗痉挛体位，防止关节变形、强直、肌肉萎缩。

5. 安全教育

对患者及其家属进行使用轮椅或助行器的健康宣教，保证患者安全。

6. 康复指导

帮助患者制订出院后的康复训练计划，告知患者出院后继续坚持康复训练；教会家属基本的康复训练方法，如日常生活活动能力训练指导、关节活动度的训练指导等，让家属参与到患者整个康复训练过程中。

7. 复诊须知

定期到医院复查，检查尿常规和肾功能，并带上排尿日记。

第十一章　常见外科疾病的病情观察及健康宣教

第一节　普外科疾病

一、甲状腺肿瘤

1. 病情观察

（1）了解患者的发音和吞咽情况，判断有无声音嘶哑或音调降低、误咽呛咳。

（2）术后监测生命体征，尤其注意患者的呼吸、脉搏变化。

（3）及时发现创面敷料潮湿情况，估计渗血量，予以更换。

（4）注意引流液的量、颜色变化，及早发现异常并通知医师；如血肿压迫气管，立即配合床边抢救，切口拆线，清除血肿。

2. 健康宣教

（1）术后定期复诊，教导患者自行颈部检查，如发现结节、肿块及时来院复查；注意观察肿块的生长情况，包括部位、形状、大小、软硬度、活动度、表面光滑度、有无压痛等；注意颈部肿块与全身症状的关系。

（2）功能锻炼：为促进颈部功能恢复，术后患者在切口愈合后可逐渐进行颈部活动，直至出院后 3 个月。颈部淋巴结清扫术者，因斜方肌不同程度受损，功能锻炼尤为重要，故在切口愈合后即应开始肩关节和颈部的功能锻炼，并随时保持患侧上肢高于健侧体位，以防止肩下垂。

（3）心理指导：甲状腺肿瘤如为恶性，要帮助患者面对现实，调整心态，配合后续治疗。

（4）用药指导：对于切除全部甲状腺后，应早期给予足够量的甲状腺制剂，对减少肿瘤复发有一定的作用，并指导患者服药方法及注意事项。

二、急性乳腺炎

1. 病情观察

定时监测生命体征的变化，了解白细胞计数及分类计数，必要时做血培养或脓液细菌培养及药物敏感试验。

2. 健康宣教

（1）预防产后乳头破损。初产妇乳头皮肤娇嫩，婴儿吮吸容易破裂，在妊娠后期嘱产妇应每日用肥皂水或温水擦洗乳头，并用手指按摩乳头，使乳头表皮坚韧不易破损。

（2）矫正乳头内陷。对有乳头内陷的孕妇，应在分娩前 3 ～ 4 个月开始用手法矫正。每日清晨或睡前用一手手指在乳晕处向下压乳房组织，另一手将乳头向外牵拉，待乳头稍突后，改用手指捏住乳头根部轻轻向外提拉，并揉捏乳头数分钟，长期坚持可使内陷乳头隆起。

（3）防止乳汁淤积。每次哺乳应将乳汁吸尽，剩余乳汁可用手按摩排空或用吸乳器吸净。

（4）防止细菌入侵。哺乳前后应清洗乳头，并注意婴儿口腔卫生，避免婴儿养成含着乳头睡觉的习惯；婴儿口腔有感染时要及时用药，如有乳头破损，应局部涂抗生素软膏，暂停哺乳，待愈合后再行哺乳。

三、乳腺癌

1. 病情观察

（1）严密观察生命体征变化，观察切口敷料渗血、渗液情况，并予以记录。乳腺癌扩大根治术有损伤胸膜可能，患者若感到胸闷、呼吸困难，应及时报告医师，以便早期发现和协助处理肺部并发症，如气胸等。

（2）观察皮瓣颜色及创面愈合情况，正常皮瓣的温度较健侧略低，颜色红润，并与胸壁紧贴；若皮瓣颜色暗红，提示血液循环欠佳，有可能坏死，应报告医师及时处理。

（3）观察患侧上肢远端血液循环，若手指发麻、皮肤发绀、皮温下降、动脉搏动不能扪及，提示腋窝部血管受压，应及时调整绷带的松紧度。

2. 健康宣教

（1）功能锻炼术后 3 ～ 5 天鼓励患者活动患侧上肢，进行功能锻炼。从握拳、屈腕、屈肘开始，逐步增加肩部活动，做手指爬墙活动，直到能将患侧上肢高举过头且可以做梳头的动作为止。

（2）自我检查，提高自我保健意识。第一步：双手下垂，观察乳房外形，有无隆起或凹陷，有无橘皮样改变，乳头有无回缩、溢液，乳晕有无湿疹；第二步：两臂高举过头，看乳房外形，有无不规则凹陷或凸起；第三步：仰卧，肩部垫薄枕，一侧手臂高举过头，使同侧乳腺平铺于胸壁，用对侧手沿顺时针方向仔细检查乳房各部位有无肿物；第四步：手臂放下，触摸腋窝有无肿大的淋巴结。

（3）化疗注意事项：每隔 3 周化疗 1 次，共 3 次。3 周之间每周复查血常规。

（4）出院指导：嘱患者定期复查。根据患者需求建议患者佩戴义乳。

四、急性腹膜炎

1. 病情观察

（1）腹痛部位、性质、持续时间、范围。

（2）呕吐液的性状、颜色、量。

（3）体温变化。

（4）腹部体征变化。

（5）4 小时液体出入量。

（6）有无膈下脓肿或盆腔脓肿的表现。

2. 健康宣教

（1）提供疾病护理知识：向患者说明非手术治疗期间禁食、胃肠减压半卧位等护理措施的重要性，教会患者注意观察腹部症状和体征的变化。

（2）饮食指导：向恢复期患者介绍饮食的有关知识，鼓励患者少食多餐。多食富含蛋白质和维生素的食物，促进手术创伤的修复和切口愈合。

（3）康复指导：解释术后早期活动的重要性，鼓励患者卧床期间进行床上活动，体力恢复后尽早下床走动，促进肠功能恢复，防止肠粘连的发生。

（4）出院患者的健康宣教：定期复查，告知患者出院后仍需注意体温和腹痛情况，如突然出现腹痛并逐渐加重，应及时到医院就诊。

五、腹股沟疝

1. 病情观察

（1）疝块的部位、大小、形状、质地、有无压痛、能否回纳。患者若出现明显腹痛，伴疝块突然增大、发硬且触痛明显，不能回纳腹腔，要高度警惕嵌顿疝发生的可能，立即通知医师紧急处理。

（2）有无肠梗阻和肠绞窄征象。

（3）术后有无阴囊水肿、切口感染等并发症。

（4）有无腹内压升高的因素及疝复发。

2. 健康宣教

（1）患者出院后应逐渐增加活动量，3 个月内避免重体力劳动或提举重物等。

（2）减少和消除引起腹外疝复发的因素，如剧烈咳嗽、用力排便等，防止术后复发。

（3）调整饮食习惯，保持排便通畅。

（4）定期随访，若疝复发应及早诊治。

六、腹部损伤

1. 病情观察

（1）观察期间不随意搬动伤者，以免加重病情。

（2）诊断未明确以前禁止使用镇痛药。

（3）禁食和禁止灌肠，避免肠内容物进一步溢出造成腹腔污染或加重病情。

（4）术后定时测定体温、脉搏、呼吸、血压，观察意识、尿量，记录出入量。

（5）动态监测白细胞、红细胞计数、血红蛋白含量和血细胞比容。

（6）密切观察有无急性腹膜炎、休克等并发症。

2. 健康宣教

（1）加强安全教育，宣传劳动保护、安全行车，避免意外事故的发生。

（2）普及急救知识，懂得简单的自救方法。

（3）发生腹部外伤后，一定要及时去医院进行全面检查，不能因为腹部无伤口、无出血而掉以轻心，贻误诊治。

（4）出院嘱患者适当休息，加强锻炼，保证营养，若有腹痛、腹胀等不适及时就医。

七、胃 - 十二指肠溃疡

1. 病情观察

（1）生命体征观察：病情较重或有休克者应及早观察患者神志，测量体温等。

（2）并发症的观察

1）出血：术后 24 小时可以从胃管内引出暗红色胃液，一般不超过 300 mL，并逐渐减少。如胃管内短时间大量引出鲜红色胃液，患者头晕、脉快、恶心、呕吐、黑便、血压下降应考虑胃内出血。

2）倾倒综合征：由于胃大部切除后丧失了幽门括约肌，食物失去控制，未与胃液充分混合即过快地进入空肠，因渗透作用将大量体液“吸收”至回肠组织，使循环血量骤然下降，患者在进食后出现上腹胀痛、心悸、头晕、出汗、呕吐、腹泻，甚至虚脱，应立即使患者平卧，数分钟后可缓解。护士应向患者解释发生这种现象的原因，帮助患者调节饮食种类，多食易消化食物，控制糖类的摄入；指导患者取半卧位缓慢进食，进餐时和进餐后不要饮水。多数患者在 1 ～ 2 年内能逐渐缓解。

2. 健康宣教

（1）饮食要有规律，1 个月内少食多餐，以后逐渐减少餐次，适应正常进餐时间。

（2）禁烟、酒，禁辛辣食物。

（3）生活有规律，保持良好心情，情绪稳定。

（4）注意劳逸结合。

八、胃癌

1. 病情观察

（1）出血术后 24 小时胃液量一般不超过 600 mL，呈咖啡色或暗红色。如胃管内每小时胃液量超过 150 mL，呈鲜红色，考虑出血，应通知医师并立即建立两条静脉通路，给予心电监测，配血。

（2）梗阻患者进食后腹胀、恶心、呕吐，24 小时内无排气，提示患者有肠梗阻，应立即嘱患者禁食并通知医师。

（3）倾倒综合征患者进食时或进食后 5 ～ 30 分钟出现上腹饱胀、心悸、出汗、头晕、恶心、呕吐等症状。上述症状可持续 15 ～ 30 分钟，平卧 15 ～ 30 分钟后，症状可逐渐减轻或消失。这是吻合口过大，食物排空过快，高渗食物进入空肠，吸入大量细胞外液和刺激腹腔神经丛所致，应嘱患者少食多餐，饭后平卧 20 ～ 30 分钟，饮食以高蛋白质、高脂肪和低糖类为主，不吃过甜、过咸、过浓的食物，多数可在 1 ～ 2 年内自行减轻或消失。

2. 健康宣教

（1）讲解手术后期并发症的表现和防治方法。

（2）讲解化疗的必要性，定期检查血常规、肝功能等，注意预防感染。保持良好的心理状态，适当活动。

（3）术后初期每 3 个月复查 1 次，以后每半年复查 1 次，若有腹部不适、腹胀、肝区胀痛等表现，应随时复查。

（4）饮食要有规律，1 个月内少食多餐，禁食刺激性食物，1 个月后可逐渐增加进食量，减少进餐次数。

九、肠梗阻

1. 病情观察

（1）严密观察生命体征的变化。肠梗阻由于毒素的吸收和腹痛的刺激应定时测量体温、脉搏、呼吸、血压，并观察患者有无呼吸急促、脉搏增快、脉压减小、烦躁不安等休克前期症状。

（2）了解患者有无口渴、尿量减少等脱水症状，如发生绞窄性肠梗阻应立即给予术前准备，行急诊手术。

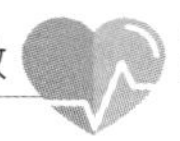

（3）术后观察患者有无腹痛、腹胀、呕吐、排气和排便等，如有腹腔引流时应注意引流液的色、质、量。

2. 健康宣教

（1）告诉患者及其家属胃肠减压对治疗疾病的重要意义以取得其配合。

（2）鼓励患者早期下床活动，术后 1 个月可做适量体力活动，避免剧烈活动，做到劳逸结合。

（3）注意饮食卫生，避免不洁食物入口，经常保持大便通畅。

（4）饮食规律，做到定时、定量用餐，切忌暴饮暴食。

（5）术后肠功能恢复后方可进食，忌食产气的甜食和牛奶等。

（6）有腹痛等不适时及时就诊。

十、急性阑尾炎

1. 病情观察

（1）严密观察病情，如患者的精神状态、生命体征、腹部症状及白细胞计数的变化。

（2）并发症观察及护理

1）腹腔内出血：常发生在术后 24 小时内，手术当日应严密观察脉搏、血压。患者如有面色苍白、脉速、血压下降等内出血的表现或腹腔引流管有血液流出，应立即将患者平卧，快速静脉补液做好手术止血的准备。

2）切口感染：表现为术后 4 ～ 5 天体温升高，切口疼痛且局部红肿、压痛或波动感，应给予抗生素、理疗等治疗，如已化脓应拆线引流。

3）腹腔脓肿：术后 5 ～ 7 天体温升高或下降后又上升，并有腹痛、腹胀、腹部包块或排便、排尿改变等应及时与医师联系进行处理。

4）粘连性肠梗阻：常为慢性不完全性梗阻，可有阵发性腹痛、呕吐、肠鸣音亢进等表现。

2. 健康宣教

（1）应给非手术治疗患者解释治疗目的，教会患者自我观察临床表现的变化。

（2）指导手术后患者有关饮食、活动的注意事项。

（3）嘱阑尾周围脓肿患者出院 3 个月后应再次入院行阑尾切除术。

（4）嘱患者出院后若发现异常，如腹痛、恶心、呕吐等，应及时就诊。

十一、直肠癌

1. 病情观察

（1）术后每半小时测量血压、脉搏、呼吸，测量 4 ～ 6 次病情平稳后改为每小时 1 次，术后 24 小时病情平稳后延长间隔时间。

（2）留置导尿管期间观察患者尿液性质，若出现脓尿、血尿等，应及时处理。

（3）观察肠造口的活力、高度、性状与大小。

2. 健康宣教

（1）指导患者正确使用人工肛门袋，要求袋口大小合适，袋口对准造瘘口盖紧，袋囊向下，用有弹性的腹带勾住肛门袋圈固定好，肛门袋平时要勤倒、勤换，可用 1:1000 氯己定溶液浸泡 30 分钟洗净备用。若患者经济条件许可，建议使用一次性肛门袋；如造瘘口皮肤湿润应及时清洁、擦干，防止皮炎。

（2）改善患者饮食调节方面的不足。告知患者尽量多吃产气少、易消化、少渣的食物；少吃空心菜、玉米、豆类等易产气体的食物；忌食生冷、辛辣刺激性食物；进食太快而吞咽空气、咀嚼口香糖或饮产气饮料等也是造成肠内有气体的原因，应尽量避免。

（3）养成定时排便习惯。造瘘口患者在术后初期可能不太适应，但经过一段时间可对造瘘口排便习惯逐渐适应，此时可恢复正常生活，参加适量的运动和社交活动。

（4）指导患者生活规律，心情舒畅，出院后继续扩张造瘘口，如发现造瘘口狭窄，排便困难，应及时去医院复查处理。

（5）会阴部创面未愈合者，应持续每日坐浴，教会其清洁切口更换敷料直到创面完全愈合。

（6）出院后一般 3 ～ 6 个月复查。对化疗者，讲解相关知识，定期复查血细胞计数及血小板计数。

十二、结肠癌

1. 病情观察

（1）术前观察：大便性状及有无脱水症状，发现问题及时与医师联系处理。

（2）术后观察：①排便的性状、次数及量，腹部体征、切口愈合情况；②对便秘、腹泻者遵医嘱服用缓泻剂、止泻剂；③术后 7 ～ 10 天不可灌肠，以免影响切口愈合。

2. 健康宣教

（1）定期进行体格检查，合理饮食，改变高脂肪、高蛋白、低纤维素的饮食习惯，多食新鲜水果及蔬菜。

（2）手术前宣教：手术前应指导患者进行肠道准备，说明肠道准备的意义及方法；向患者解释其他准备的重要性及配合方法，使患者能够配合以提高手术的耐受性，减少术后并发症的发生。

（3）饮食指导：有结肠造口的患者，需要了解下列食物对排出物的影响。鸡蛋、大蒜、洋葱、鱼、芦笋、甘蔗、大白菜等食物可使排出物有臭味；豆类、奶酪、洋葱、啤酒、碳酸饮料易产气；酒、绿豆、咖啡、辛辣食物、菠菜、水果等易引起腹泻。另外，应指导患者注意饮食卫生。

（4）活动指导：鼓励患者保持心情舒畅，出院后参加适量活动及一定的社交活动。

（5）随访：一般在手术后 3 ～ 6 个月复查 1 次；指导化疗的患者坚持治疗，定期检查血常规，注意白细胞及血小板计数。

十三、门静脉高压

1. 病情观察

（1）严密观察生命体征，准确记录尿量及中心静脉压的变化，注意有无水、电解质及酸碱平衡失调。

（2）每日测量腹围 1 次，每周称体重 1 次，及时了解腹水的消退情况。

（3）患者尽量取平卧位，如有下肢水肿，可抬高患肢减轻水肿。

（4）密切观察意识状况，注意有无精神错乱、自我照顾能力降低、性格改变和行为失常等肝昏迷前期症状。

（5）术后严密观察患者生命体征，如有异常及时通知医师处理。

2. 健康宣教

（1）患者应牢记饮食原则，宜进食新鲜、易消化、富含维生素、多糖饮食，适量食用蛋白质及脂肪类食物，忌烟、酒，忌过饱。

（2）患者应继续保肝治疗，不要服用对肝有毒的药物。

（3）患者生活要有规律，劳逸结合，自我监测有无出血征象，发现异常及时就诊。

十四、肝脓肿

1. 病情观察

（1）生命体征的观察：全身中毒症状严重者，应密切观察患者神志、体温、脉搏、呼吸、血压，有无感染性休克症状。一旦出现及时与医师联系进行处理。

（2）切口、引流物的观察：术后应观察切口有无出血、渗血、渗液、敷料脱落及感染的征象；引流管应保持通畅，防止阻塞、扭曲、折叠、脱落，严密观察并记录引流液的量、色及性状；发现异常及时通知医师。

（3）观察药物疗效：遵医嘱应用敏感抗生素，密切观察药物的疗效及不良反应。

（4）观察排尿情况：术后 6 ～ 8 小时未排尿者，观察膀胱充盈程度，先诱导排尿，必要时给予留置导尿管。

2. 健康宣教

（1）根据手术方式及患者的情况，对其进行卫生宣教、术后注意事项及与医护配合等方面的指导。

（2）向患者家属交代疾病的转归及注意事项。

（3）鼓励患者摄入高蛋白、高热量、富含维生素、低脂肪、易消化的食物。

十五、原发性肝癌

1. 病情观察

（1）肝癌患者常有腹水和水肿，要注意监测电解质和血清蛋白水平，观察记录体重、出入量、腹围及水肿程度。

（2）根据手术情况及病情定时监测体温、血压、脉搏、呼吸，做好记录。

（3）术后应观察切口有无出血、渗血、渗液、敷料脱落及感染的征象，引流管应保持通畅，防止阻塞、扭曲、折叠、脱落，严密观察并记录引流液的量、色及性状。如发现异常及时通知医师。

2. 健康宣教

（1）向患者家属交代疾病的转归及注意事项。

（2）肝功能失代偿患者应保持大便通畅，以减少肠内氨的吸收，预防肝性脑病；晚期肝癌伴肝硬化者，应忌饮浓茶、咖啡及进食辛辣等刺激性食物，以防止诱发出血。

（3）自我护理：在病情和体力允许的情况下可适量活动，但切忌过量、过度运动；选择富含营养、清淡、易消化的食物，少量多餐；伴有腹水、水肿者，应严格控制水和食盐的摄入。

（4）定期复查，一旦出现黄疸、腹水、体重减轻、出血倾向等症状时应及时就诊。

十六、胆石症

1. 病情观察

（1）应注意观察胆石症急性发作患者的体温、脉搏、呼吸、血压、尿量及腹痛情况，及时发现有无感染性休克。注意患者皮肤有无黄染及粪便颜色变化，以确定有无胆管梗阻。

（2）定时监测患者生命体征的变化，注意有无血压下降、体温升高及尿量减少等全身中毒症状，及时补充液体，保持出入量平衡。

（3）术后观察每日引流胆汁的量、颜色、性质及其有无沉淀物。

2. 健康宣教

（1）选择少油腻、富含维生素、低脂的食物。烹调方式以蒸煮为宜，少吃油炸类食物。

（2）告诉患者手术可能放置引流管及其重要性，向带 T 形管出院的患者解释 T 形管的重要性，告知出院后注意事项。

（3）指导饮食，告诉患者理解低脂肪饮食的意义并能够执行。

（4）低脂肪饮食，避免暴饮暴食，劳逸结合，保持良好的心态。

（5）不适随诊，提前告知患者胆囊切除术后常有大便次数增多，数周或数月后逐渐减少。由于胆管结石复发率高，若出现腹痛、发热、黄疸等不适，应及时来医院复诊。

十七、胆道肿瘤

1. 病情观察

（1）腹痛性质、程度。

（2）黄疸出现时间、变化过程及程度。

（3）消化道症状。

（4）心理反应。

2. 健康宣教

（1）饮食宜清淡、易消化，忌食生冷刺激性食物。

（2）如有不适，应随时复查。

（3）保持良好的心理状态，适当活动。

十八、急性胰腺炎

1. 病情观察

（1）术前严密观察患者的生命体征、神志及皮肤颜色、温度，注意有无休克、呼吸功能不全、肾功能不全等并发症，监测血糖及血钙水平。

（2）术后密切观察病情，及时发现休克、呼吸功能不全、肾功能不全等征象。

（3）观察引流液的性质，如为淡红色、混浊液或呈洗肉水样，应加强灌洗次数，灌洗液清亮后可减少灌洗次数。

（4）观察患者的体温及血常规变化，遵医嘱应用抗生素，防止感染所致的并发症，做好口腔护理，预防腮腺炎的发生。

2. 健康宣教

（1）帮助患者及其家属正确认识胰腺炎，强调复发的重要性；出院后 4 ～ 6 周，避免举重物和过度疲劳；避免情绪激动，保持良好的精神状态。

（2）告知患者油腻食物、暴饮暴食、饮酒、胆道疾病等是急性胰腺炎的诱发因素，以利于患者及其家属注意防范，尤其强调戒酒的重要性。

（3）急性期告诫患者严格禁食。症状缓解后从低糖、低脂流质饮食开始，逐渐恢复正常饮食；应忌油腻，出院后饮食应少量多餐，食用富有营养、易消化的食物。

（4）如有高糖血症，应定时查血糖、尿糖，遵医嘱使用降血糖药，控制血糖。

（5）加强自我观察，定期随访，若出现左上腹剧烈疼痛应及时就诊。

十九、胰腺癌

1. 病情观察

（1）生命体征的观察：严密观察生命体征。如出现面色苍白、脉搏细速、血压下降、出冷汗等休克症状，应及时报告医师进行处理。

（2）常见并发症的观察

1）出血：胰液消化腐蚀手术区血管或患者凝血功能改变，可导致大出血。若患者血性引流液较多，或搏脉、血压有变化时，应及时给予止血处理。

2）胰腺炎：查血淀粉酶和胰液淀粉酶，有异常时及时处理。

3）胰瘘：术后1周左右发生，表现为上腹部突然剧烈疼痛或持续性胀痛、发热、腹膜刺激征（+）。胰液从引流管里流出，引流液淀粉酶明显升高。胰瘘发生后应保持引流管通畅，保护好引流管周围皮肤，经常换药，保持干燥，防止胰液外渗引起皮肤糜烂。遵医嘱给予患者输注抑制胰腺分泌的药物，以争取最佳疗效。

4）胆汁性腹膜炎：发热，腹膜刺激征（+），引流液为胆汁样液体。

5）胃排空障碍：患者术后7天仍不排气，每日胃液量大于500 mL，称为胃排空障碍。可经胃镜或上消化道造影明确诊断，应给予胃肠减压，营养支持，并使用促进胃肠动力药物、理疗等方法处理。胃排空障碍患者心理负担较重，应给予有利的心理支持。

6）胰腺假性囊肿：多由于炎性渗出物不能吸收而外溢，周围被增生纤维组织包裹而成。囊肿成熟后可手术治疗。

2. 健康宣教

（1）早发现，早诊断，早治疗。年龄在40岁以上短期内出现食欲明显减退、消瘦、持续上腹部疼痛、闷胀不适，尤其是男性患者，应注意对胰腺做进一步检查，警惕胰腺癌的发生。

（2）饮食少量多餐，以均衡饮食为主，同时采用高糖、高蛋白、低脂肪、富含脂溶性维生素的食物。

（3）按计划放疗或化疗，放疗和化疗期间定期复查血常规，一旦血白细胞计数小于4×10^{9}/L，应暂停放、化疗。

（4）定期复查出院后3～6个月复查1次，如出现发热、贫血、乏力、进行性消瘦等症状时，应及时就诊。

二十、急腹症

1. 病情观察

（1）观察患者疼痛的性质、程度、时间及发作规律、伴随症状、诱发因素。

（2）严密观察病情变化，尽早确诊，积极完善术前准备，有异常情况及时通知医师处理，但在明确诊断前禁用强镇痛药物。

（3）观察记录患者的尿色、量，必要时记录每小时尿量。

（4）注意观察患者的皮肤、黏膜等情况。

（5）根据病情监测血压、脉搏、呼吸，每0.5～1小时1次，并记录。

（6）严密观察并记录患者呕血、便血、切口出血的色、量，协助医师积极处理。

（7）监测患者的血压、脉搏、呼吸，每15～30分钟1次，注意有无突发剧烈腹痛、腹胀明显加重等异常情况。

2. 健康宣教

（1）告知患者及其家属导致急腹症的相关疾病，如阑尾炎、胰腺炎及肠梗阻等。

（2）在诊断未完全清楚前，告知患者及其家属保守疗法的重要性。

（3）向患者及其家属解释手术治疗的必要性。

（4）向患者解释所有诊断性检查的目的、重要性，并取得合作。

（5）告知患者要随时报告疼痛的性质和变化情况。

（6）安慰体贴患者，认真倾听患者主诉，并及时给予反馈。

（7）告知患者诊断未清楚前禁止使用强镇痛药和滥用腹部热敷的意义。

二十一、下肢静脉曲张

1. 病情观察

除生命体征外，还应重点观察敷料有无渗血，切口有无疼痛、肿胀、压痛等感染表现，患肢有无疼痛、肿胀及体温升高等深静脉血栓形成征象。一旦发现上述情况，护士应及时通知医师，并协助处理。

2. 健康宣教

（1）指导患者进行适当的体育锻炼，增强血管壁弹性。

（2）非手术治疗患者应坚持长期使用弹力袜或弹力绷带，术后宜继续应用1～3个月。

（3）平时应避免久站、久坐，保持良好的姿势，坐时避免双膝交叉过久，休息时抬高患肢。

（4）避免用过紧的腰带和紧身衣物，避免肥胖，保持大便通畅。

二十二、深静脉血栓形成

1. 病情观察

（1）全面了解病情，密切观察生命体征变化。

（2）详细观察并记录肢体温度、双下肢周径、足背动脉搏动情况、末梢循环色泽变化。

2. 健康宣教

（1）告诫患者要绝对戒烟，防止因烟草中尼古丁刺激而引起血管收缩。

（2）进食低脂、高纤维素饮食，保持大便通畅。

（3）鼓励患者加强日常锻炼，对于长期卧床或制动的患者应同时指导其家属，帮助患者加强床上运动，如定时翻身。避免用过紧的腰带和紧身衣物而影响静脉回流。

（4）长期静脉输液者，应尽量保护静脉，避免在同一时间反复穿刺。

（5）若突然出现下肢剧烈胀痛、浅静脉曲张伴有发热等，应警惕下肢深静脉血栓形成的可能，及时就诊。

二十三、血栓闭塞性脉管炎

1. 病情观察

术后密切观察患者的血压、脉搏、肢体温度及伤口渗血或血肿情况。对血管重建术及动脉血管内膜剥脱术患者，应观察肢体远端的皮肤温度、色泽、感觉和脉搏强度，以判断血管通畅情况。如出现肢体肿胀、发绀、皮温下降，考虑重建血管；发生痉挛或继发血栓形成时，应立即报告医师。

2. 健康宣教

（1）劝告患者戒烟。

（2）避免久站或久坐等影响血液循环的姿势。

（3）保护患肢，适当保暖，避免发生外伤。选择舒适的鞋、袜和衣裤，避免肢体受压。

（4）坚持适当的肢体功能锻炼，促进侧支循环建立。

第二节 神经外科疾病

一、颅骨骨折

1. 病情观察

主要是对颅骨骨折患者的并发症进行观察与护理。

（1）脑脊液漏：患者鼻腔、耳道流出淡红色液体，可疑为脑脊液漏，但需要鉴别血性脑脊液与血性渗液。可将血性液滴于白色滤纸上，若血迹外周有月晕样淡红色浸渍圈，则为脑脊液漏；或行红细胞计数并与周围血的红细胞比较，以明确诊断。另外，还应区别血性脑脊液与鼻腔分泌物，根据脑脊液中含糖而鼻腔分泌物中不含糖的原理，用尿糖试纸测定或葡萄糖定量检测以鉴别是否存在脑脊液漏。在鼻前庭或外耳道口松松地放置干棉球，随湿随换，记录 24 小时浸湿的棉球数，以估计脑脊液外漏量。有时颅底骨折虽伤及颞骨岩部，且骨膜及脑膜均已破裂但鼓膜尚完整时，脑脊液可经耳咽管流至咽部进而被患者咽下，故应观察并询问患者是否经常有腥味液体流至咽部。

（2）颅内继发性损伤颅骨骨折：患者可合并脑挫伤、颅内出血，因继发性脑水肿导致颅内压增高。脑脊液外漏可推迟颅内压增高症状的出现，一旦出现颅内压增高的症状，救治更为困难。因此，应严密观察患者的意识、生命体征、瞳孔及肢体活动等情况，以及时发现颅内压增高及脑疝的早期迹象。

（3）颅内低压综合征：若脑脊液外漏多，可使颅内压过低而导致颅内血管扩张，出现剧烈头痛、眩晕、呕吐、厌食、反应迟钝、脉搏细弱、血压偏低。头痛在立位时加重，卧位时缓解。

2. 健康宣教

颅骨缺损患者应避免局部碰撞，以免损伤脑组织，嘱咐患者在伤后半年左右做颅骨成形术。

二、脑震荡

1. 病情观察

少数患者可能合并存在颅内血肿，故应密切观察其意识状态、生命体征及神经系统等。

2. 健康宣教

（1）嘱患者保证充足睡眠，适当进行体能锻炼（如慢走、太极拳等），避免过度用脑和劳累。

（2）解除紧张和忧虑情绪，保持心情愉快。

（3）加强营养。

三、脑挫裂伤

1. 病情观察

（1）意识障碍是脑损伤患者最常见的变化之一。观察患者意识状态，不仅应了解有无意识障碍，还应注意意识障碍的程度及变化。

（2）生命体征：为避免患者躁动影响结果的准确性，应先测患者的呼吸，再测脉搏，最后测血压。

1）体温：伤后早期，由于组织创伤反应，可出现中等程度发热；若损伤累及间脑或脑干，可导致体温调节紊乱，出现体温不升或中枢性高热；伤后即发生高热，多系视丘下部或脑干损伤；伤后数日体温升高常提示有感染性并发症。

2）脉搏、呼吸、血压：注意呼吸节律和深度、脉搏快慢和强弱、血压及脉压变化。若伤后血压上升、脉搏缓慢有力、呼吸深慢，提示颅内压升高，警惕颅内血肿或脑疝发生；枕骨大孔疝患者可突然发生呼吸、心跳停止；闭合性脑损伤呈现休克征象时，应检查有无内脏出血，如迟发性脾破裂、应激性溃疡出血等。

3）瞳孔变化可因动眼神经、视神经及脑干部位损伤引起。观察两侧睑裂大小是否相等，有无上睑下垂，注意对比两侧瞳孔的形状、大小及对光反应。伤后一侧瞳孔进行性散大、对侧肢体瘫痪、意识障碍，提示脑受压或脑疝；双侧瞳孔散大、对光反应消失、眼球固定伴深昏迷或去皮质强直，多为原发性脑干损伤或临终表现；双侧瞳孔大小形状多变、对光反应消失伴眼球分离或异位，常是中脑损伤表现；眼球不能外展且有复视者，多为展神经受损；眼球震颤常见于小脑或脑干损伤；有无间接对光反应可以鉴别视神经损伤与动眼神经损伤。观察瞳孔时应注意某些药物、剧痛、惊骇等也会影响瞳孔变化，如吗啡、氯丙嗪可使瞳孔缩小，阿托品、麻黄碱可使瞳孔散大。

（3）神经系统体征：原发性脑损伤引起的偏瘫等局灶症状，在受伤当时已出现且不再继续加重；伤后一段时间才出现一侧肢体运动障碍且进行性加重，同时伴有意识障碍和瞳孔变化，多为小脑幕切迹疝压迫中脑的大脑脚，损害其中的锥体束纤维所致。

（4）其他：观察有无脑脊液漏，有无剧烈头痛、呕吐、烦躁不安等颅内压增高表现或脑疝先兆。注意 CT、MRI 扫描结果及颅内压监测情况。

2. 健康宣教

（1）心理指导：对恢复过程中出现头痛、耳鸣、记忆力减退的患者，给予适当解释和宽慰，使其树立信心，帮助患者尽早做到生活自理。

（2）控制外伤性癫痫：坚持服用抗癫痫药物至症状完全控制后 1 ～ 2 年，逐步减量后才能停药，不可突然中断服药。癫痫患者不能单独外出、登高、游泳等，以防止发生意外。

（3）康复训练：脑损伤后遗留语言、运动或智力障碍，在伤后 1 ～ 2 年内有部分恢复的可能；提高患者自信心，协助患者制订康复计划，进行语言运动、记忆力等方面的训练，以提高生活自理能力及社会适应能力。

四、颅内压增高

1. 病情观察

（1）观察患者的意识、生命体征、瞳孔和肢体活动变化，在治疗前应观察并记录生命体征、意识状态、瞳孔和神经系统症状，作为治疗后观察对比的基础。冬眠低温治疗期间，若脉搏超过 100 次 / 分、收缩压低于 100 mmHg（13.3 kPa）、呼吸次数减少或不规则时，应及时通知医师，停止冬眠低温疗法或更换冬眠药物。警惕颅高压危象的发生，有条件者可监测颅内压。

（2）生命体征：注意呼吸节律和深度、脉搏快慢和强弱、血压及脉压的变化。血压上升、脉搏缓慢有力、呼吸深而慢，同时有进行性意识障碍，是颅内压增高所致的代偿性生命体征改变。

（3）瞳孔变化：正常瞳孔等大、圆形，在自然光线下直径为 3 ～ 4 mm，直接、间接对光反应灵敏。严重颅内压增高继发脑疝时可出现异常变化。

（4）颅内压监护：患者平卧或头抬高 0°～15°，保持呼吸道通畅，躁动患者适当使用镇静药，避免外来因素干扰；防止管道阻塞、扭曲、打褶及传感器脱出；监护过程严格无菌操作，预防感染，监护时间不宜超过 1 周。

（5）观察并记录脑脊液的颜色、量及性状：正常脑脊液无色透明，无沉淀。术后 1～2 天脑脊液可略呈血性，以后转为橙黄色。若脑脊液中有大量血液，颜色逐渐加深，常提示脑室内出血，需紧急手术止血；若脑脊液混浊呈毛玻璃状或有絮状物，提示有颅内感染。

2. 健康宣教

（1）提供疾病护理知识：向患者及其家属说明疾病可能出现的各种症状，以及对症治疗后会出现的改善情况。

（2）饮食指导：神志清醒者，给予普通饮食，但需要适量限盐，注意防止水、电解质紊乱。

（3）康复指导：康复期要适量运动，促进体力恢复，促进肠蠕动，注意安全，避免发生外伤。

（4）出院患者定期复查，如有不适及时就诊。

五、颅脑损伤

1. 病情观察

（1）严密观察患者的生命体征及意识、瞳孔、肢体活动情况，及时判断患者是否出现休克、脑疝。

（2）住院期间严密观察病情，特别是血压和体温的变化，发现异常及时采取措施。

2. 健康宣教

（1）提供疾病护理知识：向患者及其家属说明注意事项及重要性。

（2）饮食指导：鼓励患者少食多餐。多食富含蛋白质和维生素的食物，促进创口的修复和愈合。

（3）出院患者的健康宣教：定期复查，如有不适及时就诊。

六、脑膜瘤

1. 病情观察

（1）肢体活动情况。

（2）生命体征，意识及瞳孔的变化。

（3）有无癫痫发作史，癫痫发作的先兆症状及持续时间和次数。

（4）如有精神症状的患者，应加强巡视，专人陪护。

2. 健康宣教

（1）提供疾病护理知识：向患者及其家属说明疾病可能出现的各种症状，以及对症治疗后会出现的改善情况。

（2）饮食指导：神志清醒者可给予普通饮食，但需要限制钠盐的摄入，注意防止水、电解质紊乱。

（3）康复指导：康复期要适量运动，促进体力恢复，促进肠蠕动，注意安全，避免发生外伤。

（4）定期复查，如有不适及时就诊。

七、垂体腺瘤

1. 病情观察

（1）观察生命体征，视力及视野的变化。

（2）24 小时出入量，有无尿崩现象。

（3）有无脑脊液漏液情况。

（4）有无体温升高及水、电解质紊乱。

2. 健康宣教

（1）提供疾病护理知识：向患者说明手术治疗期间禁食、练习床上使用便器和准确记录出入量的重要性。

（2）饮食指导：多食富含蛋白质和纤维素的食物，促进伤口愈合和修复；必要时口服淡盐水及含钾食物。

（3）康复指导：鼓励患者尽早进行肢体运动和康复训练，询问患者术前、术后视力恢复情况。

（4）出院患者的健康宣教：避免重体力活动，劳逸结合，定期复查，出现不适时随诊。

八、脑脊液漏

1. 病情观察

（1）严密观察患者的病情变化，术后监测脉搏、呼吸、血压，直至平稳，术后 24 小时内，每 4 小时测体温 1 次，正常后改为每日 2 次。

（2）观察患者的头晕、头痛及腰部疼痛症状，并记录头痛性质、程度，及时报告医师。

（3）严密观察引流管引流是否有效、通畅，并准确记录引流液的量、色、质。

2. 健康宣教

（1）提供疾病护理知识：向患者说明注意事项及重要性。

（2）饮食指导：鼓励患者少食多餐；多食富含蛋白质和维生素的食物，促进创口的修复和愈合。

（3）定期复查，如有不适及时就诊。

九、脑动脉瘤

1. 病情观察

主要是对脑动脉瘤患者的术后并发症进行观察与护理。

（1）脑血管痉挛：动脉瘤栓塞治疗或手术刺激脑血管易诱发脑血管痉挛，表现为一过性神经功能障碍，如头痛、短暂的意识障碍、肢体瘫痪和麻木、失语症等；早期发现及时处理，可避免脑缺氧、缺血造成不可逆的神经功能障碍；为预防脑血管痉挛，术后常用尼莫地平治疗，给药期间观察有无胸闷、面色潮红、血压下降、心率减慢等不良反应。

（2）脑梗死：因术后血栓形成或血栓栓塞引起，若患者出现一侧肢体无力、偏瘫、失语甚至意识障碍，应考虑有脑梗死可能。

（3）穿刺点局部血肿：常发生于介入栓塞治疗术后 6 小时内；颈动脉穿刺术后穿刺点加压包扎，并用沙袋压迫 8 ～ 10 小时，绝对卧床休息。

2. 健康宣教

（1）疾病预防

1）指导患者注意休息，避免情绪激动和剧烈运动。

2）合理饮食，多食蔬菜、水果，保持大便通畅。

3）遵医嘱服用降压药物。

4）尽量不要单独外出活动或锁上门洗澡，以免发生意外时影响抢救。

（2）疾病相关知识宣教

1）动脉瘤栓塞术后，定期复查脑血管造影。

2）出现动脉瘤破裂出血表现，如头痛、呕吐、意识障碍和偏瘫时，应及时治疗。

十、脑卒中

1. 病情观察

主要是对脑卒中患者的并发症进行观察与护理。

（1）脑脊液漏：注意观察切口敷料及引流情况。一旦发现有脑脊液漏，及时通知医师妥善处理。为防止颅内感染，使用无菌绷带包扎头部，枕上垫无菌治疗巾并经常更换，定时观察有无浸湿，并在敷料上标记浸湿范围，以估计脑脊液漏出量。

（2）颅内压增高、脑疝：观察生命体征、意识状态、瞳孔、肢体活动状况；监测颅内压变化；及时处理咳嗽、便秘、躁动等使颅内压升高的因素，避免诱发脑疝。

（3）颅内出血：是术后最危险的并发症，多发生在术后 24 ～ 48 小时。患者往往先有意识改变，表现为意识清楚后又逐渐嗜睡、反应迟钝，甚至昏迷。大脑半球手术后出血常有幕上血肿表现，或出现颞叶沟回疝征象；颅后窝手术后出血具有幕下血肿特点，常有呼吸抑制甚至枕骨大孔疝表现；脑室内出血可有高热、抽搐、昏迷及生命体征紊乱。故术后应严密观察，避免增高颅内压。一旦发现患者有颅内出血征象，应及时报告医师，并做好再次手术止血的准备。

（4）感染：常见的感染有切口感染、肺部感染及脑膜炎。脑膜脑炎常继发于开放性颅脑损伤后，或因切口感染伴脑脊液外漏而致颅内感染。表现为术后 3 ～ 4 天外科热消退之后再次出现高热，或术后体温持续升高，伴头痛、呕吐、意识障碍，甚至出现谵妄和抽搐、脑膜刺激征阳性。腰椎穿刺见脑脊液混浊、脓性，白细胞计数升高。

（5）中枢性高热：多出现于术后 12 ～ 48 小时，体温达 40 ℃以上，常伴有意识障碍、瞳孔缩小、脉搏快速、呼吸急促等自主神经功能紊乱症状。一般物理降温效果差，需及时采用冬眠低温治疗。

（6）癫痫发作：多发生在术后 2 ～ 4 天脑水肿高峰期，系因术后脑组织缺氧及皮层运动区受激惹所致；注意保护患者，避免意外受伤，观察发作时表现并详细记录。

2. 健康宣教

（1）加强功能锻炼：康复训练应在病情稳定后早期开始，包括肢体的被动及主动运动、语言能力及记忆力；教会患者自我护理方法，如翻身、起坐、穿衣、行走及上下轮椅等，尽早、最大限度地恢复其生活自理及工作能力，早日回归社会。

（2）避免再出血：出血性脑卒中患者避免导致再出血的诱发因素。高血压患者特别注意气候变化，规律服药，保持情绪稳定，将血压控制在适当水平，切忌血压忽高忽低。一旦发现异常应及时就诊。

十一、脑脓肿

1. 病情观察

密切观察患者的生命体征、神志、瞳孔、肢体功能等情况。

2. 健康宣教

（1）指导患者进食高蛋白、高营养、易消化的食物以提高机体抵抗力，改善全身状况。

（2）及时治疗身体其他部位感染，防止病变再次发生。

（3）注意劳逸结合加强锻炼。

（4）因故不能住院治疗者，应给予抗生素治疗，注意病情变化，发现异常，及时就诊。

（5）行手术治疗的患者，术后 3 ～ 6 个月门诊复查 CT 或 MRI。

十二、脊髓疾病

1. 病情观察

（1）观察生命体征及肢体活动情况。

（2）高颈位手术注意观察四肢活动及呼吸情况。

（3）胸椎手术上肢不受影响，观察下肢活动、肌力、腹胀排泄情况。

（4）马尾部手术观察下肢活动、肌力情况及大小便情况有无改善。

2. 健康宣教

（1）提供疾病护理知识：向患者说明手术治疗期间禁食、练习床上使用便器的重要性。

（2）饮食指导：多食富含蛋白质和纤维素的食物，促进肠蠕动、伤口愈合及修复。

（3）康复指导：鼓励患者尽早进行肢体运动康复训练，防止和改善肌肉萎缩等失用综合征的症状。

（4）避免重体力活动，劳逸结合，定期复查，出现不适应及时随诊。

十三、脑积水

1. 病情观察

（1）严密观察生命体征及颅内压增高症状，发现异常及时报告医师并给予处理。

（2）观察手术伤口有无渗血、渗液，发现异常及时报告医师并给予处理。

（3）观察患者有无过度引流症状（颅内低压）：姿势性头痛，平卧可以缓解；恶心、呕吐、嗜睡，经补液、降低头部高度可以缓解。

2. 健康宣教

（1）保持伤口清洁、干燥，如果伤口有红、肿、热、痛或渗液，说明有感染迹象应及时到医院处理。

（2）如果发现头痛伴恶心、呕吐、视物模糊，说明有颅内压增高症状，首先要进行颈部引流泵的按压，如未好转必须到医院检查、治疗，以免延误病情。

（3）严格遵医嘱服药，不可随意减量、漏服、停服。

（4）遵医嘱定期复查（3 个月），复查时带好检查结果及其他客观资料。

（5）加强营养，多食用新鲜水果、蔬菜，适当增加肉、蛋、奶的食用，做到饮食均衡。

第三节　胸外科疾病

一、肋骨骨折

1. 病情观察

（1）密切观察患者的生命体征、神志、胸腹部活动及呼吸等情况，若有异常及时报告医师并协助处理。

（2）观察患者有无皮下气肿。记录气肿范围，若气肿迅速蔓延，应立即告知医师。

（3）术后监测体温变化，若体温超过 38.5 ℃且持续不退，及时通知医师处理。

2. 健康宣教

（1）提供疾病护理知识：指导患者腹式深呼吸及有效咳嗽，进行有效的腹式呼吸可以缓解疼痛，减轻呼吸困难；有效地咳嗽、排痰，可保持呼吸道通畅，预防呼吸道感染，防止肺部并发症。

（2）饮食指导：选择高蛋白、易消化的食物。

（3）活动：根据体力适当活动，坚持术侧抬手、扩胸运动；注意安全，防止意外发生。

（4）出院患者的健康宣教：术后 1 个月门诊复查，3 个月以后复查 X 线摄影，以了解骨折愈合的情况。

二、血胸

1. 病情观察

（1）严密监测患者的生命体征，注意呼吸形态、频率及呼吸音的变化，有无缺氧征象，如有异常立即报告医师给予处理。

（2）观察胸腔引流液的量、色、质和性状。若每小时引流量超过 200 mL 并持续 3 小时以上，引流出的血液很快凝固，持续脉搏加快，血压降低，补充血容量后血压仍不稳定，血红细胞计数、血红蛋白及血细胞比容持续下降，胸部 X 线显示胸腔大片阴影，提示有活动性出血可能，应积极做好开胸手术的准备。

2. 健康宣教

（1）患者合理休息，加强营养，提高机体免疫力。

（2）指导患者腹式呼吸及有效咳痰方法，咳嗽时用双手按压患侧胸壁，以免切口疼痛。

（3）定期复诊，出现呼吸困难、高热等不适应随时就诊。

三、脓胸

1. 病情观察

注意生命体征及临床表现，如出现胸闷、心悸、气促、脉搏增快、口唇发绀、鼻翼扇动，应立即通知医师进行相应处理。观察胸腔闭式引流情况，观察引流液的量、性状。

2. 健康宣教

（1）积极有效地治疗急性脓胸。

（2）说明饮食与疾病的关系，指导患者进食高营养、易消化的饮食以增强机体抵抗力，促进康复。安抚患者情绪，鼓励树立信心，保持乐观态度，积极配合治疗和护理，让患者理解，及时有效地治疗急性脓胸是预防慢性脓胸的根本。

（3）康复训练：指导患者进行功能锻炼，要求患者采取正确姿势。

四、支气管扩张

1. 病情观察

（1）术后病情观察：密切观察患者生命体征，详细记录胸腔引流量，保持胸腔引流管通畅，若胸腔引流血性液体持续超过 100 mL/h，提示胸腔内活动性出血，立即通知医师。

（2）并发症的观察与护理：①对焦虑、恐惧的患者，应找出原因，设法协助患者保持身心安静，让患者得到充分休息，避免因咯血患者紧张而加重出血，必要时遵医嘱使用镇静药，剧烈咳嗽者适当镇咳，维持呼吸道通畅；②预防肺部及胸腔感染，协助做好药物敏感试验，遵医嘱合理使用抗生素。

2. 健康宣教

（1）告诉患者本病的病因、常见临床表现，出院后一旦症状加重，应及时就诊。

（2）指导患者出院后应加强体育锻炼，生活起居规律，劳逸结合，以增强机体抵抗力；注意保暖和口腔卫生，忌烟、酒及辛辣食物，避免烟雾、灰尘及不良情绪的刺激；坚持有效深呼吸，预防呼吸道感染，防止支气管扩张复发。

五、食管癌

1. 病情观察

（1）营养状况，如患者体重有无下降情况，有无贫血、脱水或器官衰竭。

（2）饮食情况，如患者有无吞咽困难、呕吐，目前能进食的食物种类等。

（3）患者的疼痛部位、性质及改善程度。

（4）观察患者吻合口瘘的症状：如有呼吸困难、胸腔积液及全身中毒等症状，应立即禁食、引流、抗感染及给予静脉营养支持。

（5）胸腔闭式引流、胃肠减压引流的量及性质。

（6）患者对康复训练是否配合，对出院后的继续治疗是否清楚，是否掌握饮食调理的原则。

2. 健康宣教

（1）提供疾病护理知识：解释病情，说明手术的必要性，向患者说明手术治疗期间禁食、胃肠减压、半卧位等护理措施的重要性。

（2）饮食指导：少量多餐，坐位进餐，进餐后坐位休息 1 小时；由稀到稠，食量逐渐增加，注意观察进食后的反应，避免进食过快；4 个禁忌：忌刺激性食物，忌坚硬食物，忌易胀气食物，忌烟、酒。

（3）根据体力适当活动，术侧上肢抬手、扩胸运动，夜间睡觉采用斜坡位。

（4）术后 1 个月门诊随访，同时肿瘤科门诊进行后续治疗。

六、肺癌

1. 病情观察

（1）观察患者的呼吸功能：主动咳嗽的能力、效果如何，有无胸闷、气促、呼吸浅快、肺部湿啰音等。

（2）观察患者的重要器官功能：有无伴随性疾病，如糖尿病、冠心病、高血压、慢性支气管炎等。

（3）观察患者的生命体征是否平稳、麻醉是否清醒、呼吸状况是否良好、动脉血氧饱和度是否满意、呼吸音是否清晰、胸腔闭式引流是否通畅、有无伤口渗液及皮下气肿。

（4）营养状况：有无贫血、低蛋白血症。

（5）食欲是否改善，睡眠如何，自我感觉是否良好。

2. 健康宣教

（1）向患者反复宣传吸烟及空气污染对肺部健康的危害。

（2）40 岁以上成年人，定期进行胸部 X 线检查，尤其是反复呼吸道感染、久咳不愈者；对咯血患者更应提高警惕，以求早诊断、早治。

（3）注意口腔卫生，如有口腔感染要及时治疗。

（4）指导患者咳嗽、咳痰、术后预防肺不张、肺部感染等。

（5）讲解胸腔闭式引流的目的、注意事项及引起的不适。

（6）向患者讲解术后早期功能锻炼的重要性。

（7）选择营养丰富、容易消化的食物，忌刺激性、坚硬、易胀气的食物，忌烟、酒。

（8）术后 1 个月复查，术后放疗期间定期门诊随访，检查肝功能、血常规等，术后 3 个月复查 1 次，2 年后每半年复查 1 次，至少复查 5 年。

七、纵隔肿瘤

1. 病情观察

（1）仔细评估患者的全身状况。

（2）患者对手术的认知程度及配合的情况。

（3）能否配合医护人员进行功能锻炼，是否可有效咳嗽、咳痰预防术后肺部并发症。

2. 健康宣教

（1）讲解该病的发生、发展及预后，定期查体，早发现、早治疗。

（2）对不能完全切除或不能切除的纵隔肿瘤，要告知家属应行化疗或放疗；讲解化疗和放疗的意义、目的、方法及注意事项。

（3）术后饮食无禁忌，日常活动量力而行，适度即可。

（4）讲解术后定期复查的重要性，告知复查的时间及如何与主管医师联系。

八、气胸

1. 病情观察

（1）患者呼吸道是否通畅。

（2）患者呼吸困难的症状及体征。

（3）患者是否有气管偏移（气管偏移是张力性气胸的表现之一）。

（4）检查胸壁有无明显的开放性损伤，是否导致气体进入胸腔。

（5）X 线胸片情况以判断胸腔引流管放置的位置是否正确、气胸情况有无改善。

（6）有无皮下气肿。

2. 健康宣教

（1）患者应禁烟、戒酒。

（2）饮食应注意少食刺激性食物，增加营养，保证摄入适量的水分。

（3）加强体育锻炼，增加机体抗病能力和肺活量。

第四节　心脏外科疾病

一、房间隔缺损

1. 病情观察

（1）术前

1）观察患儿的生长发育与同龄儿相比有无差异。

2）观察患者对目前活动的耐受程度和适应性。

3）有无并发感染。

（2）术后

1）各项生命体征是否平稳，电解质是否平衡。

2）观察瞳孔是否等大、等圆，对光反应如何，全身麻醉清醒后神志是否清楚。

3）全身麻醉清醒后患儿是否合作，有无躁动。

4）观察气管插管的位置，听诊双肺呼吸音保持呼吸道通畅。

5）伤口有无渗血，观察引流液的量及性质。

6）维持左心功能，防止发生肺水肿。

2. 健康宣教

活动术后 2 周应多休息，预防感染，尽量不去人员聚集的场所；适当活动，避免做跑跳或过于剧烈的运动，防止造成心脏负担；要注意头、颈部肌肉多活动；术后 4 ～ 6 周逐渐增加活动量；学龄期儿童在术后 3 个月可回到学校进行一般活动；胸骨需要 6 ～ 8 周可愈合，要注意前胸防止冲击和过分活动。

（1）适当补充营养，宜选择有营养、易消化的食物，少量多餐。

（2）用药指导：用药期间遵医嘱应定期到医院检查，观察药物的疗效和不良反应等，并在医师的指导下根据情况调整用药剂量、停药或换药。

（3）呼吸道管理：术后患儿由于痰比较多，较小的患儿不易咳出，所以进行必要的拍背。具体做法：五指并拢呈杯状，避开患儿的脊柱，在两侧肺部，由下向上，由外向靠近脊柱方向顺序拍打，要有力度，通过振动将痰排出。术后避免带患儿去公共场所，防止呼吸道感染。室内要注意每天上午通风半小时。

（4）日常生活：拆线后 1 周，伤口愈合方可洗浴，用温热水洗浴可促进血液循环。要注意患儿口腔卫生，牙齿的护理是手术后预防感染性心内膜炎的重要手段，应每半年检查 1 次，术后 3 ～ 6 个月不适合治疗龋齿。

（5）伤口护理：术后第一周出现痒、无感觉或痛；如果伤口肿大或有分泌物应及时通知医师，不要保持一种姿势太久，经常做头、颈、肩等部位的运动；手术部位的伤痕会随着生长逐渐缩小；手术后拆完线可使用防痕产品。

（6）定期复查：一般 3 个月或半年左右复查 1 次即可。复查内容常包括超声心动图检查、X 线胸片等，有时还需要检查血常规。如果出现以下症状要立即来医院复查：无原因的发热、咳嗽、胸部疼痛、手术部位水肿或发红、明显的食欲缺乏、疲倦、头晕、呼吸困难、心律不齐等。

（7）心理方面：家长应多鼓励患儿，让其做力所能及的事，多与人交流，提高其自主性和社会适应能力。

二、室间隔缺损

1. 病情观察

（1）观察并记录生命体征，特别是观察呼吸方式、频率、深度及双肺呼吸音。

（2）观察动脉压、静脉压、尿量、心排血量等。

（3）给予合理的饮食指导，适当控制每餐进食量，以免过度饱餐加重心脏负担。

（4）密切观察患儿病情变化，避免并发症的发生。

（5）减少患儿剧烈运动及哭闹，安静休息，避免缺氧。

（6）保证安全，防止意外事故发生，如烫伤和坠床。

2. 健康宣教

（1）适当的活动，可促进先天性心脏病患儿的康复。患儿不仅要积极配合医师的治疗，而且患儿出院后要注意心肺功能的恢复，避免做跑跳或过于剧烈的运动，防止造成心脏负担。

（2）饮食：适当补充营养，宜食有营养、易消化的食物，少量多餐，根据医师要求合理控制患儿的出入量。饮食还要注意清洁，以防止因腹泻加重病情。

（3）如果有出院带药处方，请家属认真听取如何正确服药、定期检查、观察药物的疗效和不良反应等，并在医师指导下调整用药剂量、停药或换药。

（4）术后注意增强患儿的机体抵抗力，预防上呼吸道感染。

（5）日常生活注意房间的清洁，定时通风。尽量避免去人多的公共场合，避免与感冒人群接触，避开吸烟区。

（6）一般 3 个月或半年左右复查 1 次即可。

（7）心理护理：家长应该鼓励患儿战胜自我，不要自卑，可让患儿发展兴趣特长，转移注意力，增强自信，但不要溺爱。

三、动脉导管未闭

1. 病情观察

（1）年龄、身高、体重、发育情况、自觉症状及心功能受损程度，近期或目前是否有呼吸道感染等疾病。

（2）各项辅助检查的结果及阳性体征。

（3）生活习惯、自理能力、是否可以入学、有无沟通障碍等。

2. 健康宣教

（1）合理饮食：食用富含蛋白质和维生素、易消化的食物，保证充足的营养。

（2）养成良好的起居习惯，交代患儿活动范围、活动量及方法，以利于生长发育，逐步增加活动量，避免劳累。

（3）严格遵医嘱服用药物，不可随意增减药物剂量，并按时复诊。

（4）教会患儿家属观察用药后反应及疾病康复情况，如尿量、脉搏、体温、血压、皮肤颜色、术后切口情况等，出现不适时随诊。

四、完全性大动脉转位

1. 病情观察

（1）持续监测生命体征、中心静脉压、动脉血压、左心房压、肺动脉压、氧血饱和度、呼吸末 CO_2 等，每 30 ～ 60 分钟记录 1 次。

（2）保持呼吸道通畅，给予呼吸机辅助呼吸，严密观察患者的呼吸频率、胸廓起伏程度，听诊两肺呼吸音是否对称、清晰，及时吸出呼吸道分泌物。

（3）观察患儿面色、口唇颜色及末梢肢体温度，了解组织灌注情况，密切观察心电图变化。

（4）观察尿液的颜色、性质。

（5）观察患儿的囟门、眼睑、球结膜、皮肤皱褶，判断患儿体内水分分布情况。输入液体均用微量注射泵控制，冲洗管道肝素液记入总入量，血液标本量，胃管引流量计入总出量，严格控制输液量，严密观察动脉血气。

（6）监测体温，当出现发热反应时，以物理降温为主。

2. 健康宣教

（1）各种引流管拔除后可根据病情鼓励患儿尽早离床活动以促进早日康复，注意活动要循序渐进。

（2）因低温麻醉术后易引起肠麻痹，腹胀明显，有的患儿会呕吐频繁，给予插胃管，抽出胃内容物，肠蠕动恢复后进流质饮食，逐渐恢复正常饮食，加强营养。新生儿或小儿鼻饲喂养时应确定胃管位置，喂奶速度要慢。

五、法洛四联症

1. 病情观察

（1）观察切口有无渗血、皮下淤血，警惕弥散性血管内凝血（disseminated intravascular coagulation，DIC）的发生。

（2）术前有无发生肺部感染和其他重要脏器损伤。

2. 健康宣教

（1）饮食结构合理，指导患者培养规律的饮食及排便习惯。

（2）根据心功能恢复情况逐渐增加活动量。注意防寒保暖，避免呼吸道感染。

（3）家属应监测患儿有无气促、发绀、呼吸困难、尿量减少等症状，若发生任何异常情况，应及时就诊。

（4）用药指导：服用洋地黄类强心药的患者，应学会测脉搏；服用利尿药的患者，应测量尿量。

六、风湿性心脏病

1. 病情观察

（1）观察并记录患者主诉，对二尖瓣狭窄合并附壁血栓的患者应注意观察其神志、语言、肢体感觉和运动等，指导患者以卧床休息为主，保持情绪稳定及大便通畅，改变体位时动作宜缓慢轻柔，避免因血栓脱落导致体循环栓塞的发生。

（2）观察患者心功能状况，根据情况协助患者完成生活护理。

（3）预防上呼吸道及肺部感染，监测患者的尿量及电解质情况。

（4）评估心功能情况和对目前活动的耐受程度及适应性。

（5）术后观察伤口渗血和心包、纵隔引流液的情况和量。

2. 健康宣教

（1）介绍与疾病相关的问题，包括疾病的病因、临床表现、治疗方法、手术的安全性、手术效果、术后并发症，以及手术对今后生活和工作的影响等。

（2）训练患者床上大小便，教会患者监测尿量、体温、脉搏的方法；教会患者有效咳嗽、深呼吸的方法。

（3）根据患者的营养状况指导患者及其家属选择合适的饮食。

（4）注意休息，劳逸结合，避免过重体力活动，但在心功能允许的情况下，可进行适量的轻体力活动或工作。

（5）预防感冒，防止扁桃体炎、牙龈炎等。

（6）心功能不全患者应控制水分摄入，饮食中适量限制钠盐，每日以 10 g 以下为宜，切忌食用腌制品。

（7）服用利尿药患者应吃些水果，如香蕉、橘子等。

（8）心房颤动患者不宜做剧烈活动，在适当时期要考虑行外科手术治疗。

（9）如需拔牙或做其他小手术，术前应采用抗生素预防感染。

（10）定期随访，出院后每2周来院复诊1次，3个月后每4周复查1次；若凝血酶原时间不稳定，仍需每周1～2次测凝血酶原时间。

（11）出院后休息半年，避免活动量过大和劳累，以不心慌气短为宜。

（12）饮食注意营养搭配，少量多餐，营养丰富，多食用富含维生素、低盐饮食；少吃或不吃富含维生素K的食物，如菠菜、白菜；忌烟、酒、咖啡及刺激性食物。

（13）按医嘱服用强心药和利尿药，避免服用影响凝血酶原时间的药物，如有不良反应及时就诊。

（14）自我监测，观察有无牙龈出血、皮下出血、血尿、黑便等出血现象；观察有无体外循环栓塞症状；监测脉搏、体温及尿量。

七、冠心病

1. 病情观察

（1）胸骨愈合情况：对于年龄较大的患者，加之基础疾病等因素，心脏搭桥术后很容易导致患者的胸骨移动或愈合不良；发现不及时，易导致纵隔感染，影响患者冠脉搭桥术后效果。

（2）冠脉术后效果：患者的冠状动脉搭桥术后效果除了使用部分药物给予辅助外，同样受到患者情绪的影响。

（3）下肢大隐静脉取出后情况：如是否水肿，且加强交通支的建立，尽早恢复患者的下肢功能，减少肿胀。

2. 健康宣教

（1）健康生活方式的指导

1）了解心血管疾病的危险因素：通过健康宣教使患者及其家属了解影响心血管健康的主要危险因素，包括吸烟、过量饮酒、过多进食高胆固醇、过多进食高盐饮食、熬夜、缺少锻炼、性格急躁、情绪波动、压力等，提高疾病的预防意识。

2）倡导健康的生活方式：合理饮食，进食低盐、低胆固醇和高蛋白质的食物，多吃蔬菜、水果，保持均衡饮食；少食多餐，切忌暴饮暴食；控制体重，养成定期锻炼的习惯，术后按照

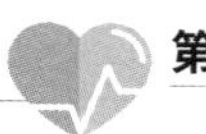

个体耐受和心功能恢复情况逐渐增加运动量；了解压力时生理和心理表现，用积极应对来缓解压力；学会放松的技巧；养成良好的生活习惯，戒烟、少量饮酒、不熬夜等。

（2）用药指导：出院前详细介绍患者用药的目的，药物的名称、剂量、用法、常见不良反应、用药禁忌，告知患者及其家属出现异常及时就诊。

（3）自我保健

1）保持正确的姿势：术后患者胸骨愈合大约需要3个月，在恢复期内，避免胸骨受到较大牵张，如举重物、抱小孩等；当身体直立或坐位时，尽量保持上半身挺直，两肩向后展；每天做上肢水平上抬练习，避免肩部僵硬。

2）促进腿部血液循环：在腿部恢复期可穿弹力护袜，以改善下肢血液供应；床上休息时，应脱去护袜，抬高下肢。

（4）定期复诊，不适随诊：心绞痛发作或心功能不全时应及时到医院就诊。

八、主动脉夹层动脉瘤

1. 病情观察

（1）术前密切监测患者的生命体征、心电图、血氧饱和度、双下肢足背动脉搏动情况、双下肢皮肤颜色及温度，注意是否有血栓形成，患者是否出现腰痛、血尿、少尿、无尿及肌酐和尿素氮的变化。若出现恶心、呕吐、呕血、便血、腹痛等消化道症状，立即给予置胃管持续胃肠减压，观察引流胃液的颜色和量。

（2）术后观察患者的神志、意识、呼吸情况，严密监测生命体征，尤其重视血压、中心静脉压变化；观察上、下肢血运及末梢循环，足背动脉搏动；观察活动和生理、病理反射、肌力变化；观察电解质、血气分析情况，密切注意尿量、肝功能、肾功能、体温及有无胸背部疼痛；观察伤口有无渗血、渗液，若有应及时更换敷料。

2. 健康宣教

（1）饮食：饮食规律，少量多餐，进食优质高蛋白、富含纤维素、低脂、易消化的食物，忌刺激性、坚硬、易胀气的食物，忌烟、酒。

（2）活动：根据自我感觉逐渐增加活动量，以活动后无心慌、气促，自我感觉良好为度；术后6～8周不提重物，从而使胸骨有足够的时间愈合；术后3个月内避免剧烈活动或重体力劳动。

（3）用药指导：告知患者药物药名、剂量浓度、用药时间、药理作用及不良反应。注意有无出血倾向，监测凝血酶原时间、常异凝血酶原值，随时调整华法林剂量。

（4）复查：定期门诊复查，复查内容包括查体、彩色超声心动图检查、CT、凝血酶原时间、活化部分凝血酶原时间、INR 值。

（5）其他：保持良好心态，情绪稳定，劳逸结合；保持稳定的血压，保持大小便通畅。

九、心脏黏液瘤

1. 病情观察

（1）术前观察患者的体位和活动；观察有无动脉血栓的症状和体征，如神志、瞳孔、周围动脉搏动、四肢活动、肢端温度及患者的自我感觉等；观察心率、心律和血压等生命体征的变化，患者是否有心累气促、呼吸困难、肺水肿、双下肢皮肤是否有凹陷性水肿等心力衰竭的症状和体征；观察尿量，准确记录 24 小时尿量变化。

（2）术后观察伤口有无红、肿、热、痛等感染现象，痰液的性质，监测双肺呼吸音；密切观察引流情况，注意引流液的量、质、色的变化；通常情况下，术后 24 小时内一般引流量多在 300～500 mL，且逐渐减少；观察并发症的发生，如低钾血症、心律失常、出血、肺不张、低心排血量等，及时给予处理。

2. 健康宣教

（1）加强营养，合理调配饮食，忌刺激性食物，忌烟、酒，以低盐、低脂、易消化的饮食为主，待心功能改善恢复正常后逐渐过渡到普通饮食，多食富含纤维素食食物；养成规律的排便习惯，预防便秘。

（2）注意劳逸结合，根据心功能恢复情况逐渐增加活动量；避免过重体力劳动，注意预防感冒。

（3）注意补充钾盐，每天补充钾含量高的食品。

（4）定期门诊复查，术后每 3 个月复查 1 次，半年后每 6 个月复查 1 次。

十、缩窄性心包炎

1. 病情观察

（1）心理状态。

（2）患者的营养状况。

（3）患者的体重、腹围。

（4）患者主诉不适感是否减轻或消失。

（5）观察术后相关并发症的发生情况，给予及时治疗与处理。

2. 健康宣教

（1）加强营养，合理调配饮食，忌刺激性食物，忌烟、酒；以低盐、低脂、易消化的饮食为主，待心功能改善恢复正常后逐渐过渡到普通饮食，多食富含纤维素食物；养成规律的排便习惯，预防便秘。

（2）注意劳逸结合，根据心功能恢复情况逐渐增加活动量，以活动后无心累、气急，自我感觉良好为度，避免过重的体力劳动，注意预防感冒。

（3）结核性心包炎患者应根据医嘱正规服用抗结核药物，不能随意停药，定期复查肝功能；对于需服用洋地黄类药物的患者，要教会他们观察洋地黄中毒症状和体征，如出现中毒现象，立即停药，及时就医；服用利尿药期间，注意补充钾盐，可多食含钾量高的食品。

（4）定期门诊复查，术后每 3 个月复查 1 次，半年后每 6 个月复查 1 次。

第五节　泌尿外科疾病

一、肾损伤

1. 病情观察

（1）手术观察

1）观察疼痛的部位、性质、持续时间，必要时应用镇痛药。

2）密切观察患者的生命体征变化，避免休克发生。

3）观察切口引流物的性状、颜色、量等，敷料浸湿必须及时更换。

4）观察尿液颜色，每 2 小时留取尿液于试管内，观察血尿颜色变化。

5）准确测量并记录腰腹部肿块大小，观察腹膜刺激症状的程度。

6）观察体温，遵医嘱应用抗生素预防感染。

（2）并发症观察

1）休克：早期休克由剧烈疼痛所致，其后与大量失血有关，程度依伤势和失血量而定。

2）血尿：90% 以上肾损伤患者有血尿，轻者为镜下血尿，但肉眼血尿较多见。

3）疼痛：伤侧肾区有痛感、压痛和强直，身体移动时疼痛加重。

4）腰腹部包块及损伤程度：由肿胀的进展程度可以推测肾损伤的严重程度，为缓解腰区疼痛，患者脊柱常呈侧突。

2. 健康宣教

（1）肾损伤非手术治疗患者出院后绝对卧床休息 34 周以上。

（2）卧床期间适时变换体位，预防压力性损伤。

（3）出院后 2 ～ 3 个月避免重体力劳动。即使恢复良好者，在增加活动量时也应慎重，忌奔跑、跳跃，应避免剧烈体力活动及重体力劳动。

（4）生活起居有规律，增强体质，进食高蛋白、高热量、富含纤维的食物，适量饮水，保持大便通畅，预防感冒，避免因咳嗽、便秘等增加腹压而影响伤肾功能的恢复。

二、膀胱损伤

1. 病情观察

（1）休克：剧烈的创伤、疼痛和大量失血是休克的主要原因。如为广泛性创伤，伴有其他脏器损伤，如骨盆骨折，骨折碎片刺破下腹部和盆腔血管可致严重失血和休克。

（2）疼痛：下腹部或耻骨疼痛和腹壁强直，伴有骨盆骨折时挤压骨盆尤为明显。

（3）血尿和排尿困难：有尿急或排尿感，但无尿液排出或仅排出少量血性尿液。

（4）尿瘘：开放性膀胱损伤伤口有尿液流出，如与直肠、阴道相通，则可经肛门、阴道排出血性尿液。

2. 健康宣教

（1）向患者说明留置导尿管、防脱落及保持通畅的意义。

（2）向患者说明多饮水和拔除留置导尿管前闭管训练排尿的意义。

三、尿道损伤

1. 病情观察

（1）疼痛：伤处疼痛，排尿时尤重，疼痛可牵涉会阴、阴茎、下腹部等处，有时向尿道外口放射。

（2）尿道出血：前尿道损伤时，可由尿道外口滴血；后尿道损伤时，由于尿道括约肌作用，血液有时不从尿道流出而进入膀胱，出现血尿。

（3）密切监测患者的神志、脉搏、呼吸、血压、体温、尿量、腹肌紧张、腹痛、腹胀等变化，并详细记录。

2. 健康宣教

（1）适时定期扩张尿道，以免尿道狭窄。

（2）如合并骨盆骨折应睡硬板床，勿搬动，卧床期间防止压力性损伤。

（3）要教会患者盆底肌的训练，反复收缩及松弛包括括约肌在内的盆底肌，达到增强外括约肌的收缩力、紧闭尿道的目的。

四、肾结核

1. 病情观察

（1）观察并记录患者尿频、尿急、尿痛、排尿次数。

（2）观察尿液的颜色、性状、气味及量，重点观察有无血尿、脓尿。

2. 健康宣教

（1）加强营养，注意休息，避免劳累，增强机体抵抗力。

（2）出院后仍需服用抗结核药 3～6 个月，嘱患者按时服药，因抗结核药对肝有一定的毒性，故同时服保肝药，减轻肝损伤程度。术后 3 个月复查，检测生化指标，指导用药。

（3）勿用或慎用对肾脏有害的药物。

五、上尿路结石

1. 病情观察

（1）观察疼痛的部位、性质，疼痛持续的时间，有无放射性疼痛等。

（2）观察疼痛或活动后有无出现血尿。

2. 健康宣教

（1）大量饮水以增加尿量，减少尿中晶体沉积。

（2）饮水后多做运动以利于结石排出。

（3）根据结石成分调节饮食。

（4）应用药物降低有害成分，预防结石复发。

（5）如留置尿管应多饮水，勤排尿，勿憋尿，避免逆行感染。

六、肾癌

1. 病情观察

（1）血尿：无痛性，间歇发作，肉眼可见全程血尿，出血多时可能伴肾绞痛。

（2）腰痛：多数为钝痛，局限在腰部。

（3）肿块：一般腹部摸到肿块已属晚期症状。

（4）肾病综合征：发热、高血压、红细胞增多、红细胞沉降率快、消瘦、贫血。

2. 健康宣教

（1）充分休息，术后 3 个月内勿剧烈运动。

（2）加强营养，给予蛋白质、维生素及含纤维素丰富的食物，增强体质，促进术后早日康复。

（3）在医师指导下用药，用药期间如出现低热、乏力等不良反应及时就医。

（4）定期复查 B 超、CT、血常规、尿常规，及时发现复发和转移。

七、膀胱肿瘤

1. 病情观察

（1）间歇性、无痛性肉眼血尿，出血量可多可少，严重时带有血块。

（2）监测生命体征，密切观察患者生命体征、意识与尿量的变化；每 0.5 ～ 1 小时测血压、脉搏 1 次；血压平稳后改为每 2 小时测 1 次，并给予半卧位；生命体征平稳后，患者取半坐卧位，以利于伤口引流及尿液引流。

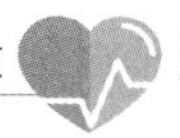

2. 健康宣教

（1）行直肠代膀胱术的患者，应养成定时排尿的习惯，如每小时排尿 1 次，逐渐至每 2 小时 1 次，不宜间隔时间太长。

（2）回肠代膀胱术行皮肤造口的患者，要保持局部皮肤清洁、干燥，教会如何使用尿袋，尿袋最好是一次性的，以防止感染。

（3）术后 1 个月复查，拟定下一步治疗。

八、尿道下裂

1. 病情观察

（1）尿道外口开口异常。

（2）阴茎向腹侧屈曲畸形。

（3）阴茎背侧包皮正常而腹侧包皮缺乏。

（4）尿道海绵体发育不全，从阴茎系带部延伸到异常尿道开口，形成一条粗纤维带。

（5）排尿异常，主要表现为尿线细、无射程，排尿时打湿衣裤。

（6）阴茎勃起时明显向下弯曲。

2. 健康宣教

（1）6 个月～ 1 年内避免患儿剧烈活动。

（2）防止重力对阴茎的积压、撞击、摩擦等，避免损伤已愈合成形的尿道。

九、前列腺增生症

1. 病情观察

（1）观察排尿情况，早期症状最突出的是尿频、尿急，以夜间最突出，排尿等待及排尿无力、进行性排尿困难，继而尿流变细、中断。

（2）观察出血情况，如有活动性出血，加快冲洗速度，并及时报告医师。

（3）注意观察稀释性低钠血症，患者如出现烦躁、恶心、呕吐、抽搐昏迷，严重者可出现肺水肿、脑水肿、心力衰竭等症状，加强观察，减慢输液速度，遵医嘱给予利尿药脱水治疗。

（4）术后密切观察病情变化，监测生命体征。

2. 健康宣教

（1）术后 1 ～ 2 个月避免剧烈活动，如跑步、骑自行车、性生活等，防止继发性出血。

（2）对术后尿失禁患者应指导其盆底肌功能训练，以尽快恢复尿道括约肌功能，减少尿失禁的发生。

（3）多饮水，每日尿量 2000 mL 以上，定期复查。

（4）有尿道狭窄的患者定期行尿道扩张。

（5）按医嘱服药，有排尿困难、血尿时应立即到医院检查治疗。

十、精索静脉曲张

1. 病情观察

（1）轻者可无症状，较重者可有阴囊坠胀痛，久站则腰痛，平卧休息可缓解。

（2）如曲张较重，患者站立时可见阴囊内有蚯蚓状曲张静脉团。

（3）严重者可引起不育。

2. 健康宣教

无症状或症状较轻者，除穿紧身内裤或用阴囊托带外，还需注意以下几点。

（1）性生活要有规律，避免纵欲。

（2）洗澡时，不宜热水浸泡过久。

（3）避免剧烈运动和强体力劳动，以防止腹压增高，加重病情。

（4）术后 2 周内，应避免抬举重物或剧烈运动。

十一、原发性醛固酮增多症

1. 病情观察

（1）高血压是原发性醛固酮增多症最常见的首发症状，临床表现酷似原发性高血压，有头痛、头晕、乏力、耳鸣、弱视等。

（2）低血钾在疾病早期可正常或持续在正常低限，临床无低钾症状；随着病情进展，病程延长，血钾持续下降。

（3）肌无力和周期性瘫痪低血钾可使神经－肌肉兴奋性降低，表现为肌无力和周期性瘫痪，常突然发生，初发有麻木感、蚁走感，继而多在清晨起床时忽感双下肢不能自主移动，反射降低或消失，双侧对称，重则可累及双上肢甚至发生呼吸肌麻痹，引起呼吸及吞咽困难。

2. 健康宣教

（1）注意安全，切忌远行以防止发生意外。

（2）遵医嘱服药，如术后血压未降至正常水平，继续服用降压药。

（3）定期复查 B 超、血醛固酮。

十二、嗜铬细胞瘤

1. 病情观察

（1）严密观察患者的血压肿瘤切除后，容易出现低血压、心动过速等休克症状；少数患者术后血压仍高，可能是长时期高血压使血管壁弹性减弱所致，所以，术后仍要注意观察血压的变化，如血压不稳定应及时通知医师处理。

（2）观察腹膜后引流液的颜色和量。

（3）观察患者双下肢有无水肿、疼痛。

2. 健康宣教

（1）指导患者养成健康的生活方式，如合理营养、适量睡眠、适当锻炼、戒除不良嗜好、避免过度劳累和情绪激动、保持轻松愉快的心情。

（2）嗜铬细胞瘤手术后有复发倾向，所以患者出院时要认真做好出院指导，嘱患者定期复查。

十三、肾积水

1. 病情观察

（1）观察患者的体温、肾功能、腹部肿块大小变化和膀胱刺激症状，及早发现肾积水并发感染征象。

（2）观察切口渗血、渗液情况，保持切口敷料的清洁、干燥。

（3）观察并记录引流液的量、颜色、性状。

2. 健康宣教

（1）嘱患者进食低盐、低蛋白、高热量的食物，禁食豆制品。

（2）若出现肾区疼痛、尿量减少、排尿困难等表现及时就诊。

第六节　骨科疾病

一、肱骨干骨折

1. 病情观察

（1）夹板或石膏固定者，观察伤口及患肢的血运情况；如出现患肢青紫、肿胀、剧痛等，应立即报告医师处理。

（2）伴有桡神经损伤者，应观察其感觉和运动功能恢复的情况；通过检查汗腺功能，可了解自主神经恢复情况。

（3）如骨折后远端皮肤苍白、皮温低，且摸不到动脉搏动，在排除夹板、石膏固定过紧的因素外，应考虑有肱动脉损伤的可能；如前臂肿胀严重，皮肤发绀、湿冷，则可能有肱静脉损伤，出现上述情况应及时报告医师处理。

2. 健康宣教

（1）多食富含蛋白、维生素和钙的食物。

（2）体位对桡神经损伤后行外固定者，应确保外固定稳定，以保持神经断端处于松弛状态，以利于恢复。

（3）药物对伴有神经损伤者，遵医嘱口服营养神经药物患者。

（4）继续进行功能锻炼，防止肩、肘关节僵硬或强直而影响患肢功能；骨折 4 周内，严禁做上臂旋转活动。

（5）复查指征及时间：U 形石膏固定患者，在肿胀消退后，石膏固定会松动，应及时复诊；悬吊石膏固定 2 周后，更换长臂石膏托，继续维持固定 6 周左右；伴桡神经损伤者，定期复查肌电图，了解神经功能恢复情况。

二、肱骨髁上骨折

1. 病情观察

（1）密切观察患肢桡动脉波动是否减弱或消失，手指是否发绀、发凉、发麻，能否主动握拳、伸指、对指、夹指，被动伸手指时，有无剧烈疼痛。72 小时内仍每 2 ～ 4 小时巡视 1 次。

（2）伴有正中神经损伤时，注意观察神经功能恢复情况，并给予相应的护理。

2. 健康宣教

（1）多食高蛋白、高热量、含钙丰富且易消化的饮食，多食蔬菜及水果。

（2）行长臂石膏托固定后，卧床时患肢垫枕与躯干平行；离床活动时，用三角巾或前臂吊带悬吊于胸前。

（3）家长应督促并指导患儿按计划进行功能锻炼，最大限度地恢复患肢功能。

（4）复石膏固定后，如患肢皮肤发绀、发凉、剧烈疼痛或感觉异常，应立即就诊。自石膏固定之日起，2 周后复诊，分别在骨折后 1 个月、3 个月、6 个月复查 X 线片，了解骨折的愈合情况，以便及时调整固定，防止畸形愈合。

三、锁骨骨折

1. 病情观察

（1）观察上肢皮肤颜色是否发白或青紫，温度是否降低，感觉是否麻木，如有上述现象，可能是“8”字绷带包扎过紧所致。

（2）指导患者双手叉腰，尽量使双肩外展后伸，如症状仍不缓解，应报告医师适当调整绷带，直至症状消失。

（3）“8”字绷带包扎时禁忌做肩关节前屈、内收动作，以免腋部血管神经受压。

2. 健康宣教

（1）早期以卧床休息为主，可间断下床活动。

（2）多食富含蛋白质、维生素、钙的食物，少食或不食辛辣、刺激性的食物。

（3）固定保持患侧肩部及上肢于有效固定位，并维持 3 周。

（4）外固定患者需保持正确的体位，以维持有效固定，进行早、中期锻炼，避免肩前屈、内收动作。解除外固定后则加强锻炼，着重练习肩的前屈、旋转活动，如两臂做划船动作。值得注意的是患者应防止2种倾向：①放任自流，不进行锻炼；②过于急躁，活动幅度过大，力量过猛造成软组织损伤。

（5）术后1个月、3个月、6个月需进行X线摄片复查，了解骨折愈合情况；有内固定者，于骨折完全愈合后取出；对于手法复位外固定患者，如出现下列情况须随时复查：骨折处疼痛加剧、患肢麻木、手指颜色改变、温度低于或高于正常等。

四、骨盆骨折

1. 病情观察

（1）全身情况，包括生命体征、意识状态、尿量、皮肤黏膜、甲床毛细血管回流时间、皮肤弹性等，必要时检测中心静脉压、血红蛋白、红细胞计数及血细胞比容等各项指标，以确定是否有休克及休克程度。

（2）观察有无腹痛、腹胀、呕吐、肠鸣音和腹膜刺激征，并定时测量腹围，以判断是否合并有腹膜后血肿、腹腔脏器损伤及膀胱损伤。

（3）观察有无血尿、尿道口滴血、排尿困难或无尿，以判断膀胱尿道损伤程度。

（4）观察有无疼痛、触痛、出血，必要时做肛门指诊，以确定直肠损伤程度。

（5）观察有无会阴区、下肢麻木及运动障碍，以判断有无腰骶和坐骨神经损伤。

2. 健康宣教

（1）合理安排饮食，补足营养，提高体质，促进骨折愈合。

（2）按康复计划进行功能锻炼。

（3）出院后1个月、3个月复查，检查内固定有无移位及骨折愈合等情况。

五、股骨干骨折

1. 病情观察

（1）监测生命体征，包括神志、瞳孔、脉搏、呼吸、腹部情况及失血征象；创伤初期应警惕颅脑、内脏损伤及休克发生。

（2）观察患肢末梢血液循环、感觉和运动情况，尤其对于股骨下1/3骨折的患者，应

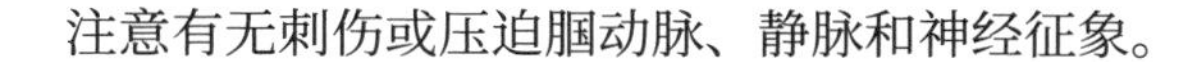

注意有无刺伤或压迫腘动脉、静脉和神经征象。

2. 健康宣教

（1）体位：股骨中段以上骨折患者下床活动时，应始终保持患肢外展位，以免因负重和内收肌作用而发生继发性向外成角突起畸形。

（2）扶拐锻炼：由于股骨干骨折后愈合及重塑时间延长，因此需较长时间扶拐锻炼，应教会患者正确使用双拐。

（3）2～3个月后行X线片复查。若骨折已骨性愈合，可酌情使用单拐而后弃拐行走。

六、股骨颈骨折

1. 病情观察

（1）术后24小时内严密监测生命体征变化及切口疼痛情况，必要时遵医嘱给予镇痛药，密切观察切口出血情况及引流液的颜色、性质和量。术后6小时内引流量超过300 mL，且颜色呈鲜红色，或短时间引流量较多伴血压下降时，应立即通知医师，做好止血、输血准备工作。保持切口敷料清洁、干燥。敷料一旦被血液浸透、污物污染，要及时更换。

（2）注意观察患肢末梢血液循环、感觉、温度及足背动脉的波动情况，如患肢末梢麻木、疼痛及血液循环不良，应及时通知医师。

（3）术后髋关节脱位是全髋关节置换术后常见并发症之一。术后保持患肢外展中立位，注意观察双下肢是否等长、疼痛，触摸手术部位有无异物感。若有脱位应及时报告医师。指导患者翻身（双下肢之间放1个枕头），取物、下床的动作应避免内收屈髋。

2. 健康宣教

由于髋关节置换术后需防止脱位、感染、假体松动、下陷等并发症，为确保疗效，延长人工关节使用年限，特做如下指导。

（1）多进食富含钙质的食物，防止骨质疏松。

（2）避免增加关节负荷量，如体重增加、长时间站或坐、长途旅行、跑步等。

（3）洗澡用淋浴而不用浴缸，如厕用坐式而不用蹲式。

（4）关节局部出现红、肿、痛及不适，应及时复诊；在做其他手术前（包括牙科治疗）均应告诉医师曾接受关节置换术，以便用抗生素预防。

（5）基于人工关节经长时间磨损与松离，必须遵医嘱定期复诊，完全康复后，每年复诊1次。

七、脊柱骨折

1. 病情观察

（1）手术后应严密观察患者的病情变化，监测血压、脉搏、呼吸，维持良好的呼吸循环功能。

（2）注意保持呼吸道通畅，颈椎骨折患者伤口有较多渗血及血肿形成时，可压迫气管，导致呼吸困难甚至窒息，应立即行气管切开。

（3）密切观察伤口出血情况，渗血多时及时更换敷料，使患者平卧8小时后再翻身，可达到压迫止血的目的。

（4）观察四肢的感觉及各关节运动情况，判断有无脊髓损伤；遵医嘱应用抗生素治疗，预防感染的发生。

2. 健康宣教

（1）继续功能锻炼，第一个月主要是在床上进行四肢活动及腰背肌锻炼，2～3个月后可下床进行步行及适度的活动。

（2）定期复查X线片，了解内固定有无移位及骨折愈合情况。

八、脊髓损伤

1. 病情观察

术后监测血压、脉搏变化，观察有无休克征兆。

2. 健康宣教

（1）有条件者转入社区康复中心进行康复治疗；坚持进行功能锻炼，预防失用性肌萎缩及关节僵直，提高生活质量。

（2）行内固定术后1个月、3个月、6个月后复查，检查内固定有无松动移位、骨折愈合及神经恢复情况。

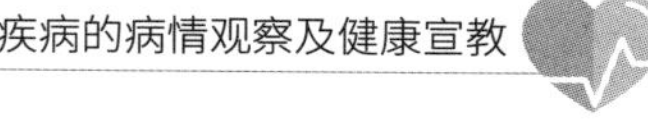

九、肩关节脱位

1. 病情观察

（1）石膏固定者，观察末梢血液循环情况，肢端出现肿胀、麻木、皮肤青紫、皮温降低及疼痛时说明有血液循环障碍，应报告医师及时处理。

（2）牵引患者应观察是否为有效牵引，有无压迫神经的症状，保持患肢的功能位。

2. 健康宣教

为了促进关节功能的早日恢复，防止关节功能锻炼，避免发生再脱位，在关节脱位数日后，就要开始适当的关节周围肌肉的收缩活动和其他关节的主动运动。

十、髋关节脱位

1. 病情观察

（1）石膏托固定患者应抬高患肢，注意观察患肢末梢循环情况，定时按摩，防止压力性损伤的发生。

（2）手术切开复位术后，注意观察患者的出血情况；有些髋关节脱位患者切开复位的同时还需要进行螺丝钉、钢针骨折内固定；手术比较大，术后应密切观察患者的生命体征变化，尽早发现出血征象，及时处理。

2. 健康宣教

（1）保持患肩制动 4 周，注意补充维生素。

（2）固定期间进行前臂屈伸、手指抓捏练习：4 周后去除外固定，逐步活动肩关节。

（3）术后 4 周拍 X 线片复查；每半年复查 X 线片，至少观察 5 年以上，预防创伤后股骨头坏死的发生。

十一、手外伤

1. 病情观察

（1）术前病情观察：包括生命体征及患肢局部情况，尤其应警惕失血性休克的发生，正确使用止血带。

（2）术后病情观察

1）全身情况：患者经受创伤和手术后，失血较多而致低血压，而低血压容易使吻合的血管发生栓塞，直接影响肢体的成活。因此，术后要及时补充血容量，纠正贫血。

2）局部情况：观察手部皮肤颜色、温度、毛细血管回流反应、有无肿胀等；损伤后的肿胀程度与损伤部位的结缔组织特征和血管分布有关，即结缔组织、血管丰富的部位肿胀明显；疼痛与损伤的程度和局部活动度有关：损伤越严重，局部活动度越大，疼痛越剧烈；疼痛一般在伤后 2 ～ 3 天开始缓解，1 周左右可适应，此时，若疼痛未减轻且有加重趋势，应考虑感染的可能。

2. 健康宣教

（1）讲究卫生，及时修剪指甲，保持伤口周围皮肤清洁。

（2）注意营养，有利于神经、血管的修复。

（3）坚持康复训练，改善手部功能。用两手相对练习腕背伸，两手背相对练掌屈，手掌平放桌上练腕背伸，腕放桌边练腕掌屈，拇指外展练习虎口等。避免过度用力，以防止神经损伤、肌腱断裂。

（4）复诊：神经损伤的患者，3 周时进行肌电图检查，此后每隔 3 个月复查 1 次，观察神经功能恢复情况。同时测试患指的感觉和运动情况。

（5）肌腱损伤患者出院后 3 周复查，此后可在 1 个半月、3 个月、6 个月后复查。

十二、颈椎病

1. 病情观察

（1）询问患者主诉，观察颈部及肢体活动情况，是否有麻木感及活动受限，触压时是否后有压痛。

（2）在牵引过程中，观察患者是否有头晕、恶心、心悸，发现上述症状要停止牵引，让患者卧床休息。

（3）注意观察牵引的姿势、位置及牵引的重量是否合适。

（4）观察患者的心理变化，是否有焦虑、恐惧、悲观等情绪变化。

（5）患者卧床时间较长时，应注意观察受压部位皮肤是否受损，要进行预防。

（6）术后监测血压、脉搏、呼吸、血氧饱和度。

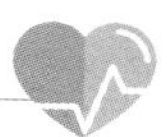

（7）观察伤口局部的渗血和渗液情况，术后 2 小时内须特别注意伤口部位的出血情况，短时间内出血量多并且伴有生命体征改变者，应及时报告医师进行处理。颈后路手术患者还应注意伤口的渗液情况。有引流管者注意保持引流通畅并记录引流量。

（8）观察患者吞咽与进食情况，颈前路手术 24 ～ 48 小时后，咽喉部水肿反应逐渐消退，疼痛减轻，患者吞咽与进食情况应逐渐改善。如果疼痛反而加重，则有植骨块滑脱的可能，应及时进行检查和采取相应的处理措施。

2. 健康宣教

（1）佩戴颈托 3 个月，向患者解释颈椎病的恢复过程是长期和慢性的，并且在恢复过程中可能会有反复，应做好心理准备，不必过分担忧。

（2）告诉患者不要长时间使颈部固定在任何一种姿势，避免猛力转头动作。

（3）保持正确的睡眠姿势，枕头不可过高或过低，避免头偏向一侧。

（4）日常生活中注意加强体育锻炼，增强颈部及四肢肌力。颈部肌肉的锻炼方法：先慢慢向一侧转头至最大屈伸、旋转度，停留数秒，然后缓慢转至中立位，再转向对侧，每日重复数 10 次。

（5）对颈部每日早、晚进行自我按摩，采用指腹压揉法和捏揉法，增进血液循环，增强颈部肌力，防止肌肉萎缩。

（6）按医嘱服用药物，术后 1 个月复查，以后每 1 ～ 2 个月复查 1 次。

十三、腰椎间盘突出症

1. 病情观察

（1）观察伤口引流情况。

（2）观察双下肢的感觉、活动，与术前做对比。

（3）注意观察患者是否有过敏反应，如皮疹、皮肤发痒等，预防过敏性休克。

（4）观察是否有神经根刺激征，术后口服地塞米松 3 天及其他抗过敏药物。如患者出现腰臀部疼痛，应考虑为腰肌血肿，通知医师及时处理。

2. 健康宣教

（1）卧硬板床休息，减少腰部疲劳。

（2）行走时要佩戴支具，以防止发生意外（如腰扭伤）。

(3) 继续腰背肌锻炼。

(4) 佩戴支具3个月。

(5) 术后1个月门诊复查。

(6) 半年内不可提重物，不可急弯腰。

十四、急性血源性骨髓炎

1. 病情观察

由于细菌毒素被吸收后易致败血症、脓肿转移，从而导致心肌炎（脉搏细速、心律不齐、期前收缩等）、心包炎（血压下降、心包积液）、肺脓肿（咳嗽、咳脓痰、呼吸困难），应密切观察患者有无上述症状并及时做出相应处理，严格控制输液速度，谨防肺水肿的发生。

2. 健康宣教

(1) 生活：加强营养，改善卫生条件，增强机体抵抗力。

(2) 体位：患肢保持功能位，防止过早负重而致病理性骨折；需待X线检查显示病变已恢复正常时，才能开始负重。

(3) 药物：必须坚持使用抗生素至体温正常后2周，以巩固疗效。

(4) 复诊：若伤口愈合后又出现红、肿、热、痛及流脓等提示转为慢性，需及时诊治。

十五、慢性血源性骨髓炎

1. 病情观察

(1) 观察患者的生命体征情况。

(2) 冲洗期间密切观察闭式灌洗引流管引流液的颜色、量及性状等。

2. 健康宣教

(1) 勇于面对现实，保持心情舒畅。

(2) 加强营养。

(3) 保证休息。

(4) 坚持使用抗生素到临床症状消失2～4周，出现不适症状及时就诊。

(5) 坚持功能锻炼。

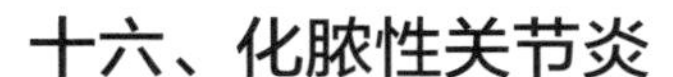

十六、化脓性关节炎

1. 病情观察

（1）观察患者的生命体征，根据肢体局部红肿、疼痛程度来判断感染的严重程度。

（2）观察脓液的颜色、气味、黏稠度来判断细菌的种类，为合理应用抗生素提供临床依据。

2. 健康宣教

（1）介绍疾病的发生原因、治疗方法和愈后情况。

（2）讲解石膏护理的方法。

（3）强调功能锻炼的重要性和方法。

（4）介绍压力性损伤产生的原因及预防压力性损伤的方法。

（5）自我检测的方法及定期复查的意义，安排复查时间。

十七、强直性脊柱炎

1. 病情观察

（1）密切观察患者的血压、脉搏、呼吸变化。术后每小时测量 1 次，连续 2 次；稳定后可改为每 2 小时测 1 次，连续 2 次。清醒后根据病情而定，停测后，仍要继续注意观察，特殊者按医嘱执行，并注意患者的意识状态和患肢血液循环情况，注意体温变化，出现异常及时处理。

（2）注意观察腰背疼痛的程度及伴随症状，脊柱、肢体活动情况。

（3）若行骨盆牵引时，应密切观察患者的双下肢血循环。

2. 健康宣教

（1）生活起居要适应四季的变化，注意保暖，避免受凉。

（2）注意休息，体力劳动及活动要适当，特别是在治疗的同时要辅以功能锻炼。

（3）多吃营养丰富的食物，忌吃生冷，宜吃姜、酒等温热性食物以利于温通血脉，散寒止痛。

（4）保持愉快的情绪，对于维持健康非常重要。

十八、类风湿性关节炎

1. 病情观察

（1）用药后注意观察患者的肢体晨僵时间。

（2）关节疼痛有无减轻、关节压痛数、关节肿胀数及有无减少，双手握力，15 m 行走时间有无改善等。

2. 健康宣教

（1）教会患者掌握该病发作的诱因，避免寒冷、潮湿、过度劳累、感染等；居住的房间最好通风、干燥，按季节和天气的变化来增减衣服；平常用温水洗脸、洗手，发热时勿用冰袋降温；注意保暖，避免受寒，以免疾病复发，加重病情损伤。

（2）教会患者掌握一些自我护理的知识和功能锻炼的方法，如休息与运动的护理，除关节炎急性期卧床休息外，日常要养成良好的生活方式，每天有计划地进行锻炼，维持关节功能，防止失用综合征。

（3）用药指导：各种药物的疗效因人而异，不良反应也有个体差异。非甾体抗感染药大多有胃肠道反应，应在饭后服用，同时注重保护胃黏膜；抗风湿药多有恶心、呕吐、皮疹、白细胞和血小板减少、严重肝功能不全、严重肾功能不全、骨髓抑制等，用药过程中需定期监测血尿常规、肝功能、肾功能及骨髓象；糖皮质激素因停药后容易出现反跳，须严格按医嘱用药，不得擅自减量和停药等。

（4）使患者了解疾病的症状、体征、病程、治疗方案，病情复发、症状加重时立即就医。

十九、脊柱结核

1. 病情观察

（1）患者入院后不管体温、脉搏正常与否，均应每日测 3 次且应准确，以便观察其变化，从而判断抗结核药物的疗效及选择手术时机，为医师制定下一步的治疗方案提供客观依据。

（2）观察患者的四肢活动、感觉有无减退或消失，以及大小便是否障碍等，从而判断病情是否好转或加重，以便医师调整治疗方案。

2. 健康宣教

（1）适当休息，保证营养供给。

（2）在医师指导下连续服用抗结核药 2 年左右，不可间断，并注意观察药物的不良反应，每月检查血常规、红细胞沉降率、肝功能和听力等。

（3）了解痊愈标准

1）全身情况良好，体温正常，食欲好，连续 3 次红细胞沉降率正常。

2）局部症状消失，无疼痛，窦道闭合。

3）X 线摄影检查显示：脓肿缩小乃至消失，或已钙化。

4）无死骨，病灶边缘轮廓清晰。

5）起床活动已 1 年，仍能保持上述 4 项指标。

符合上述标准可停止抗结核治疗，但仍需定期复查。

二十、骨软骨瘤

1. 病情观察

（1）观察疼痛性质，遵医嘱使用镇痛药，并观察其不良反应。

（2）当患者行大面积切除术后，应观察伤口渗血情况及肢体末梢血运。

2. 健康宣教

（1）避免剧烈运动，防止病理性骨折。

（2）定时复查，出现不适时立即就诊。

二十一、骨巨细胞瘤

1. 病情观察

（1）注意伤口渗血和引流情况，记录引流液的量和性状。出血多时要及时报告医师，更换敷料，加压包扎；如有截肢断端大出血，应立即压迫止血或以止血带止血，并及时输血。

（2）注意患肢远端血运情况。上肢手术后观察桡动脉搏动，下肢手术后则观察足背动脉搏动；观察肢体有无肿胀、色泽及温度改变，包扎有无过紧，有无神经损伤表现。

2. 健康宣教

（1）异体骨与关节移植术后应避免早期负重，防止骨折。

（2）行石膏固定后应注意观察患肢末梢血运及石膏固定的效果，如发现石膏松动，应及时更换。

（3）继续进行患肢的功能锻炼，以防止关节僵直和肌肉失用性萎缩，最大限度地改善移植肢体功能。

（4）要定期复查，以便了解肿瘤切除部位骨修复情况，及时发现病情变化，及时治疗。

二十二、骨肉瘤

1. 病情观察

（1）由于骨肉瘤手术创面大，尤其是骶骨切除术、半骨盆切除术、髋关节离断术等，易致切口处出血，有可能发生低血容量性休克。

（2）术后应观察血压、脉搏、呼吸、尿量每小时 1 次，及时补充血容量，预防和控制休克。

2. 健康宣教

（1）保证足够的营养，多饮水。

（2）患者制订活动计划，逐步达到生活自理，提高生活质量。

（3）对需要继续放疗者，不要轻易中止疗程。

（4）了解肿瘤切除部位骨修复情况，严防过早负重导致病理性骨折。

第七节　小儿外科疾病

一、先天性食管闭锁和气管食管瘘

1. 病情观察

（1）持续心电监护，监测患儿血氧饱和度、心率、呼吸变化，加强巡视。

（2）观察患儿有无脱水、腹胀，遵医嘱急查生化、血气分析，积极预防并纠正水、电解质紊乱，准确记录 24 小时出入量。

（3）严格观察补液滴速，尤其是合并肺炎患儿，补液滴速不宜过快；合理补液，预防、纠正水和电解质紊乱。

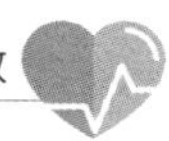

（4）颈部造瘘及胃造瘘患儿应加强瘘口护理，观察瘘口周围有无皮下气肿，保持患儿瘘口周围皮肤清洁、干燥。

（5）保持患儿伤口敷料清洁、干燥，无渗血、渗液者通常术后3～5天可进行首次换药。

2. 健康宣教

（1）加强患儿保暖。

（2）注意喂养方法及饮食卫生，以防止患儿误吸和腹泻。

（3）定期复查病情，如患儿出现吞咽困难等异常，要及时就诊。

二、新生儿胃穿孔

1. 病情观察

（1）持续心电监护，监测患儿血氧饱和度、心率、呼吸变化。

（2）测量患儿体温，观察有无硬肿症及高热，入培养箱保暖。

（3）观察患儿有无循环衰竭表现，如反应差、哭声小、肢体冰凉等。

（4）观察患儿腹部体征、腹肌张力及排便情况；观察患儿有无呕吐、腹胀、腹肌紧张、便血等消化道症状和体征，腹胀患儿禁忌灌肠，必要时可遵医嘱肛管排气或给予开塞露肛门注入帮助排便；观察并记录呕吐物及大便的量、色、性状。

2. 健康宣教

（1）加强患儿营养，合理喂养，保持良好的饮食习惯，少量多餐。

（2）注意饮食卫生，观察患儿的大便性状，如患儿出现腹泻、大便恶臭时应及时就诊。

（3）定时复诊，如进食后患儿出现恶心、呕吐、腹胀、腹痛、哭闹不安时应及时就诊。

（4）肠造瘘患儿应加强造口护理，保持患儿造口及周围皮肤清洁。

三、食管裂孔疝

1. 病情观察

（1）监测患儿生命体征，观察患儿有无吸入性肺炎表现，有炎性反应者遵医嘱应用抗生素。术后对患儿应持续心电监护及血氧饱和度监测，术后48小时内密切观察患儿生命体征变化。

（2）观察患儿呼吸、面色等情况，有无发绀、呼吸急促等缺氧症状；床旁应准备吸痰装置，及时清除患儿口腔及呼吸道分泌物；保持氧气管道的通畅，维持血氧饱和度在95% 以上。

（3）观察呕吐物的量、性质、颜色，呕吐时应防止患儿发生误吸，床旁应备吸引装置。

（4）观察患儿有无水、电解质紊乱症状。有紊乱症状时应及时纠正，遵医嘱合理安排补液顺序及补液速度。

（5）观察患儿腹部体征。

（6）评估患儿营养状况，应对患儿家长进行喂养指导，加强患儿营养，改善患儿营养状况。

（7）严密观察患儿伤口有无出血、渗液，保持伤口敷料清洁、干燥，伤口包扎勿过紧，以免影响呼吸。

2. 健康宣教

（1）预防呼吸道感染。

（2）直立位或半坐卧位喂养患儿，应喂养稠厚营养食物，防止呕吐引起患儿窒息。

（3）指导患儿练习深呼吸、有效咳嗽。

（4）早期下床活动。

（5）保护各种引流管，防止滑脱。

（6）门诊随访。

四、肠套叠

1. 病情观察

（1）观察患儿腹痛的情况，查体注意患儿腹部有无腊肠样包块，注意有无肠穿孔表现。术后观察腹部体征及肠功能恢复情况。

（2）观察患儿便血的性质、颜色及量。

（3）观察患儿呕吐的情况，观察患儿有无脱水及电解质紊乱，应及时补充水分和营养。

（4）监测患儿生命体征的变化。

（5）观察伤口敷料有无渗血、渗液，保持患儿伤口敷料干燥。

2. 健康宣教

（1）向患儿家属讲解空气复位、胃肠减压及口服药用炭的目的。

（2）向患儿家属讲解早期活动的意义。

（3）告知患儿家属注意饮食卫生，不食不洁净的食物，不暴饮暴食，进食后不做剧烈运动。

（4）保持大便通畅，有便秘现象者应及时给予缓泻剂，必要时应进行灌肠，促进排便。避免腹泻、肠炎、高热等诱发肠套叠因素。

（5）观察患儿有无呕吐、腹痛、便血等肠套叠再次发生的症状，如患儿有腹痛等不适，应及时就诊。

五、先天性胆总管囊肿

1. 病情观察

（1）观察患儿腹部体征的变化，观察腹痛的部位、性质及程度。

（2）观察患儿黄疸的情况，发作时明显加深，发作后减退。

（3）观察患儿皮肤情况，有无出血点和皮肤瘙痒；保持患儿皮肤清洁，防止患儿抓破皮肤。

（4）观察患儿粪便和尿液；观察患儿体温变化，如有高热，应做好高热护理。

（5）持续心电监护，观察患儿意识、面色及四肢温度，每 1 ～ 2 小时巡视 1 次直至病情平稳，术后 48 小时内密切观察生命体征。

（6）严密观察患儿伤口有无出血、渗液，保持伤口敷料清洁、干燥，注意有无出血、胆汁外渗等。

2. 健康宣教

（1）注意饮食管理：忌暴饮暴食，忌高脂食物；饮食宜清淡，选择易消化、低脂肪的食物；术后 2 ～ 3 个月应少量多餐。

（2）巨大囊肿患儿应避免剧烈活动，忌用力按压患儿腹部，避免患儿腹部受到撞击，以防止囊肿破裂。

（3）胃管、T 管、腹腔引流管的目的及相关注意事项。

（4）术后 1 个月门诊复查，做超声、肝功能等检查。

（5）带管出院者教会患儿家长更换引流袋的方法及注意事项，教会家长妥善固定引流管的方法并应注意保持引流管通畅，告知家长若出现引流管堵塞、伤口局部红肿热痛、腹痛、黄疸加重、发热等症状时应及时就诊，告知家长引流术后 3 ～ 6 个月，肝功能恢复正常后再行囊肿切除术。

六、先天性马蹄内翻足

1. 病情观察

（1）每 1 ～ 2 小时测量患儿脉搏、呼吸、血压 1 次至病情平稳，婴幼儿应注意防误吸。

（2）观察患儿伤口渗出情况及患足足趾循环情况、感觉和活动度。

2. 健康宣教

（1）术后尤其是术后 2 周内，告诫家长不能垂足姿势抱患儿，以免出现或加重患足血液循环障碍。

（2）术后石膏固定期间可偶见石膏松脱，告诫家长，一旦发现石膏松脱需要立即回院就诊处理。

（3）加强患儿营养，保持大小便通畅。

（4）保持石膏清洁、干燥。

（5）拆除石膏前，患足勿下地负重；伤口痊愈前，抬高患肢，勿垂足抱患儿。

（6）6 周后门诊复查。骨性手术患儿 X 线检查提示骨愈合良好后方可拆除石膏，并逐步下床活动，期间有石膏浸湿、脱落、损坏等，应及时回院复诊。

七、臀肌挛缩

1. 病情观察

（1）测量脉搏、呼吸、血压 2 小时至患儿麻醉清醒后 6 小时。

（2）观察伤口渗血情况，术后伤口常规放置引流条，术后如有较多淡血性渗出属正常现象，通常术后 1 天给予首次换药，如有大量鲜红色渗血，需警惕活动性出血的可能，应及时报告医师。内置引流条通常于术后 4 ～ 5 天拔出，引流条取完后一般不再需要常规换药，直至拆线。

（3）观察患儿双下肢感觉运动、末梢血运恢复情况，注意患儿术侧下肢的神经功能有无异常。

（4）观察患儿小便情况，患儿因术后绷带包扎、伤口疼痛等原因，特别是女性患儿，常有排尿困难，如诱导排尿无效可留置尿管，应做好尿管护理。

（5）卧床及约束肢体期间，注意观察受压部位及约束部位局部皮肤情况，患肢予以定

时放松及按摩。

（6）术前患儿有骨盆倾斜、肢体不等长的表现，术后应该记录不等长的肢体长度并与术前比较，并应同时进行肢体相对较短的一侧下肢的皮牵引，帮助矫正骨盆倾斜和肢体不等长。

2. 健康宣教

（1）保持患儿伤口敷料清洁、干燥，加强患儿营养，促进伤口愈合。

（2）术后 1 个月应避免剧烈活动。

（3）坚持功能锻炼。

（4）患儿应定期复查，如有高热、切口裂开等情况时，应及时就诊。

第八节　烧伤科疾病

一、头皮烧伤

1. 病情观察

（1）观察头皮水肿、渗出、溃烂情况。

（2）观察创面、有无红、肿、热、痛的情况，有无异味等。

2. 健康宣教

（1）严格限制探视人员。

（2）保持创面清洁、干燥，防止不洁的手摸或搔抓创面。

二、面部烧伤

1. 病情观察

（1）注意患者呼吸情况，观察有无吸入性损伤，保持呼吸道通畅，床边备好气管切开包、负压吸引器等。

（2）面颈部水肿严重者，要密切观察呼吸情况，发现患者呼吸困难，应及时报告医师。

2. 健康宣教

（1）严格限制探视人员。

（2）保持创面清洁、干燥，防止不洁的手搔抓创面。

（3）以软食为主，进食时注意保护口周创面，以防止污染。

（4）创面愈合后使用瘢痕贴、弹力套预防瘢痕增生。弹力套使用的原则为“一早、二紧、三持久”。

三、眼部烧伤

1. 病情观察

观察患者的视力减退情况。

2. 健康宣教

（1）消除患者的思想顾虑。

（2）加强患者陪护人员的防感染意识，勤洗手。

四、耳部烧伤

1. 病情观察

观察患者的耳软骨有无红、肿、热、痛，伤口有无异味、渗出情况。

2. 健康宣教

（1）避免患侧卧位，以防止发生压力性损伤。

（2）保护创面，禁止用手搔抓外耳。

五、手部烧伤

1. 病情观察

密切观察患者的手指端血循环、颜色、温度、疼痛、肢端肿胀等情况，有无痂下积液、积脓，创周有无红肿等感染征象，如发现异常及时处理。

2. 健康宣教

（1）维持手部功能位 2 ～ 3 个月，进行主动和被动功能锻炼，以手指最大程度屈伸和

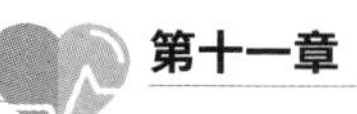

虎口张大为主。

（2）鼓励患者独立完成吃饭、穿衣、洗脸、梳头、刷牙、拿东西等日常生活动作。

（3）使用弹力手套、瘢痕贴等进行防瘢治疗，疗程3～6个月甚至1年以上。

（4）1个月、3个月、6个月、1年各复查1次，检查并指导手的功能恢复情况，必要时可行整形手术。

六、会阴烧伤

1. 病情观察

观察烧伤创面有无感染征象。

2. 健康宣教

（1）康复训练，循序渐进地进行大腿外展和下蹲训练。

（2）饮食清淡，忌辛辣刺激性食物，瘢痕瘙痒时禁忌搔抓，防治开裂出血感染。

（3）防瘢痕治疗，坚持瘢痕贴、弹力裤的使用。

七、呼吸道烧伤

1. 病情观察

（1）观察患者的面色、脉搏和呼吸情况，防止喉头水肿。

（2）监测血氧饱和度和血气分析。

2. 健康宣教

（1）严格限制陪伴探视人员数量。

（2）教会患者自行咳嗽方法，防止肺部感染。

（3）嘱患者出院后定期进行肺功能检查，及时进行防治。

八、电烧伤

1. 病情观察

（1）观察并记录患者的意识、瞳孔，有无恶心、头痛、发热等。

（2）观察每小时尿量、颜色、比重，维持尿量在 50 ～ 100 mL/h；观察有无肌红蛋白尿、血红蛋白尿。

（3）观察患肢远端血循环，如颜色、温度、动脉搏动及有无麻木、胀痛等血运障碍表现。

（4）观察创面颜色、气味、有无发绀、干性坏死，警惕糜烂坏死组织腐蚀血管导致大出血。

2. 健康宣教

（1）告知患者相关知识，发生电烧伤时立即切断电源。

（2）翻身幅度不能太大，避免用力大便、咳嗽；告知患者及其家属紧急呼救医护人员的方法；告知紧急情况下使用止血带和棉垫加压。

（3）伤口愈合后早期进行被动和主动锻炼。

（4）创面完全愈合后尽早使用弹力套、瘢痕贴，预防和减少瘢痕的超常增生；弹力套使用原则是“一早、二紧、三持久”。

（5）出院后 3 个月、6 个月、1 年定期复查，出院告知行二次整形术的时机，截肢残端瘢痕稳定后安装义肢。

九、酸、碱及磷烧伤

1. 病情观察

（1）观察有无吸入性损伤、呼吸频率、节律的改变，有无声嘶、肺水肿等情况。

（2）观察创面的颜色和深度。

（3）观察患者的尿量、颜色、性状等。

（4）动态监测肝、肾功能及电解质，了解有无肝、肾功能损伤及电解质紊乱。

2. 健康宣教

（1）教会患者酸、碱或磷烧伤后自救处理常识，如创面的冲洗。

（2）保持新愈合皮肤的清洁，避免用刺激性肥皂清洗。

（3）皮肤发痒时，避免搔抓，可用手轻轻拍打。

（4）加强功能锻炼，维持关节功能位置，进行防瘢、康复治疗。

第十二章　常见内科疾病的病情观察及健康宣教

第一节　循环系统

一、心律失常

1. 病情观察

（1）实施心电监护，密切观察心律失常的发生和演变过程，尽早发现严重的心律失常，及时通知医师处理。

（2）观察患者有无电解质紊乱表现，如嗜睡、反应迟钝、抽搐及心电图改变，一旦发现应立即采血并送检，对症处理。

（3）应用抗心律失常药物过程中，要密切观察用药反应，防止不良反应的发生。

（4）观察几种常用抗心律失常药物的不良反应

1）利多卡因：其不良反应与血浆浓度过高有关，常见的不良反应有中枢神经系统和心血管系统，前者如呆滞、嗜睡、恶心、眩晕、视物不清，严重者可有呼吸抑制、惊厥；后者有窦性心动过缓、窦性心脏停搏、房室传导阻滞、心肌收缩力下降、低血压等。

2）普罗帕酮：不良反应较少。心脏的不良反应有诱发或加重充血性心力衰竭、传导阻滞，其他不良反应最常见的是恶心、呕吐及眩晕等表现。

3）胺碘酮：其不良反应有间质性肺炎、角膜微粒沉着、甲状腺功能紊乱、皮肤反应（如光敏感）、胃肠道反应（如恶心、呕吐、排便习惯改变）、神经系统反应（如头痛、噩梦、共济失调、震颤等）、心脏不良反应（如心率减慢、各类房室传导阻滞和束支阻滞，甚至可发生尖端扭转型室速）等。

2. 健康宣教

（1）饮食指导：养成良好的饮食习惯，选择低脂、易消化、清淡、高营养的食物，少量多餐，不饮浓茶或咖啡。

（2）日常生活：无器质性心脏病者应积极参加体育锻炼；器质性心脏病者可根据心功能情况适当活动，注意劳逸结合。

（3）心理指导：帮助患者稳定情绪，避免精神过度兴奋或抑郁，以免诱发或加重心律失常。

（4）用药指导：使患者认识服药的重要性，按医嘱服用药物，不可自行减量或撤换药物，如有不良反应及时就医。

（5）保持大便通畅，注意患者大便情况，有便秘者饮食中需增加粗纤维食物，必要时给予缓泻药或开塞露。

（6）定期随访，复查心电图。

二、心功能不全

1. 病情观察

（1）注意观察发绀情况、呼吸困难的程度、使用辅助呼吸机的情况及肺内啰音的变化。

（2）观察肾灌注减少的指征，测量并记录尿量。如果尿量少于 30 mL/h 应通知医师。

（3）监测体重有无显著变化，观察连续数日体重变化的演变趋势。

（4）监测血气分析结果和血氧饱和度。

（5）强心药物的用药观察：洋地黄类药物用量的个体差异性很大，应严密观察患者用药后的反应。注意不能与普罗帕酮、奎尼丁、维拉帕米、胺碘酮、钙剂等药物合用。严格按时按医嘱给药，教会患者自测脉搏，当脉搏低于 60 次 / 分或节律不规则时，应暂停服药并报告医师。静脉注射毛花苷 C 或毒毛花苷 K 应稀释后缓慢给药。洋地黄毒性反应：胃肠道反应，如食欲缺乏、恶心、呕吐；神经系统表现，如头痛、乏力、头晕、黄视、绿视；心脏毒性反应，如频繁室性期前收缩呈二联律或三联律、心动过缓、房室传导阻滞等各种类型的心律失常。

（6）利尿药的用药观察：噻嗪类利尿药最主要的不良反应是低钾症，严重时伴碱中毒，故应监测血钾，以及有无乏力、腹胀、肠鸣音减弱等低钾血症表现。

（7）血管扩张剂的用药观察：硝酸酯类血管扩张药可致头痛、面红、心动过速、血压下降等不良反应，尤其是硝酸甘油静脉滴注时应严格掌握速度，监测血压；血管紧张素转化酶抑制药的不良反应有直立性低血压、皮炎、蛋白尿、咳嗽、间质性肺炎、高钾血症等。

2. 健康宣教

（1）保持环境安静、舒适、整洁，注意室内空气流通，患者的衣服应宽松，以减少患者的憋闷感。

（2）饮食指导：饮食宜清淡，多食易消化、含膳食纤维的食物；限制钠盐的摄入，每餐不宜过饱，适当限制水分，一般患者每日 1.5 ～ 2 L；戒烟、酒等刺激物。

（3）日常活动：根据心功能情况适度安排活动，尽量做轻体力工作，如看书、打字、扫地等，以不出现心悸、气短为原则；夜间保证睡眠充足；保持大便通畅，注意患者大便情况。若有便秘则饮食中需增加粗纤维食物，必要时给予缓泻药或开塞露。

（4）心理指导：向患者说明情绪与健康的关系，保持情绪稳定，应避免焦虑、抑郁、紧张及过度兴奋，以免诱发心力衰竭。

（5）药物指导：患者及其家属识别常用药物使用剂量和方法。了解常用药物的作用和不良反应，特别是毒性反应情况，有异常情况迅速到医院诊治，不得自行调整药物剂量。

三、心肌梗死

1. 病情观察

（1）经常巡视病房，密切观察患者的面色、心率、呼吸及血压变化，观察有无心律失常及心源性休克的发生。

（2）持续心电、血压监测，如有异常应及时报告医师并做好记录。

（3）溶栓治疗过程中及用药后观察有无出血倾向，如有皮肤出血点、鼻出血等时，应立即报告医师。

2. 健康宣教

（1）环境适宜：保持环境安静，空气新鲜，温度 20 ～ 22 ℃，湿度 50% ～ 70%。

（2）饮食指导：选择低胆固醇、低动物脂肪、低热量的食物，多吃蔬菜、水果，保持大便通畅。

（3）合理安排日常活动，保证充足睡眠，逐步增加活动量，6 周后可进行步行锻炼、打太极拳等。如出现胸痛、呼吸困难、心悸、头晕时，应暂时中断或减轻活动量。

(4) 心理指导：保持良好情绪，树立战胜疾病的信心，避免精神紧张和情绪激动，防止疾病复发。

(5) 用药指导：指导患者正确的用药方法，如心绞痛发作时可给予硝酸甘油 1 ～ 2 片，舌下含化。

四、高血压

1. 病情观察

(1) 观察血压、心率的变化，定期测体重，并认真记录。

(2) 严密观察头痛、头晕等情况，是否有呕吐、抽搐、昏迷等神经症状出现，如有异常及时通知医师。

2. 健康宣教

(1) 告知患者及其家属引起高血压的生理、社会、心理因素和高血压对健康的危害，引起患者的重视。

(2) 饮食指导：低盐、低脂、低胆固醇饮食，补充适量蛋白质，多吃新鲜蔬菜、水果，防止便秘，戒烟、酒，劳逸结合，控制体重等。

(3) 心理指导：学会自我心理平衡调节，保持乐观情绪。

(4) 根据年龄及病情选择慢跑、快步走、太极拳、气功等运动，避免竞技性运动。当运动中出现头晕、心悸、气急等不适时应休息，不要从事高空作业和过度紧张的工作。

(5) 用药指导：教育患者遵医嘱用药的重要性，不可随意增减药量或突然撤换药物；让患者了解有关降压药的名称、剂量、用法及不良反应；教会患者或家属定时、准确测量血压，或定期门诊复查。

五、心绞痛

1. 病情观察

密切观察病情变化，注意患者的面色，有无大汗或恶心、呕吐。心绞痛频发的危重患者，尤其注意心率、心律、血压、心电图变化，避免发展为心肌梗死。

2. 健康宣教

（1）环境舒适，温度适宜：保持舒适、安静的休息环境，避免寒冷刺激，注意保暖，保证足够睡眠。

（2）饮食指导：应少量多餐，避免暴饮暴食，限制高脂肪的食物，肥胖患者应控制热量，多食粗纤维食物以保持大便通畅，禁食辛辣刺激性食物。

（3）合理安排日常活动，避免过度劳累：节制登楼、快步或逆风行走，活动以无疲劳感、胸部不适及气急为度，但也不要过分限制活动使体重增加，加重心脏负荷。

（4）心理指导：向患者说明情绪对疾病的影响，保持良好的情绪，树立战胜疾病的信心，克服不良情绪，使心情完全放松。

（5）用药指导：坚持服用预防心绞痛的药物，随身携带保存在深色密封玻璃瓶内的硝酸甘油类药物，并注意过期更换，以备急用。

（6）定期门诊随访。

六、病毒性心肌炎

1. 病情观察

密切观察体温、心率、心律、血压的变化，做好详细记录。如发现心率突然变慢、血压偏低、严重心律失常，应及时报告医师。

2. 健康宣教

（1）保持环境安静，室内空气新鲜。

（2）饮食指导：给予高热量、富含蛋白质和维生素、易消化的食物，以促进心肌细胞恢复；注意少量多餐，以免加重心脏负担；戒烟、酒；心力衰竭患者应限制钠盐摄入。

（3）日常活动：急性期应严格卧床休息一段时间，以减轻心脏负荷，减少心肌耗氧量。出院后继续休息 2 ～ 3 个月，半年至一年内避免重体力劳动。

（4）心理指导：向患者耐心解释病情，鼓励患者克服焦虑的情绪，避免过重的心理负担，积极配合治疗，使病情得到缓解。

（5）用药指导：指导患者遵医嘱按时服药，尤其是抗心律失常药，必须按时、按疗程服用，以确保疗效，不可擅自停用或改用其他药物。

（6）定期随访，病情变化时及时就医。

七、心脏瓣膜病

1. 病情观察

注意监测生命体征，观察有无呼吸困难、乏力、食欲下降、尿少等症状，有无发热、肺部湿啰音、肝大、下肢水肿等体征，及时发现并发症。

2. 健康宣教

（1）心理指导：让患者及其家属了解疾病的病因和病程进展。鼓励患者树立信心，做好长期与疾病做斗争的思想准备。教育家属理解患者病情并给予支持。

（2）避免居住环境中潮湿、阴暗等不良条件，保持室内空气流通、温暖、干燥，阳光充足。

（3）适当锻炼，加强营养提高机体免疫力。避免重体力劳动和剧烈运动。

（4）注意防寒、保暖，避免呼吸道感染，一旦发生感染，应立即用药治疗。

（5）在拔牙、内镜检查、导尿术、分娩、人工流产等手术操作前，应告知医师有风湿性心脏病史，以便预防性地使用抗生素，防止感染。

（6）指导患者按医嘱服药的重要性，防止病情进展。

八、感染性心内膜炎

1. 病情观察

定时测量体温、脉搏和呼吸。体温骤降时，要随时测量并记录。遵医嘱给予抗生素、退热药，并观察降温效果。如果患者有栓塞症状，立即记录并报告医师。

2. 健康宣教

（1）环境：保持室温 18 ～ 22 ℃，湿度 50% ～ 70%。

（2）饮食指导：食用清淡、易消化、高热量及富含蛋白质的食物，多饮水。

（3）日常活动：合理安排休息与活动，体温升高时应卧床休息，待体温恢复至正常后可逐渐增加活动量，避免过度劳累。

（4）心理指导：指导患者正确认识疾病的转归，保持情绪稳定，积极配合治疗及护理。

（5）指导患者及其家属识别体温异常的早期表现和体征，坚持用药，如出现不良反应及时报告医师。

（6）定期随访，病情变化时及时就医。

九、风湿性心脏病

1. 病情观察

关注患者的饮食量及尿量，必要时记录24小时出入量，定期测量体重。严密观察病情变化，按医嘱服用抗风湿药物，并注意观察有无上腹痛、呕吐、黑便等不良反应。

2. 健康宣教

（1）环境：风湿性心脏病患者应尽可能改善居住环境中潮湿、寒冷等不良条件，以免诱发疾病。

（2）饮食指导：宜摄取清淡、富含维生素及蛋白质的食物，不宜过饱，保证摄入充足的营养。

（3）日常活动：保证充足睡眠，避免过度劳累。

（4）用药指导：长期使用利尿药如呋塞米、氢氯噻嗪等，应注意补钾，多食含钾高的食物。长期使用洋地黄制剂者，在使用前要测脉搏，若脉搏低于60次/分，应停药。若发现有恶心、呕吐、腹痛、黄视、绿视等毒性反应，应及时报告医师并停药。

十、原发性心肌病

1. 病情观察

密切观察心率、心律、脉搏、血压、呼吸和尿量等变化，并注意有无水肿及栓塞症状，若有异常应及时通知医师采取相应措施。

（1）遵医嘱用药，观察疗效及不良反应。扩张型心肌病患者对洋地黄耐受性差，应警惕发生洋地黄中毒；应用β受体阻断药和钙拮抗药者，应注意有无心动过缓。

（2）严格控制输液量及输液速度。

2. 健康宣教

（1）环境：环境安静，室内空气流通，阳光充足。

（2）饮食指导：选择低盐、富含维生素、高营养的食物，少量多餐，避免高热量和刺激性的食物。

（3）日常活动：扩张型心肌病患者强调避免劳累，宜长期休息以减轻心脏扩大，心功能得以恢复；肥厚型心肌病患者强调避免剧烈运动，以免心肌收缩力增加，加重流出道梗阻。

（4）心理指导：保持情绪稳定，避免心情抑郁、紧张或情绪激动。

（5）用药指导：坚持药物治疗，按时按量服药，注意洋地黄类药物的毒性反应，定期复查，以随时调整药物剂量。注意病情变化，症状加重时立即就医。

十一、心包炎

1. 病情观察

密切观察患者病情，观察患者有无疼痛，嘱心前区疼痛的患者勿用力咳嗽或突然改变体位，遵医嘱给予镇痛药物。心包穿刺或切开引流时记录抽液量、性质，按要求留标本送检。严密观察患者的病情变化，如有异常及时报告医师，并协助处理。

2. 健康宣教

（1）饮食指导：加强饮食营养，进食富含蛋白质和维生素、高热量、易消化的食物。

（2）注意合理而充分的休息。

（3）注意防寒保暖，防止感冒和呼吸道感染。

（4）由于该病病程较长，有些患者会出现对疾病不够重视的态度，要使患者对自己的疾病给予足够重视，以保证患者能够得到治疗；对于有悲观、绝望情绪的患者，护士要积极与患者沟通，使患者树立信心并积极配合医师的治疗。

（5）嘱患者必须坚持足够疗程的药物治疗（如抗结核治疗），勿擅自停药，以防止复发。注意药物不良反应，定期随访。

(6) 对缩窄性心包炎患者应讲明早期行心包剥离术的重要性，促使患者尽快接受手术治疗。

第二节　呼吸系统

一、急性上呼吸道感染

1. 病情观察

（1）随时观察体温及其他生命体征的变化。

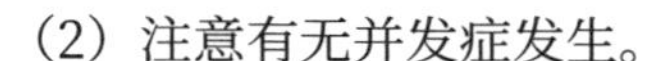

（2）注意有无并发症发生。

2. 健康宣教

（1）环境应适宜，经常通风，保持室内空气新鲜。

（2）疾病流行季节，尽量少去公共场所。

（3）积极参加体育锻炼，增加机体抵抗力和耐寒能力。

（4）避免受凉、淋雨、过度劳累。

（5）保持身心愉快。

二、肺炎

1. 病情观察

（1）严密观察患者的体温、脉搏、呼吸、血压等的变化。

（2）观察患者有无面色苍白、四肢厥冷、烦躁不安、神志恍惚、体温骤降、脉率快且脉象弱、血压下降等休克现象，发现异常立即通知医师，并协助处理。

（3）观察痰液的性质、量、气味等。

2. 健康宣教

（1）向患者宣传肺炎的基本知识，平时应注意锻炼身体，尤其要加强耐寒锻炼，并协助制订和实施锻炼计划。

（2）增加营养的摄入，保证充足的休息时间，以增加机体对感染的抵抗力。

（3）对老年及慢性患者尤其要注意，随天气变化增减衣服，避免受寒、过度劳累、酗酒等诱发因素，预防上呼吸道感染。

（4）出院后继续用药者应做好用药指导，告之随诊时间。

三、肺脓肿

1. 病情观察

（1）密切观察体温、脉搏、呼吸、血压的变化。

（2）观察痰液的性质、量，准确记录，留检验标本。

2. 健康宣教

（1）重视口腔、上呼吸道慢性感染的治疗，以杜绝被污染的分泌物吸入下呼吸道，从而诱发感染的机会。大量抗生素的应用，易诱发真菌感染和导致维生素缺乏，必须经常检查患者有无真菌性口腔炎，并积极采取有效的护理措施，补充维生素 B 与维生素 K；鼓励患者由口进食，多饮水，以清洁口腔，抑制真菌生长。

（2）积极治疗皮肤痈、疖、肺外化脓性病灶，不挤压痈、疖，防止发生血源性肺脓肿。

（3）加强对昏迷患者和全身麻醉患者的护理，预防肺部感染，疑有异物吸入时要及时清除。

（4）防止复发，抗菌治疗时间需 8 ～ 12 周，必须向患者解释，使之遵从治疗计划。

（5）提倡健康的生活方式，不过劳、不吸烟、不酗酒，积极锻炼身体，提高抗病能力。

四、阻塞性肺气肿

1. 病情观察

（1）观察生命体征及咳嗽、咳痰、喘息等。

（2）观察患者气短、发绀的严重程度，观察患者神志变化，有无呼吸困难、心悸、下肢水肿等并发肺源性心脏病及呼吸衰竭等，如有异常及时与医师联系。

2. 健康宣教

（1）环境：室内温度、湿度适宜，空气流通，定时消毒，避免烟雾、粉尘和刺激性气体对呼吸道的影响，戒烟、酒。告诫患者不宜去海拔高、空气稀薄、气压低的高山地区，以免加重呼吸困难。

（2）饮食指导：饮食宜营养丰富，经常更换食谱，多饮水，避免食用产气食物。

（3）日常活动

1）指导患者坚持呼吸锻炼，每日 2 ～ 3 次，每次 10 ～ 20 分钟。

2）全身运动锻炼：采用与日常生活有关的医疗体育锻炼形式，如行走、踏车、登梯、打太极拳、家庭劳动等，目前，平地行走是较为简单可行的锻炼方式，锻炼时速度和距离根据患者自觉呼吸困难、心悸程度，结合呼吸频率、心率、肺通气量等决定，每日锻炼 3 ～ 4 次。

（4）心理指导：保持心情舒畅，解除消极情绪，帮助患者和家属了解疾病特点，树立与慢性病长期做斗争的信念，鼓励患者提高生活质量，避免依赖心理。

（5）用药护理：指导患者服药的方法、剂量、疗效及不良反应，如抗生素、祛痰镇咳、平喘等药物。选用气管炎菌苗、核酸等药物时宜在发病季节前用药，以减少感冒和慢性支气管炎的发生。

（6）如感觉不适，出现明显呼吸困难，发热、畏寒、咳嗽、咳痰加重时，要及时就医。

五、慢性肺源性心脏病

1. 病情观察

（1）观察患者的生命体征、尿量及意识状态，观察有无尿量减少、下肢水肿、心悸、腹胀、腹痛等右心衰竭的表现。

（2）观察呼吸的频率、节律、幅度及变化特点，如由深而慢的呼吸变为浅而快的呼吸，且出现点头、耸肩呼吸，提示有呼吸衰竭的可能，定时监测血气分析，观察患者有无烦躁、失眠、定向障碍，以及皮肤或黏膜有无出现发绀等。

2. 健康宣教

（1）环境：空气流通、新鲜，温度 18 ～ 20 ℃，湿度 50% ～ 70%，减少环境的不良刺激，定期空气消毒，告知环境因素对病情的影响，如寒冷地区、高原地区易患肺心病。

（2）饮食指导：给予富含蛋白质和维生素、高热量、易消化的食物；腹水或水肿明显、尿少的患者，应限制钠的摄入量；告知服利尿药时，采用高钾饮食。

（3）日常活动：根据心肺功能及体力强弱进行体育锻炼、呼吸功能锻炼及耐寒锻炼，以增加机体抵抗力。每次锻炼以5～10 分钟开始逐渐增加到每次20～30 分钟，每日2～4 次。对于卧床患者，做缓慢的肢体肌肉舒缩运动，定时翻身，更换姿势，并保持舒适体位。

（4）心理指导：调整心态，消除焦虑、悲观情绪，让患者了解疾病特点，树立长期与慢性疾病做斗争的思想准备，保持心情舒畅，避免情绪激动，以免加重心力衰竭。

（5）用药指导：讲解强心利尿、扩张支气管药及祛痰、止喘药物的作用、不良反应及用药时的配合要点，正确记录痰量和尿量的意义及方法。

（6）向患者及其家属讲解肺心病病情加重时的症状和体征，如出现痰量突然增加、呼吸费力、心悸、尿量减少、嗜睡等，应及时就医。

六、肺结核

1. 病情观察

（1）观察体温变化，注意发热规律。

（2）观察痰的颜色、量，有无血痰和咯血征象。

（3）观察药物疗效及不良反应。

2. 健康宣教

（1）戒烟、酒，康复期注意补充营养，避免过劳、情绪波动及呼吸道感染和刺激，合理安排休息，增强抵抗力。

（2）指导患者定期随诊，进行X线胸片检查，以了解病情变化，以利于治疗方案的调整，继续巩固治疗至疾病痊愈。

（3）做好肺结核的预防工作；早发现、早登记，及时给予化疗和良好的护理，以控制传染源；加强宣教，注意个人卫生，不随地吐痰，患者的痰液要进行灭菌处理，实行分餐制，切断传染途径；未受过结核菌感染的要接种卡介苗，使人体对结核菌产生免疫力。

七、慢性支气管炎

1. 病情观察

（1）严密观察生命体征变化，备好各种抢救物品和药品，随时与医师联系。

（2）观察呼吸困难、发绀的程度。

（3）观察止咳祛痰药和抗感染药的疗效及不良反应。

（4）观察有无发热，准确记录出入量。

（5）观察有无阻塞性肺气肿、肺动脉高压、肺源性心脏病的发生。

2. 健康宣教

（1）鼓励患者要树立治疗信心，主动配合，坚持治疗。

（2）鼓励患者坚持锻炼，提高耐寒能力与机体免疫力，注意保暖，避免受凉，预防感冒。

（3）向吸烟患者宣传吸烟的危害，说服患者积极戒烟，注意改善环境卫生；消除及避免烟雾、粉尘和刺激性气体等诱发因素对呼吸道的影响。

（4）鼓励患者多饮水；除补充机体每日需要量外，还需根据体温、痰液黏稠度及丧失的水分，估计每日水分补充量，使痰液稀释，易于排出；保证每日摄入的水量在1.5～2 L。

八、支气管扩张

1. 病情观察

（1）观察咳嗽的性质，痰的颜色、量、性质，痰液静置数小时后是否分层。

（2）观察止血药物的作用及不良反应。

（3）密切观察患者有无窒息表现，如出现咯血不畅、烦躁不安、面色苍白、胸闷气促、冷汗、呼吸浅促等情况应及时与医师联系，配合医师抢救。

2. 健康宣教

（1）支气管扩张的发生与呼吸道感染、支气管阻塞密切相关，因此必须向患者及其家属宣传预防呼吸道感染的重要性；指导患者正确认识、对待疾病，积极配合治疗。

（2）及时治疗上呼吸道慢性病灶，避免受凉，减少刺激性气体吸入，吸烟者应戒烟。

（3）注意口腔卫生，既可防止呼吸道感染，又能除去呼吸臭味。

（4）培养患者的自我保健意识和能力，学会自我检测病情，掌握体位引流；有肺气肿的患者，应鼓励和指导其进行适当的呼吸运动锻炼，促进呼吸功能改善，恢复肺功能。

（5）生活起居要有规律，注意劳逸结合，保证适当休息。

（6）加强营养，以增加机体抵抗力。

九、支气管哮喘

1. 病情观察

（1）观察生命体征及病情变化，观察痰的颜色、量、黏稠度，监测动脉血气分析结果、肺动脉指标。

（2）观察有无伤风、鼻痒、咳嗽等哮喘的先兆症状，及时与医师取得联系并采取措施。

（3）观察呼吸困难的程度，有无窒息感、胸闷、不能平卧等呼吸及循环衰竭的表现。

2. 健康宣教

（1）环境：保持空气流通、新鲜，温度及湿度适宜，可适当加大湿度，房间内不宜布置花草、地毯，避免接触和吸入刺激性气体，枕头不宜填塞羽毛，以免引起哮喘发作。

（2）饮食指导：给予低盐、富含维生素等高营养的清淡饮食；减少对过敏物的接触；多饮水，少食油腻食物，禁食过敏性食物，如鱼、虾等。

（3）日常活动：加强身体锻炼，提高御寒能力，如游泳、气功、太极拳等，注意生活规律，避免过度疲劳。休息与活动的标准，告知患者呼吸平稳没有咳嗽或喘息，峰流速仪监测峰流值在 80% ～ 100% 时可工作和活动；有咳嗽、喘息、胸闷或夜间被扰醒，峰流数值在 60% ～ 80% 时，尽量卧床休息，并且根据需要用药。

十、自发性气胸

1. 病情观察

（1）观察呼吸频率、幅度，发绀及血压变化。

（2）观察有无气胸加重的表现，如呼吸困难加重、发绀、大汗、血压下降等。

（3）协助医师穿刺时，观察患者有无特殊不适，如头晕、出汗，观察引流管是否通畅及排气情况，术后局部有无渗血等。

2. 健康宣教

（1）环境清洁、安静、舒适，温度、湿度适宜。

（2）饮食指导：多进粗纤维食物，多食蔬菜、水果，防止便秘。

（3）日常活动：注意多休息，气胸痊愈后 1 个月内避免剧烈活动，如跑步、打球、骑自行车，避免抬或提重物，避免屏气用力过度增加胸腔内压，使气胸复发。

（4）心理指导：使患者心情愉快、稳定，如对胸腔引流患者，肺复张后可引起胸痛，做好必要的解释工作，以消除紧张心理。

（5）气胸大部分可治愈，但复发率较高，其中特发性气胸复发率更高，患者一旦出现胸闷、胸痛或气急，则提示气胸复发的可能，应及时就医。

十一、胸腔积液

1. 病情观察

（1）注意观察患者胸痛及呼吸困难程度、体温变化。

（2）对胸腔穿刺抽液后的患者，应密切观察其呼吸、脉搏、血压的变化，注意穿刺处有无渗血或液体渗出。

2. 健康宣教

（1）向患者及其家属解释病情，介绍治疗方法、药物剂量、用法和不良反应；对结核性胸膜炎患者要强调坚持用药的重要性。

（2）合理安排休息，逐渐增加活动量，避免过度劳累。

（3）加强营养，进食高能量、富含蛋白质和维生素的食物，增强机体抵抗力。

十二、呼吸衰竭

1. 病情观察

（1）按医嘱正确给药，密切观察不良反应。

（2）发现病情恶化及时抢救，保证抢救时间，提高抢救成功率。

（3）密切观察痰的色、质、量，并正确留取痰液检查标本，发现变化及时与医师联系。

2. 健康宣教

（1）向患者及其家属讲解疾病的发病机制、发展和转归，使患者理解康复保健的目的。

（2）促进患者康复，延缓肺功能恶化，教会患者缩唇、腹式呼吸、体位引流、有效的咳嗽咳痰技术。

（3）用药指导：指导患者正确用药，熟悉药物的剂量、用法和注意事项，指导家属合理的氧疗方法及注意事项。

（4）增强体质，避免各种引起呼吸衰竭的诱因；避免吸入刺激性的气体；避免日常生活中的不良因素刺激；减少与感冒者接触，减少呼吸道感染的机会。

（5）鼓励患者加强营养，增强体质。

（6）若痰液增多、痰色变黄、咳嗽加剧、气急加重或神志改变等应尽早就医。

第三节　消化系统

一、慢性胃炎

1. 病情观察

观察并记录患者每日进餐次数、量、品种，以了解其摄入营养能否满足机体需要。

2. 健康宣教

指导患者加强饮食卫生和强调规律进食，使生活规律。注意劳逸结合，保持身心健康，学会自我护理，定期复诊。

二、胃癌

1. 病情观察

注意观察疼痛的特点，遵医嘱给予相应的镇痛药，或采用患者自控镇痛法治疗。

2. 健康宣教

（1）指导患者保持乐观态度，情绪稳定，养成锻炼身体的习惯，以增强机体抵抗力，以积极的心态面对疾病。

（2）饮食应以合乎患者口味，又能达到身体基本热量的需求为主要目标。患者多摄入高热量、富含蛋白质、易消化的食物，忌油腻、辛辣、坚硬和粗纤维的食物。

三、溃疡性结肠炎

1. 病情观察

（1）解痉药在使用时应掌握其不良反应，注意观察患者有无诱发结肠扩张。

（2）患者不可以随意自行更改药物或随便加减药量，特别是激素类药物。

（3）不宜使用强烈的止泻药，以免诱发本病。

（4）注意保持局部清洁，长期卧床者，加强臀部护理。

2. 健康宣教

（1）饮食指导：合理给予富含蛋白质和维生素、较柔软的食物；少量多餐；避免食用生冷刺激、易产生过敏反应的食物。

（2）重者、体质衰弱者应卧床休息，保证睡眠；轻者应鼓励患者参加一般的轻体力工作，生活有规律，劳逸结合。

（3）如有腹痛、腹泻、食欲下降、消瘦等症状时，应随时复查。

（4）避免精神过度紧张、焦虑，避免因压力过大而高级神经功能紊乱，进而加重病情。

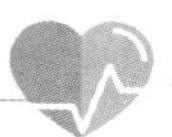

四、上消化道出血

1. 病情观察

（1）监测生命体征，观察患者神志，嘱其禁食、禁水；有条件者立即给予床旁心电、血压、血氧监测；认真记录 24 小时出入量；监测血常规、肝功能、肾功能及粪便潜血，注意患者肠鸣音是否活跃。

（2）遵医嘱正确使用止血药及各种抢救用药，必要时输全血。

（3）及时清理患者的呕吐物或黑便，以减少不良刺激；随时开窗通风，保持空气清新；床单或床位整洁。

2. 健康宣教

（1）出血活动期应禁食、水。出血停止 3～4 天后，可先吃冷流质饮食。

（2）进食后未再出血可逐步过渡到普通饮食，忌饱餐、热饮、坚硬及刺激性食物。

（3）溃疡病者遵循溃疡病饮食原则，肝硬化、食管胃底静脉曲张者遵循静脉曲张饮食原则。

五、肝硬化

1. 病情观察

（1）保持皮肤完整性，并保持清洁，注意压疮等。

（2）观察腹水和下肢水肿的消长，准确记录出入量，测量腹围、体重，并教会患者正确的测量和记录方法；放腹水后更应密切观察；监测血清电解质和酸碱度变化，及时发现并纠正水、电解质及酸碱平衡紊乱，防止肝性脑病、肾功能衰竭的发生。

（3）使用利尿剂时，需注意水、电解质及酸碱平衡。

2. 健康宣教

（1）代偿期可轻体力活动，失代偿期应卧床休息。

（2）饮食指导：宜给予高热量、富含蛋白质和维生素、含适量脂肪的食物。戒烟、酒，忌食粗糙、刺激性食物。肝性脑病患者宜低蛋白饮食，有腹水发生时宜采用低盐饮食。

（3）温水沐浴，避免水温过高，避免使用对皮肤有刺激的皂类或沐浴液。沐浴后使用性质柔和的润肤品，以减轻皮肤干燥。

(4) 保持皮肤清洁，衣着柔软、宽大，床铺平整、清净，定时更换体位，以防止局部组织长期受压、皮肤损伤、发生压力性损伤或感染。

(5) 皮肤瘙痒者给予止痒处理，嘱患者勿用手搔抓，以免皮肤破损和继发感染。

六、肝性脑病

1. 病情观察

(1) 加强监测：密切观察患者思维、认识的变化，以判断意识障碍的程度。密切观察患者血压、脉搏、呼吸、体温、瞳孔并做记录。定期抽血复查肝功能、肾功能、电解质的变化，有情况及时报告并协助医师处理。

(2) 防止意外：患者如有烦躁应加床档，必要时使用约束带，防止发生坠床及撞伤等意外。

(3) 用药观察

1) 应用谷氨酸钠或谷氨酸钾时，要注意观察患者的尿量、腹水和水肿状况，尿少时慎用钾剂，明显腹水和水肿时慎用钠盐。应用精氨酸时，滴注速度不宜过快，以免引起流涎、面色潮红与呕吐。

2) 应用苯甲酸钠时注意患者有无饱胀、腹绞痛、恶心、呕吐等。

3) 长期服用新霉素时，不宜超过 1 个月，并做好听力和肾功能的监测。

2. 健康宣教

(1) 饮食指导：减少饮食中蛋白质的供给量。昏迷开始数日内禁食蛋白质，供给以糖类为主的食物，每日供给足够的热量和维生素。神志清醒后可逐步增加蛋白质饮食，以植物蛋白为佳。

(2) 家属要给予患者精神支持和生活照顾，指导家属学会观察患者病情的变化，一旦发现有性格异常、睡眠等有关神经的改变，应及时到医院治疗，防止病情恶化。

七、原发性肝癌

1. 病情观察

(1) 密切观察病情，注意有无潜在意识障碍、上消化道出血、继发感染等表现，如有应及时报告医师。

（2）日常监测：密切观察患者体温、脉搏、呼吸，询问有无咽痛、咳嗽、尿痛等不适，发现感染迹象应及时报告医师并配合处理。

（3）肝动脉栓塞化疗后的病情观察

1）应观察体温变化，高热者应采取降温措施，避免机体消耗增加。

2）鼓励患者深呼吸、排痰，预防肺部感染，必要时吸氧，以提高血氧分压，有利于肝细胞的代谢。

3）栓塞术 1 周后，因肝缺血影响肝糖原储存和蛋白质合成，应根据医嘱静脉输入清蛋白，适量补充葡萄糖溶液，准确记录出入量，如出汗、尿量和尿比重，以作为补液的依据。

4）密切观察病情变化，注意局部有无出血，如发现肝性脑病前驱症状应配合医师及时处理。

2. 健康宣教

（1）肝的养护：避免酗酒、控制血糖、降低血脂、远离对肝的有害的物品，如霉变的花生、玉米、瓜子等。

（2）注意饮食合理，进食对肝的有益的食物，如蛋类、瘦肉、鱼类、豆制品、牛奶等；蔬菜类可以吃菠菜、芥蓝、青瓜、冬瓜等；注意尽量少吃辛辣、油腻的食品。

（3）生活规律、劳逸结合、心情愉快、睡眠充足。

八、急性胰腺炎

1. 病情观察

（1）密切监测生命体征，定时测量患者体温、脉搏、呼吸，特别是血压、神志及尿量的变化。如出现神志改变、血压下降、尿量减少、皮肤苍白、冷汗等低血容量性休克表现，应配合医师进行抢救。

（2）监测患者的体温变化，注意热型及升高的程度，监测血象中白细胞计数的变化。

（3）观察疼痛有无减轻，其性质和特点有无改变。

（4）按医嘱根据脱水程度、年龄大小和心肺功能调节输液速度，及时补充因呕吐、发热及禁食所丢失的液体和电解质，纠正酸碱失衡。

（5）注意呕吐物的量及性质，行胃肠减压者，保持引流管通畅，观察和记录引流量及性质；做好出入量的记录，作为补液依据；根据皮肤色泽弹性的变化，判断失水程度；定时留取标本，监测血尿淀粉酶的变化，监测血钾离子、血钠离子、血钙离子、血糖变化，做好酸碱平衡的测定。

2. 健康宣教

（1）病房注意定期进行空气消毒，减少探视人数。协助患者做好个人清洁。

（2）饮食指导：指导患者及其家属掌握饮食卫生知识，患者应有规律进食，宜食用低脂、无刺激性食物，戒烟、酒，以防止复发。

九、克罗恩病

1. 病情观察

（1）监测患者生命体征及体重，观察腹泻次数、性状及腹痛等变化。

（2）对于急性期患者，要随时做好抢救工作的心理准备，一旦有消化道大出血应及时处理。若出现肠穿孔，及时与外科联系，尽早手术治疗。

（3）注意观察患者的情绪变化。疾病迁延不愈、反复发作，易使患者灰心，甚至不配合治疗。因此，要做好患者的心理护理，帮助其树立战胜疾病的信心。

（4）做好患者的生活护理，尤其腹泻次数多时要做好肛周护理，防止频繁腹泻刺激局部皮肤，并注意观察有无肛瘘发生。

2. 健康宣教

（1）对患者进行健康宣教，使他们了解疾病的性质、类型、病因及发生发展的规律；帮助患者树立战胜疾病的信心，鼓励患者积极配合医师治疗。

（2）遵医嘱服药，尤其服用肾上腺皮质激素的阶段，不能自行停药或更改剂量。注意观察激素的不良反应。

十、病毒性肝炎

1. 病情观察

观察患者的精神、食欲及乏力程度，有无意识障碍及程度，皮肤、巩膜黄染情况，尿、便的颜色，了解黄疸的消退情况，皮肤、黏膜有无出血点，消化道有无出血等。

2. 健康宣教

（1）休息、活动指导：卧床休息可增强肝的供血量，促进肝细胞的修复和再生，在急性期 1 ～ 2 周除进食和大小便外，应卧床休息；重型肝炎患者进食、大小便均不宜下床；保持足够的睡眠时间。恢复期可适当看书或在室内活动，以不感到劳累为宜。

（2）护理方法指导

1）重型肝炎和淤胆型肝炎患者黄疸深，因胆盐沉积刺激皮肤末梢神经引起全身皮肤瘙痒，影响休息和睡眠。嘱患者修剪指甲，不要搔抓，以免抓破皮肤引起感染和皮下出血，可适当用温水擦洗全身，必要时用止痒水止痒。

2）对于肝穿刺术后患者，嘱其绝对平卧 24 小时，并用腹带加压包扎，以免肝出血，进食、排便均不宜下床，护理人员应协助其日常生活起居。

3）重型肝炎或肝硬化腹水患者，由于多种原因出现肾小球滤过率和血流量降低，导致肝肾综合征，指导患者使用带剂量的尿壶，为指导用药和病情观察提供依据。

（3）隔离知识指导：日常用品如剃刀、梳子、牙刷等应专用，不外借他人；隔离期间禁止与儿童、孕妇及抵抗力弱的人群接触；被血液污染且无保留价值的物品交医护人员统一消毒后废弃；甲型、戊型肝炎一般隔离期限为自发病之日起 4 周；乙型肝炎隔离期限为 HBSAg 转阴，丙型肝炎隔离期限为 HCV-RNA 转阴；不可参与任何形式的献血。

（4）出院指导：急性病毒性肝炎患者出院后应休息 1 ～ 3 个月，恢复工作后应定期复查 1 ～ 2 年；慢性病毒性肝炎静止期可从事力所能及的轻工作，免重体力劳动，肝功能正常 3 个月以上者可恢复工作，但需随诊。

第四节　泌尿系统

一、慢性肾小球肾炎

1. 病情观察

（1）密切观察患者水肿的情况，包括水肿的分布、部位、特点及消长等，注意观察患者有无出现胸腔积液、腹腔积液等全身水肿的征象。密切观察血压变化，定期测量体重。

（2）严格记录 24 小时出入量，尤其是尿量变化的情况。

2. 健康宣教

（1）让患者了解引起慢性肾炎反复发作及加重的因素，如感染、劳累、妊娠、使用肾毒性的药物等，注意避免。

（2）饮食指导：低蛋白饮食，尤其是对于有氮质血症的患者应注意蛋白质的合理摄入，以免加重肾功能衰竭。

（3）让患者了解慢性肾炎的疾病过程、治疗方案、药物治疗的目的，以及观察用药的治疗反应和不良反应。

（4）指导患者注意休息，避免长期精神紧张、焦虑、抑郁等，以免加重病情。

二、急性肾小球肾炎

1. 病情观察

（1）观察药物的疗效及不良反应。尽量避免肌内注射或皮下注射，注射后按压时间稍长，以防止继发感染。

（2）准确记录 24 小时出入量，监测体重、血压。

2. 健康宣教

（1）饮食指导：水肿、高血压患者应限制入水量，低盐饮食，每日少于 2 g 盐摄入量，适当限制蛋白质摄入量，提供优质蛋白。

（2）日常活动：急性期绝对卧床休息 2 ～ 3 周，直至肉眼血尿消失，血压恢复正常及水肿减退，然后逐渐进行室内活动。

（3）心理指导：树立战胜疾病的信心。

（4）遵医嘱定期复查。在治愈后 1 年内，若出现腰酸无力、水肿、高血压、血尿、蛋白尿应及时就诊检查；若有扁桃体炎反复，在适当时可做扁桃体摘除，有利于治愈及预防复发；避免使用肾毒性药物。

三、肾病综合征

1. 病情观察

（1）严密观察体温变化。

（2）观察患者有无出现呼吸道、泌尿系统、皮肤、腹腔等部位的感染，定期监测血、尿常规等。

（3）观察水肿的部位、分布、程度、特点，定期测量体重和腹围。对于有胸、腹腔积液的患者，应注意观察胸闷、气促、腹胀等症状的变化。

（4）给予半坐卧位，必要时给予吸氧。

（5）严格记录好24小时出入液量，注意尿量变化。

2. 健康宣教

（1）环境：保持居室空气新鲜，不到人群密集的场所，保持皮肤清洁，预防皮肤损伤，预防感染，有感染及时诊治。

（2）饮食指导：进食易消化、清淡的半流质饮食，选择高热量、富含维生素、低脂（限制含动物内脏、肥肉及脂肪的食物摄入）、低盐饮食。肾功能受损者给予优质低蛋白饮食。

（3）日常活动：病情较重、严重水肿者应卧床休息。一般情况好转后，可起床活动。如活动后尿蛋白增加，则酌情减少活动量。

（4）心理指导：注意身心劳逸结合，增强机体免疫力，注意锻炼身体。

（5）用药指导：按时服药，遵医嘱减药或停药。观察疗效及不良反应，避免应用肾毒性药物如庆大霉素、卡那霉素等。若出现出血倾向等不适，要及时诊治。

（6）定期复查尿常规、肾功能。

四、肾衰竭

1. 病情观察

（1）应准确记录24小时出入量，行动方便时，按时测体重，保证静脉液体的有序进入。有严重高血压、心功能不全、少尿及无尿者，应严格控制饮水量。

（2）长期应用利尿药，呕吐、腹泻致脱水时，饮食中不必严格限制钠盐摄入。水过多时应限制钠盐的摄入，以4～6 g/d为宜。

（3）严密观察呼吸深度、血压、心率、心律及神志变化，遇有不适反应（如血钠、血钾过低或过高），及时通知医师处理。

（4）观察患者呕吐物及粪便颜色，如发现有上消化道出血，应给予相应处理。

（5）注意防止皮肤受损，加强皮肤护理。因尿素霜刺激皮肤，患者瘙痒不适，抓破后极易感染，故应用温水擦洗，忌用肥皂和酒精；勤换衣裤和被单；对水肿患者，经常按摩受压部位，更换卧姿，预防压疮。

2. 健康宣教

（1）环境：保持病室空气新鲜、流通。

（2）饮食指导：制定及选用优质低蛋白、低磷脂，并补充多种维生素、高热量的食物；高血压、水肿及尿量少者应限制钠盐的摄入，如行透析治疗，适当增加蛋白质的摄入；每日尿量少于 500 mL 时，应避免高钾食物及饮料。

（3）日常活动：注意个人卫生，口腔清洁，皮肤护理，预防感染，避免受凉、受湿和过劳；以卧床休息为主，当病情允许时，鼓励起床活动，卧床者起坐或被动运动。

（4）指导患者正确对待疾病，树立战胜疾病的信心，积极配合治疗，延缓疾病的进展。

（5）定期门诊随访。

五、IgA 肾病

1. 病情观察

（1）观察疼痛的性质、部位、强度及持续时间等。

（2）遵医嘱给予镇痛药，并观察疗效和不良反应。

（3）监测体温变化，指导患者预防肺部感染的方法，如经常更换体位，有效咳嗽，加强排痰，防止误吸等。

2. 健康宣教

（1）环境应安静舒适，空气新鲜，定时通风，减少探视，防止医院感染。

（2）饮食指导：患者食物中蛋白质入量不要过量，可同正常人。

（3）日常活动：患者可从事轻体力工作，注意休息，避免劳累，预防感冒，以免加重病情。

（4）心理指导：指导患者从思想上引起足够重视，不能轻视，正确对待此病。

（5）用药指导：提醒患者勿用对肾有损伤的药物。

（6）定期复查。

六、肾盂肾炎

1. 病情观察

（1）密切观察生命体征变化，尤其是体温变化，高热患者可采用冰敷、酒精擦浴等物理降温的措施，并注意观察和记录降温的效果。

（2）观察腰痛的性质、部位、程度、变化，以及有无伴随症状。

2. 健康宣教

（1）加强体育锻炼，提高机体抵抗力。

（2）按医嘱服药，定期检查尿液，出现症状立即就医。

（3）平时多饮水，勤排尿，冲洗膀胱和尿道，每次排尿尽量使膀胱排空。

（4）注意外阴部清洁，女性患者忌盆浴，搞好月经期、妊娠期、产褥期卫生；女婴应勤换尿布，避免粪便污染尿道。

（5）避免劳累、便秘和不必要的导尿。

（6）与性生活有关的反复发作患者，应于性生活后立即排尿和行高锰酸钾坐浴。

（7）育龄期女性患者，急性期治愈后 1 年内应避免妊娠。

（8）用药指导：慢性肾盂肾炎患者的治疗较复杂，用药时间较长，应做好药物治疗的解释和指导工作，使患者能遵从医嘱治疗。

第五节　血液系统

一、缺铁性贫血

1. 病情观察

（1）观察患者的面色、皮肤和黏膜及自觉症状，如心悸、气促、头晕等。

（2）定期监测血常规、血清铁蛋白等生化指标。

2. 健康宣教

（1）帮助并指导患者掌握有关疾病知识和自我护理方法，共同制订合理饮食和治疗计划，家属积极配合并正确提供富含铁的食物，及时发现本病发生的原因并积极预防。

（2）鼓励患者增加营养，尤其对妊娠期、哺乳期妇女更应强调增加营养，多进食含铁丰富的食物。

（3）病室环境保持安静、清洁、舒适，阳光充足，空气新鲜。

二、溶血性贫血

1. 病情观察

（1）密切观察患者的生命体征及神志变化，观察皮肤、黏膜的颜色、温度、感觉，有无损伤、出血或淤点、淤斑。

（2）注意贫血、黄疸有无加重，尿量、尿色有无改变，记录 24 小时出入量。及时了解化验结果。观察尿色、尿量的变化。出现血红蛋白尿、酱油色尿者，考虑并发肾衰竭，应与医师联系，做好急救准备。

2. 健康宣教

给予富含蛋白质和维生素、高热量、易消化的食物，补充营养成分，增强机体抵抗力；食物要新鲜、易消化、色味俱佳以增加食欲；进食方式要少量多餐，保证机体正常需要量。

三、再生障碍性贫血

1. 病情观察

（1）密切观察患者的病情变化，出现头痛、恶心、呕吐、视物模糊或意识改变者疑为脑出血，应保持安静，迅速平卧，头偏向一侧，保持呼吸道通畅。

（2）用药观察：急性再生障碍性贫血应用免疫抑制剂时，应给予保护性隔离，防止出血及感染。观察药物不良反应，如发热、荨麻疹等。慢性再生障碍性贫血患者应用雄激素治疗时可出现痤疮、毛发增多、女性闭经及男性化，应做好解释工作。

（3）注意出血倾向的发生，如皮肤黏膜、鼻腔、齿龈、眼底等部位出血，发现异常及时对症处理。若出现胃肠道及颅内出血者应迅速做好抢救工作。

（4）保持大便通畅，肛周清洁、干燥。每日便后睡前用 1:50 高锰酸钾溶液坐浴。肛周脓肿者应定时清洁创面，必要时切开引流。

2. 健康宣教

（1）防止滥用抑制骨髓的药物，接触毒性物质者定期进行血常规检查。

（2）注意生活规律，养成良好的卫生习惯，防止感染。

（3）坚持治疗，定期复查：一般每周查血常规 1 次，每 3 个月骨髓检查 1 次。在医师指导下减药或停药。

（4）向患者及其家属讲解治疗再生障碍性贫血药物的不良反应，主要是雄激素对女性可产生男性化、不育等症状。

（5）待条件成熟后可考虑进行骨髓移植。

四、特发性血小板减少性紫癜

1. 病情观察

血小板计数在（20 ～ 30）$\times 10^9$/L 以下者，常发生黏膜或内脏出血，应做好预防出血的护理措施，内脏出血要注意观察出血量和出血是否停止，皮肤黏膜出血注意观察出血部位、范围。眼底出血时要警惕脑出血。

2. 健康宣教

（1）饮食指导：给予富含蛋白质和维生素、高热量、易消化的食物；禁酒，忌刺激、油炸及其他较硬的食物；消化道出血者应禁食，情况好转后再进流质、半流质饮食；长期服用皮质激素者，给予低盐饮食。

（2）日常活动：急性期应卧床休息，缓解期应坚持锻炼身体，增强体质；血小板计数低于 50×10^9/L 时，勿做强体力活动，可适当散步；避免不良动作，如留长指甲、抠鼻孔、搔抓皮肤等；养成良好的排便习惯，多食蔬菜、香蕉等，保持大便通畅；女性患者要注意经期卫生，病情未缓解或未稳定前应避孕。

（3）复查时间及指征：急性患者经治疗缓解后，应定期（1 ～ 2 周）检查血小板计数，持续 6 个月至 1 年以上，必要时检查骨髓巨核细胞数及功能，以便及早发现复发迹象；慢性患者自动痊愈少，易反复发作，应密切随诊观察，一般应每半个月至 1 个月复查血小板计数，出现皮肤黏膜出血者及时到医院检查治疗。

（4）其他：春、夏季易发本病，患者应避免受凉、感冒，以免诱发本病；避免应用可能引起血小板减少的药物，如雌激素、噻嗪类、苯及衍生物。对于有出血倾向的患者，应避免使用抑制血小板聚集或加重出血的药物，如阿司匹林、双嘧达莫、吲哚美辛、保泰松和右旋糖酐等药物。

五、淋巴瘤

1. 病情观察

观察有无出血，若发生剧烈头痛、呕血、便血等及时报告医师，做好急救准备。

2. 健康宣教

（1）遵医嘱定期化疗，定期门诊随诊。

（2）预防感染，少去公共场所，注意个人卫生及饮食卫生。

（3）加强营养，进食富含蛋白质、维生素的食物，多食粗纤维食物，多饮水，定时排便。

（4）注意休息，生活有规律，避免过度劳累。

（5）密切观察病情变化，如出现发热、皮肤有出血点等应及时就诊。

六、多发性骨髓瘤

1. 病情观察

（1）密切观察病情变化，注意有无骨折及发生的部位。

（2）并发肾功能不全者应注意尿量并详细记录。

（3）预防及控制感染，保持居室清洁，空气清新，避免受凉，注意口腔、外阴等的清洁。

2. 健康宣教

（1）适当活动，动作不宜过猛，防止磕碰、滑倒受伤，做好自我保护。遵医嘱按时服药，定期门诊复诊。

（2）预防感染，避免去公共场所。

（3）保持个人卫生和饮食卫生。

（4）出现发热、出血等情况及时就诊。

七、白血病

1. 病情观察

（1）严密观察出血的先兆，口腔黏膜血泡常意味着血小板明显减少，是严重出血的先兆。如有头晕、头痛、呕吐、黑粪，提示消化道出血；如有突然视物模糊、头晕、呼吸急促、喷射性呕吐，甚至昏迷，提示颅内出血。

（2）严密观察患者有无感染征象，并警惕败血症的发生。如急性白血病患者体温升高达 38.5 ℃以上时，排除输血、输液反应，则应考虑已有感染，立即通知医师给予处理。

（3）缓解疼痛：疼痛是白血病患者最惧怕的，可调整体位使其较为舒适，与患者聊天分散其注意力，或鼓励患者练气功等缓解疼痛。必要时按医嘱给予镇痛药。

（4）用药观察：化疗患者不仅需反复静脉给药，而且药物刺激性强，静脉输液时观察输液是否通畅，穿刺部位有无红肿、外渗等，一旦发现立即采取措施。多数化疗药物可产生骨髓抑制和胃肠道反应，使用过程中观察患者有无恶心、呕吐、口腔黏膜感染出血等表现，柔红霉素和三尖杉碱尚可引起心肌损伤，应注意心率、心律变化。

（5）骨髓移植后患者精神负担较重，必须关心和体谅患者的痛苦，尽力帮助患者度过移植关；注意有无皮疹、黄疸、腹泻等抗宿主反应，及时与医师联系并做必要处理。

2. 健康宣教

（1）向患者及其家属介绍病情，安排适宜的生活方式，注意个人卫生。

（2）教会患者和家属如何坚持巩固治疗，如何防止感染和出血，学会对颅内出血、化疗药物不良反应的观察。

（3）定期门诊随访。

第六节　内分泌系统

一、成年人垂体前叶功能减退症

1. 病情观察

（1）嘱咐患者坚持按时、按量服药，观察疗效及不良反应，防止血压、血糖升高，体温减低，以及电解质紊乱的发生，如有异常及时通知医师。

（2）准确记录出入量。

2. 健康宣教

（1）环境要安静、舒适，温度、湿度适宜。注意保暖。

（2）饮食指导：给予患者高热量、富含纤维素和蛋白质的食物，尤其是高纤维素饮食，以防便秘发生。

（3）日常活动：嘱咐患者注意休息，保证睡眠质量。

（4）心理护理：讲解关于疾病的有关知识，减少患者对此病的焦虑、恐惧心理。要与患者多交谈，改善护患关系。

（5）用药指导：向患者讲解长期按时用药的重要性，观察用药的疗效及不良反应。

（6）定期复查。

二、单纯性甲状腺肿

1. 病情观察

（1）观察患者体温、脉搏、呼吸、血压及压迫症状有无改善，如发现异常及时通知医师。

（2）嘱咐患者按时、按量服药，并观察药物疗效及不良反应。

2. 健康宣教

（1）环境宜舒适、安静，温度、湿度适宜。

（2）可选择富含蛋白质和维生素、易消化的饮食，必要时可进食流质。

（3）日常活动：在一般情况下不会影响工作学习，压迫症状明显时如出现呼吸不畅、声音嘶哑等症状，应卧床休息。

（4）心理指导：教导患者正确面对疾病，正确面对形象改变，树立战胜疾病的信心。

（5）医疗护理措施：指导患者坚持服药，告诉患者服药时的注意事项及不良反应。

（6）定期复查。

三、甲状腺功能亢进症

1. 病情观察

每日测体温、脉搏、呼吸、心率、血压各2次，注意观察患者的生命体征、体重变化、精神及神志状态、出汗及皮肤状况、食欲、腹泻量及次数，并记录出入量、甲状腺肿大及突眼症状。若体温增高，脉搏明显加快、焦虑不安、大汗淋漓、厌食、恶心、呕吐、腹泻时，应考虑可能发生甲状腺危象，立即与医师联系，备好急救药品和物品，积极配合治疗工作。

2. 健康宣教

（1）环境要安静，避免劳累和噪声的干扰，保证患者有充足的睡眠和休息时间。

（2）给予高热量，富含蛋白质、维生素的饮食；补充足量水分；忌饮浓茶、咖啡等刺激性饮品；禁食含碘的食物，如海制品。

（3）日常活动：避免劳累，减轻活动强度，把患者经常使用的物品放在容易取到的地方，在活动或日常生活中，如洗漱时给予必要的帮助等。

（4）心理指导：讲解疾病的转归，向患者讲解常见的检查注意事项；鼓励患者倾诉，表达其内心感受。

（5）用药指导：让患者了解要遵医嘱坚持服药，经过正规治疗后，患者体重会增加，突眼及甲状腺肿大症状会逐渐改善；指导药物的治疗作用及不良反应。

（6）定期复查。

四、甲状腺功能减退症

1. 病情观察

（1）监测体温、脉搏、呼吸、血压、意识的变化，如发现异常及时通知医师。备好抢救器械、药品及保暖品。

（2）应用甲状腺激素时，严格执行医嘱，正确给药，严密观察疗效和不良反应。

2. 健康宣教

（1）环境室温保持在 21 ～ 23 ℃，如体温低于 35 ℃后应采取保温措施，加盖毛毯、热水袋。

（2）饮食指导：给予营养丰富的低热量、富含蛋白质的食物，提高饮食中纤维素的含量，多吃含纤维素高的食物，如玉米、荞麦面、豆类、芹菜、蒜苗、萝卜、香蕉等；采用食疗方法，控制便秘，如用蜂蜜 60 g，麻油 30 mL，加糖或盐少许，开水冲服，早、晚各 1 次，或晨起空腹服用白开水 500 mL。

（3）日常活动：对轻症患者，可鼓励进行活动，加快肠蠕动，促进排便；对重度黏液水肿患者，应绝对卧床休息。

（4）心理指导：指导患者了解疾病的转归、并发症；关心患者，多与患者交谈，鼓励患者参加娱乐活动，调动其参加活动的积极性；嘱咐亲友多来探视使其感到温暖和关怀，以增强信心。

（5）坚持定时定量服药。

（6）定期复查。

五、甲状旁腺功能亢进症

1. 病情观察

（1）监测血电解质，尤其是定期监测血钙、血磷。

（2）定期测尿钙。

（3）记录出入量。

（4）对于手术后的患者，注意观察有无低血钙的发生及轻重，及时用药，并观察低血钙的改善情况。

2. 健康宣教

（1）环境应安静，床铺整洁。

（2）饮食指导：可食易消化及富含纤维素、蛋白质、钙、磷的食物；多饮水，减少泌尿系结石的发生。

（3）日常活动：骨质疏松严重时，应卧床休息；如需活动，给患者提供适当的辅助工具，如助行器、拐杖；指导患者及其家属掌握锻炼的方法。

（4）心理指导：给患者及其家属讲解此病的相关知识，缓解焦虑和恐惧心理。

（5）骨质疏松患者应睡硬板床，协助患者翻身，动作应柔和，减轻患者疼痛。

六、甲状旁腺功能减退症

1. 病情观察

（1）定期监测血钙、血磷、尿钙，了解病情的变化。

（2）经常巡视病房，了解患者的需要，及时帮助患者解决实际问题，并观察病情，如发生手足搐搦、癫痫发作，应立即给予处理。

2. 健康宣教

（1）心理护理：讲解有关甲状旁腺功能减退症的知识，缓解患者及其家属的焦虑和恐惧情绪。

（2）饮食指导：进食高钙、低磷食物。

（3）日常活动：注意休息；指导患者及其家属在患者癫痫发作、手足搐搦时应采取相应措施，如随身携带病情卡片（上面有姓名、年龄、疾病名、就诊医院、药物等），以得到他人的帮助。

（4）用药指导：告诉患者长期口服钙剂、维生素 D 及其衍生物的重要意义；避免使用降低血钙的药物；定期监测血钙、尿钙、血磷，掌握病情的变化；病情严重时，立即到医院就诊。

七、原发性慢性肾上腺皮质功能减退症

1. 病情观察

（1）观察有无肾上腺危象先兆，若有应通知医师并配合处理。

（2）遵医嘱给药并观察用药后反应。

（3）做好预防隔离保健工作，注意与传染源隔离，预防医院感染，以防止发生肾上腺危象。

2. 健康宣教

（1）环境应安静、舒适，温度、湿度适宜。

（2）饮食指导：给予高热量、富含蛋白质和维生素的食物；食盐摄入量应充分，每日至少 8 g，以补充丢失的钠量，大量出汗时应适当增加盐的摄入量；三餐按时进食，不能饥饿，以防止发生低血糖。

（3）日常活动：保证患者有充足的睡眠和休息时间；告知患者由卧位改为坐位或立位时，要缓慢起身，以防止发生直立性低血压；患者随身携带卡片，应写明姓名、地址、诊断，一旦发生紧急情况能立即送医院抢救。

（4）心理指导：告知患者疾病的一般情况。关心、安慰患者，缓解其心理压力，避免不良刺激，使其主动配合治疗。

（5）指导患者坚持按时服药。

八、糖尿病

1. 病情观察

（1）注意观察血糖变化，告知患者低血糖的诱因。

（2）注意观察皮肤，特别是双足皮肤；告知患者，如有疖、痈或皮肤损伤时，一定要通知医师。

（3）了解患者有无皮肤瘙痒、感觉异常、感染及破损，特别注意检查足部；有无咳嗽、咳痰，有无腹痛及排尿异常；评估患者的营养、卫生状况，密切观察血糖、尿糖变化。

2. 健康宣教

（1）帮助患者及其家属掌握有关糖尿病治疗的知识，树立战胜疾病的信心。

（2）帮助患者学会尿糖定性试验，包括试剂法和试纸法等。

（3）掌握饮食治疗的具体措施，按规定热量进食，定时进食；避免偏食、过食与绝食；采用清淡食品，使菜谱多样化，多食蔬菜。

（4）应用降糖药物时，指导患者观察药物疗效、不良反应及掌握其处理方法。

（5）帮助患者及其家属学会胰岛素注射技术，掌握用药方案，观察常见反应。

（6）预防和识别低血糖反应，酮症酸中毒的方法及低血糖反应的处理。

（7）注意皮肤清洁，尤其要对足部、口腔、阴部的清洁，预防感染，有炎症、痈和创伤时要及时治疗。

（8）避免精神创伤及过度劳累。

（9）定期门诊复查，平时外出时注意随身携带糖尿病治疗情况卡。

九、骨质疏松症

1. 病情观察

注意观察患者疼痛发作的部位、程度、持续时间及疼痛时的行为表现；应用镇痛药时注意观察药物的不良反应，观察患者是否产生依赖性等；观察是否有病理性骨折的发生。

2. 健康宣教

（1）环境要整洁，湿度、温度适宜，阳光充足。

（2）饮食指导：给予富含维生素 D、钙、蛋白质的饮食。

（3）日常活动：急性期卧床休息，不要勉强活动；活动时要注意活动强度，劳逸结合，循序渐进，多晒太阳；如病情允许，由患者家属陪伴多进行户外活动。

（4）心理指导：多关心患者，了解其生活、饮食习惯，多与患者沟通，使患者能够正确对待疾病。

（5）嘱咐服用镇痛药的患者注意药物的不良反应及可能发生的依赖性。

十、尿崩症

1. 病情观察

（1）密切观察，监测尿量、尿比重及体重等指标。

（2）如使用加压素针剂，使用前必须摇匀，深部肌内注射，并谨慎防止用量过大引起水中毒。

2. 健康宣教

（1）环境：应安静、舒适，温度、湿度适宜。

（2）饮食指导：给予营养丰富的低热量、富含钾的饮食；禁食咖啡、茶类等利尿饮品；保证足够的冷饮料，如冷开水等。

（3）日常活动：注意休息，避免劳累。

（4）心理指导：向患者及其家属介绍尿崩症的基本知识和治疗方法；关心、安慰患者，帮助他们树立战胜疾病的信心。

十一、库欣综合征

1. 病情观察

（1）严密观察皮质醇节律，以及血压、血糖、电解质、血红蛋白、精神、皮肤等的变化，发现异常及时纠正。

（2）手术治疗时，术中、术后应严密观察有无肾上腺危象的出现，如出现乏力、腹痛、呕吐、高热、意识不清和血压下降，及时报告医师。

2. 健康宣教

（1）环境安静、舒适，室内温度、湿度适宜，保持床单和衣裤的清洁、干燥、平整，避免皮肤损伤。

（2）饮食指导：给予低钠、低脂、低糖类，以及富含钾、钙、蛋白质、维生素的饮食；合并高血压和糖尿病时，应根据病情限制钠盐和糖类的摄入。

（3）日常活动：注意休息，睡硬板床，避免劳累；穿防滑的鞋子，保持地面清洁、干燥，防止滑倒。

（4）心理指导：讲解库欣综合征的病因、治疗等情况；指导患者改善个体形象，如合体的衣着、恰当的修饰；提高患者的自尊感，使其对未来充满信心，鼓励其树立战胜疾病的信心。

（5）每日测量腹围并记录。

十二、痛风

1. 病情观察

（1）观察疼痛的部位、性质、程度，监测尿 pH 值。

（2）遵医嘱应用秋水仙碱类药物时，严防药物外漏。

2. 健康宣教

（1）环境：应安静、舒适，温度、湿度适宜，空气新鲜。

（2）饮食指导：避免高嘌呤食物，如动物内脏、贝壳类、鱼籽、虾籽、浓肉汤等；限制总热量的摄入，低盐饮食，防止肥胖；戒酒，尤其是啤酒；多饮水，每日 2 000 ～ 3 000 mL；多食水果、蔬菜、豆类、奶制品等。

（3）日常活动：急性期绝对卧床休息，间歇运动可改善血液循环，减少急性发作，外出时禁止步行。

（4）心理指导。

（5）用药指导：应用药物时注意不良反应，避免应用利尿药、青霉素、胰岛素、维生素 B_1、维生素 B_2 等药物。

第七节　风湿免疫系统

一、系统性红斑狼疮

1. 病情观察

（1）皮肤受损程度。

（2）用药后反应。

2. 健康宣教

（1）饮食指导：若患者已有肾功能衰竭，则禁食香蕉、苹果、橙子、西红柿等含钾食物；含补骨脂素的芹菜、无花果，含 L- 刀豆素的苜蓿类种子、豆类等可诱发红斑狼疮，应尽量避免食用。

（2）日常活动：避免长期过度的紧张工作和劳累，保证充足的睡眠。

（3）心理指导：保持平静的心境，有一个良好的养病、治病的环境，精神愉快，积极乐观，正确认识疾病的危害性，合理地安排工作和学习。

（4）用药指导：缓解期要调整用药，减少药物不良反应，防止疾病复发；指导患者正确服药。

二、风湿热

1. 病情观察

（1）体温改变及时通知医师，并采取相应措施。

（2）遵医嘱给药。

（3）提供合适的衣服与盖被。

（4）观察疼痛的部位、性质、持续时间。

2. 健康宣教

（1）环境通风良好，防潮，保暖。

（2）要加强体育锻炼，提高抵抗能力。

（3）预防及控制感染：控制和预防上呼吸道链球菌感染。有感染者，应用青霉素或其他有效抗生素进行为期 10 天的治疗；病情控制后，最好定期每 3 周注射长效青霉素 120 万单位，儿童患者最少预防至 18 周，成年患者不短于 5 年。病灶处理：慢性扁桃体炎反复急性发作者，可考虑在风湿活动停止 2 ～ 4 个月后行手术摘除。

三、类风湿性关节炎

1. 病情观察

（1）遵医嘱给予抗感染药物，并让患者饭后服用，疼痛严重时遵医嘱给予镇痛药。

（2）按时服药，并观察用药效果。

2. 健康宣教

（1）环境：应注意气候与环境因素的变化，做好预防。

（2）日常指导：患者应注意劳逸结合，适当锻炼，保持心情舒畅。

（3）日常活动：患者进行康复治疗，以缓解疼痛，减轻强直，增加关节的活动性、灵活性，防止挛缩，保持日常活动的自理和独立性。

（4）用药指导：患者应在医师指导下使用激素，严格遵医嘱，不得擅自改量或长期使用。

（5）患者应定期到医院检查。

四、大动脉炎

1. 病情观察

观察血压变化，观察肢端温度，观察头痛、头晕症状，如有眼花、失语、昏迷时要立即报告医师。

2. 健康宣教

（1）环境宜安静、光线柔和，避免噪声刺激，温度适宜。

（2）日常活动：根据血压情况合理安排休息和活动，逐渐增加活动量。

（3）用药指导：指导患者坚持服药，不可随意停药；提醒患者注意药物的不良反应。

五、混合性结缔组织病

1. 病情观察

（1）观察肢体末梢的颜色。

（2）观察关节疼痛的部位及性质。

2. 健康宣教

（1）环境宜安静，温度适宜，光线柔和。

（2）心理指导：做好心理护理，避免情绪紧张。

（3）指导患者坚持服药，不可随意停药；注意药物的不良反应。

六、强直性脊柱炎

1. 病情观察

（1）观察患者的疼痛部位、性质、程度和持续时间。

（2）观察背强直程度，与患者共同制订锻炼计划。

（3）指导患者按时服药，并介绍药物的作用、不良反应及注意事项。

2. 健康宣教

（1）环境：病室应阳光充足，避免潮湿、阴冷，温度适宜。

（2）日常活动：避免过度紧张工作和劳累，适当运动，如慢跑、游泳、打太极拳。

第八节　神经系统

一、颅内感染

1. 病情观察

（1）监测生命体征：若患者出现意识障碍、囟门和瞳孔改变、躁动不安、频繁呕吐、四肢肌张力增高等惊厥先兆，提示有脑水肿、颅内压升高的可能；若呼吸节律不规则、瞳孔忽大忽小或两侧不等大、对光反应迟钝、血压升高，应注意脑疝及呼吸衰竭的存在；护士应经常巡视，密切观察，详细记录，以便及早发现，给予急救处理。

（2）做好并发症的观察：如患者在治疗中高热不退或退而复升、前囟饱满、颅缝裂开、呕吐不止、频繁惊厥，应考虑有并发症存在；可行颅骨透照法、头颅 CT 扫描等检查，以期早确诊，及时处理。

2. 健康宣教

（1）饮食指导：给予高热量及富含维生素、蛋白质的食物。

（2）日常活动：根据患者情况决定活动量，烦躁不安的患者要加强防护措施，防止意外发生；保持肢体功能位，进行肢体康复训练，降低致残率。

（3）用药指导：严格遵医嘱给抗生素，保证血药浓度；指导患者及其家属应用抗生素治疗的原则，了解药物疗效和不良反应，以及需要维持药物达到治疗水平、持续治疗的时间。

二、脑出血

1. 病情观察

（1）观察瞳孔大小、意识障碍有无加重，以及脑疝的发生征象。

（2）观察生命体征变化，注意血压变化。

（3）保持呼吸道通畅，有痰应吸出，必要时行气管切开术。

（4）脑疝的观察：注意瞳孔的变化，如有一侧瞳孔突然散大，或两侧瞳孔对光反射迟钝或消失，提示脑疝发生；观察生命体征的变化，血压急骤上升，呼吸、脉搏变慢，剧烈头痛、昏迷都是颅内压增高的表现，每 15 ～ 30 分钟测 1 次并记录。

2. 健康宣教

（1）环境：创造安静、舒适、光线柔和的环境，便于情绪稳定和休息；减少探视、陪侍人员，避免声光刺激，保证休息；病情好转时应尽量避免情绪激动。

（2）饮食以清淡、易消化、低盐、低脂的食物为主；血糖升高的患者，应控制食物的量和种类；多吃蔬菜、水果，戒烟、酒；多喝白开水，确保大便通畅。

（3）日常活动：急性期绝对卧床休息 2 ～ 4 周，并摆放好肢体功能位置后在床上进行被动活动，并在康复医师指导下进行肢体功能锻炼。

（4）心理指导：保持平静的心情，避免情绪激动及过度紧张、焦虑；对疾病要有认识，不要独处，尽量和他人多相处，有事可以向他人倾诉，保持血压稳定。

（5）用药指导：高血压患者要了解降压药物的使用原则、使用方法及注意事项；血压不可降的过快、过低，以免引起心、脑、肾灌注不足，应使高血压患者的血压维持在 160/95 mmHg 左右。

三、蛛网膜下腔出血

1. 病情观察

（1）常规病情观察同本节“脑出血”的病情观察。

（2）头痛的护理：头痛剧烈不能忍受者应使用镇痛药，并给予镇静药使患者安静休息，绝对卧床 4 ～ 6 周，有利于病情好转。

（3）脑血管痉挛的观察：密切观察病情变化，是否出现意识障碍、局灶性神经系统体征、精神障碍等；观察患者瞳孔、血压、头痛等情况，每 15 ～ 30 分钟观察 1 次。

2. 健康宣教

（1）环境：创造安静、避光、通风好的病室环境，以利于患者休息；限制陪侍、探视人员；说话时注意声音低柔。

（2）饮食指导：给予易消化、高纤维素、低盐及低脂食物；多喝水，适当使用缓泻药，避免大便不畅。

（3）日常活动：避免剧烈活动，合理安排休息时间。

（4）用药指导：查找原因，给予预防复发的措施，如需要手术治疗者可进行手术。

四、脑梗死

1. 病情观察

（1）观察血压的变化：血压过高或过低都要通知医师，给予相应的处理。

（2）观察病情的变化：语言、大脑高级神经中枢活动、肢体功能等有无变化。

（3）危重期的观察：注意生命体征及瞳孔、意识的变化；观察有无中枢性高热；观察有无消化道出血和呃逆；注意颅内压升高，防止脑疝。

2. 健康宣教

（1）创造一个安静整洁、空气清新的环境，保证患者的身心能得到充分休养。

（2）给予低脂、富含蛋白质和维生素的食物。戒烟、酒。

（3）劳逸结合，避免过度劳累。做力所能及的事，增强患者自我照顾的能力。

（4）心理指导：保持平静的心态，避免情绪激动，多与大家交流，减轻精神压力。

（5）教会家属协助患者进行瘫痪肢体的康复，出院后坚持功能锻炼；提醒患者避免诱发因素，控制血糖、血脂、血压，定期进行复查。

五、急性脊髓炎

1. 病情观察

（1）观察患者进食情况及吞咽功能，观察病变水平是否上升。

（2）观察患者的皮肤颜色，注意是否有皮肤损伤。

（3）观察排尿次数、时间及尿液性质，观察膀胱功能恢复的程度。

（4）观察瘫痪肢体的活动进展程度，肌肉有无萎缩和变形。

（5）呼吸肌瘫痪的观察：严密观察呼吸情况，包括频率、深度、节律，听诊患者前胸和后背的呼吸音，了解呼吸形态。严密观察患者有无缺氧症状，如烦躁、出汗、发绀等。

2. 健康宣教

（1）饮食指导：给予高热量、富含蛋白质和纤维素的食物。

（2）日常活动：注意清洁卫生，防止细菌感染；避免紧张和劳累，保证良好的休息；最大限度地配合康复训练，活动时要有人守护，防止受伤。

（3）心理指导：嘱患者保持良好的心理状态，避免情绪激动，多关心患者，告知患者及其家属疾病的注意事项，积极配合治疗。

（4）用药指导：遵守医嘱的服药时间，掌握用药原则，尤其是激素类药物不得擅自增减和改变用药时间而影响治疗效果，叮嘱患者定期复查。

六、急性炎症性脱髓鞘性多发性神经病

1. 病情观察

（1）观察患者吞咽和进食情况。

（2）观察有无呼吸困难。

（3）观察患者躯体功能及肌肉力量、偏瘫及部分感觉丧失的发展程度，以及有无肌肉萎缩及畸形。

2. 健康宣教

（1）环境安静舒适，保持室内空气新鲜，减少人员流动，避免交叉感染。

（2）饮食指导：营养要合理，避免偏食。

（3）日常活动：适当活动，避免过度劳累，并注意自我保护，预防感冒；保持清洁卫生，特别是皮肤的护理，预防压疮的发生；注意进行肢体的功能锻炼，并按康复计划执行。

（4）心理指导：使患者保持良好的心理状态，避免情绪激动，多关心患者，与患者多沟通，可告知疾病的注意事项及转归，树立战胜疾病的信心。

（5）用药指导：遵守医嘱的服药时间，尤其是激素类药物，不得擅自增减，嘱患者定期复查。

七、帕金森病

1. 病情观察

（1）观察患者的活动情况。

（2）根据医嘱给予患者有关药物，指导患者正确服药；指导患者要了解药物的剂量及不良反应。

（3）观察患者有无吞咽困难。

（4）吸入性肺炎的观察：密切观察患者的吞咽功能、咀嚼功能及进食情况。

2. 健康宣教

（1）饮食指导：给予易消化饮食，少量多餐，进食时嘱患者细嚼慢咽，防止误吸；多饮水，预防泌尿系统感染。

（2）日常活动：不要独自外出，防跌倒、摔伤；在医师指导下服药，在服用左旋多巴类药物时定时测量血压，定时做肾功能检查；经常活动躯体各关节，防止强直和僵硬；鼓励患者按康复计划进行活动，防止患侧肢体功能继续退化；活动时要有人守护，防止创伤；此病老年人多见，应积极预防并发症。

（3）心理指导：保持良好的心理状态，避免情绪激动和焦虑，鼓励患者积极配合治疗。

（4）用药指导：正确引导服用药物，掌握用药的不良反应，努力发现早期症状。服用苯海索类药物的患者会出现口干、唾液和汗液分泌减少、排尿困难等，青光眼和前列腺肥大者禁用；服用左旋多巴类药物从小剂量开始逐渐加量，避免引起恶心、呕吐、兴奋。遵守医嘱的服药时间，不得擅自增减药量等。

八、癫痫

1. 病情观察

（1）观察患者发作情况（如意识是否丧失，突然跌倒，张口尖叫，呼吸暂停，面唇青紫，瞳孔大小，尿、便失禁等）、发作次数（几小时内发作几次）、间歇时间（每隔多长时间发作 1 次）、发作过程（从发作开始观察全过程状况）。

（2）了解药物治疗后，发作间歇有何变化。

（3）癫痫持续状态常可致呼吸、循环功能变化，并可有高热，发病清醒后也可有精神异常。

（4）观察心率、血压、反射、瞳孔等变化，详细记录以供医师了解情况。

2. 健康宣教

（1）嘱患者勿单独行动。

（2）按医嘱定时服用抗癫痫药，切勿骤停、骤减和随意调换药物，以防发作加重或癫痫持续状态的发生。

（3）禁烟、酒、辛辣刺激物和神经兴奋药，勿暴饮、暴食。

（4）生活要有规律，注意劳逸结合。勿登高、潜水、驾车及在危险的机器旁工作。

（5）随身带癫痫诊疗卡，以便突然发作时急救及与家人联系。卡片应包括患者的姓名、年龄、住址、电话、联系人姓名等，在卡片上注明首次发病时间、发作类型、病因及治疗过程等。

第十三章　护患沟通原则与技巧

护士在执业过程中要不断地与患者、家属、同事、后勤人员及其他部门和科室进行信息交流与沟通。如果在患者就诊过程中出现了信息不对称、沟通不到位，往往造成沟通效果不理想；患者越来越在意心理感受、重视个人权利等因素，这些使得沟通技巧显得极为重要。良好的沟通，事半功倍，医患和谐；不良的沟通，事倍功半，甚至容易发生误解，引起纠纷。作为护理人员要注意以下一些沟通技巧。

一、护患沟通的原则

1. 关注和关心患者

即便面对能“悬丝诊脉”的神医，患者还是希望自己能被给予更多的关注、关心，认为这样才能真正被悉心医治。关注和关心患者是护患沟通中必须重视的原则。

（1）患者介绍情况或提问时，护理人员表现出耐心倾听是关心患者的具体表现。患者来医院希望护理人员能关心他们，并以专业的医疗方式了解病情、诊治疾病及解除痛苦。作为护理工作者，应尽可能关注、关心每一位患者。

（2）在与患者沟通中，交流用语应通俗易懂，少用专业术语。患者需要做某些检查时，即使因某种原因表现出犹豫，护理人员也不能不负责任地说“做不做自己考虑吧”之类的话，让患者及其家属无所适从，而应从关心患者的角度，把做检查的利弊讲清楚，以便患者及其家属做决定。

（3）询问病史时，护理人员的关心是基本态度，通过沟通获得所需的信息，而不是像“审讯”。对于话多的患者，护理人员即使很忙，也应稍微耐心些，用引导式询问来岔开患者的话题而不是直接打断。

以关心的方式沟通，有时会获得正常沟通无法获得的效果。护理人员需要尊重患者隐私，但有时隐私又是了解病情的关键。这时要善于从患者的神情和叙述中探查到其病情背后的“难言之隐”。虽然医师意识到患者“有事”，但也不宜贸然提问，可以似问非问，以关心的方式说：“您心里还有什么烦恼？”很多患者或许在短暂的思想斗争后会将隐私告诉医师。用这种方式，即使患者回避，双方也不会难堪。

2. 尊重患者

医疗操作的最高原则就是“珍视生命，患者为重”，而表达尊重就是告诉患者，护理人员很乐意为他们提供帮助，很重视他们的病患情况，会全力以赴地治疗，从而最大限度地给患者安全感。

（1）尊重患者人格尊严：患者和护理人员在人格尊严上是平等的，但在医院这样的特殊场所，加上护理人员忙碌的状态，以及有些护理人员缺乏关爱的举止行为，难免让一些患者觉得护理人员并不尊重自己。尊重患者的人格尊严，主要通过语言和举止两方面体现。

在语言上，就医过程中的语言情感非常重要，语言上首先表达出尊重。交流中多用敬语谦辞，如“请”“您”“谢谢”“对不起”这样的话。说话时，根据不同地域、不同的文化层次，不能千篇一律，否则说出的话让患者听不懂，反而不是尊重的表现。如说“输液”，对年龄大的患者或有的地方说“挂水”“打点滴”更能听明白；对于“洗手间”，有的人可能更习惯说“厕所”。说话时注意有眼神交流，避免语气、语调过于严肃或频繁皱眉；要有称谓，不可以只叫床号。多一点耐心，多一点倾听，面对个别患者的不合理要求，即使拒绝也不应推诿，耐心解释原因，不可以粗暴地直接说“不”。

在举止上，对重危、创伤患者，不能有厌恶的表情；对患有不治之症的患者，给予安慰、鼓励，帮助其树立战胜疾病的信心。诊治完毕后，对患者说“祝您早日康复”等祝福语。

（2）尊重患者的权利：医疗最后的决策者往往是患者及其家属，所以，护患沟通中应充分考虑患者的自主权利，不能损害、侵犯。

知情权：体现对患者的人格尊严和个性化权利的尊重，包括对所患疾病、严重程度及预计后果，还包括获得及时治疗的权利和诊疗措施，以及对治疗方案的选择权、医疗费用的知情权和隐私的保护权。在实际医疗工作中，从关心患者角度出发，有时需要权衡患者“知情”后的利害关系，把握“知情”的内容和尺度。如果“知情”会使患者受到伤害，可以不告知；而“不知情”能带给患者愉悦、促进健康，那就选择让其“不知情”更妥当。

如癌症晚期患者，医护人员就可以和患者家属做好沟通，并对患者暂时善意隐瞒。

隐私权：为患者保密，尊重患者的隐私权是良好医患关系必须遵循的原则。在医患沟通中，应尽可能地使用保密设施和保护性措施。如检查患者体征时，不需要有证人在旁（除男医师为异性患者做生殖器官等部位检查时必须有护士在场外）时，可以单独在一室做检查；条件不允许时，也应用布帘、屏风遮挡；对患者身体部位的特别征象不应表现出大惊小怪等。

二、护患沟通的技巧和注意事项

1. 护患沟通的技巧

护患沟通时，首先应该做到医患沟通“一二三”，即一颗同理心、两个避免、三个留意。

（1）一颗同理心：同理心很重要。同理心就是将心比心，在这个前提下，自然就有了耐心和体谅心。很多病因还处于未知，患者的要求遇到技术局限，如没有同理心的解释，很容易造成误解甚至冲突。

（2）两个避免：避免使用易刺激患者情绪的语气和语言，避免过多使用专业词汇。医护人员说的专业词汇，对绝大多数患者来说就是不知所云，这种以医护人员自身立场为出发点的不对等沟通，并不是最好的沟通方式。

（3）三个留意：留意患者的受教育程度和在沟通时的感受，即察言观色；留意患者对疾病的认知程度和对交流的期望值；留意情绪反应，医护人员自己的情绪要注意自我控制，患者的情绪要注意安慰引导。

2. 护患沟通的注意事项

（1）注意信息对称：医患双方的沟通内容需要彼此确认和反馈，注意信息对称，避免想当然而产生的不良沟通。医患间的不少问题往往由最初沟通不良引起的。信息对称，也包括医护人员主动介绍、说明，不管是解释还是建议，都应该让患者知道原因，而不是只为了开药。有时，在医护人员看来理所当然的注意事项，但患者可能不知道甚至有相反认知，所以医护人员的介绍说明就显得极为重要。

（2）注意沟通立场：由于沟通的内容是已知的、固定的，沟通又受到时间的限制，所以在跟患者沟通中，如处理不好谈话的立场，将容易使患者误解医护人员缺乏同情心和耐心，从而引发不必要的医患矛盾。

三、护患倾听的技巧和注意事项

1. 护患倾听的技巧

（1）倾听不仅仅是听他人说话，还应注意对方的声调、频率、措辞、表情、仪态等非语言行为，通过这些细微表情获得更多信息。不要随便打断患者或不恰当地改变话题、转换话题，以免患者思路中断，从而影响交流。这也包括不要急于做出判断或结论，不评论患者的谈话内容。

（2）护理人员在倾听时要做出适当地反应和反馈，不时地对患者的谈话做出适当的沟通反应，并提供反馈信息，表示能理解患者，帮助患者更清晰地表达其感受等。

（3）护理人员在倾听时还要进行鼓励性表示。各种能表达对患者的谈话感兴趣的鼓励性表示，都能促进沟通的顺利进行。例如，轻声说“是”“嗯”或点头等，表示你正全神贯注地倾听并鼓励患者继续说下去；有时也可以用“就这样讲，请继续”“还能说得详细点吗”等语句表示鼓励；还可以通过经常称呼患者姓氏＋敬称，如“王先生”“李女士”“王大爷”“李奶奶”；经常与患者保持目光接触，通过友好关切的表情等来表达对患者的关心和认真倾听的态度。

2. 护患倾听的注意事项

在就医期间，患者及其家属的心理特别敏感。有些语言在医护人员听来没什么，但在患者或其家属听来，可能是不好的暗示或带来不好的联想，极大地影响患者的心理。所以，医护人员在与患者或家属沟通中，要注意避免使用容易让人误解的、引发歧义及一些含义模糊的或令人听着不痛快的语言，也容易引起患者及其家属不满。

四、护理提问的技巧

1. 问题要有针对性

提问前，对患者的情况应做基本了解，如了解对方病情及心理状态；提问时，要有针对性，要学会察言观色，如发现患者不愿合作，则要灵活地改变话题。

2. 问话要自然、人性化

以问候的语气寻问可以让患者感到亲切自然，感受到关爱。

3. 选择合适的提问方式

护患沟通中应根据情况选择不同的提问方式。主要包括以下几点。

（1）开放式提问：对答案没有暗示，可以敞开、自由回答的问题，对方可以用描述、解释、比较等方式说明其想法和感受。例如，“哪儿不舒服？”通过这类提问，可使我们获取更多资料，营造互相沟通的气氛。这种方式适用于初次沟通，目的是对病情有全面了解。

（2）封闭式提问：这类问题回答简单且固定，通常只要求回答“是”或“不是”。例如，“您昨天头痛，是吗？”这种方式适用于已对患者有一定了解，以确定更详细的症状。

（3）选择性提问：这种提问对患者的回答有限制。例如，“您两个部位疼痛的程度有差别吗？头痛厉害些还是腹痛厉害呢？”这种方式同样适用于已对患者症状有一定了解，想要缩小信息范围时使用。

（4）适时性反问：适用于针对患者的说话进行复述核实。例如，“您今天比昨天好些了，是吗？”这类方式用于核实与患者谈话的真实性，保证资料收集的准确性。

五、护理告知的技巧

告知的形式有口头告知和书面告知，这里只介绍口头告知。在告知中，使用一些技巧既可以达到告知目的，又能增进护患沟通效果。

1. 入院诊断告知技巧

一般根据医师的诊断书，把入院诊断直接告诉患者及其家属；但对于危重症患者，告知时需要慎重。

2. 住院制度告知技巧

住院时，从患者的角度出发，护士有义务向患者详细介绍入院的相关制度，避免单纯说“不准”，让患者产生抵触情绪，使患者本来就压抑、低落的情绪更受影响。

3. 检查及治疗注意事项告知技巧

患者刚入院时，检查项目较多，对治疗不了解，对环境也不熟悉，有时会感到心烦意乱。这时护士应提供帮助和耐心解释。护理人员对患者每次告知的内容不要过多，谈吐清晰，用词通俗易懂，重点内容要反复讲述并做好解释，让患者理解并牢记。

4. 催款告知

在临床工作中催款是一件头痛的事情。患者对这类问题非常敏感，一不小心就容易遭到冷言冷语。虽然催款会让人感到不愉快，但如果能在措辞、语气、语调上下点功夫，就会起到良好的效果，患者也能理解并配合。现在很多医院开始采用预存款到一卡通的方式，更方便医院的管理。

六、护理说服的技巧

临床中，护理人员经常会碰到患者对检查、治疗、护理、饮食、休息等问题不理解或不合作的情况，常常需要医护人员耐心地解释和说服。

（1）从患者的利益出发，为患者的身体健康着想，以达到说服的目的。

（2）得到患者的理解。通过与患者或其家属的交流，在坚持原则的基础上体谅并尽可能地解决患者的实际困难，让对方理解自己的行为，从而达到说服的目的。

（3）要考虑患者的自尊，不要随意批评。因为护患之间考虑问题的角度不同，双方会习惯性地选择不同的行为来维护自己的权益。在说服过程中，一定要照顾对方的自尊心，因为患者本来心理就比较脆弱和敏感，所以不要随意批评，避免引起对方反感并挫伤患者的自尊，这样不仅达不到沟通的目的甚至会影响患者的治疗效果或引发不必要的矛盾。

七、护患情景沟通

人文素质好的护理人员，不管在哪种医疗场景中，都能让患者感受到亲和、信任，同时也善于把一些医疗知识和风险等告知患者，从而消除患者的抵触情绪。诊疗过程中，病情发生变化时，能及时与其沟通，向家属交代病情，避免因为认知不同而造成的纠纷。

在具体场景下，怎样更有效地和患者沟通，是广大护理人员都应重视的问题。

1. 检查中的沟通

患者在检查、治疗中，护理人员可以结合具体病情和患者沟通，主要包括以下几个方面。

（1）向患者说明检查治疗的目的。任何检查、治疗都是根据病情的发展，为疾病的诊断和治疗提供科学依据，必须及时告知患者，使患者认同并主动参与。如果是属于新技术项目的特殊检查治疗，如磁共振、CT 等，考虑到费用较高，应和患者商量并得到认可。

（2）患者因对医院环境的陌生和诊疗相关知识的不熟，容易产生紧张情绪，所以要简单地介绍检查、治疗的过程以及检查治疗中的具体注意事项，以便患者配合医护人员的工作。如做 CT 时是否可以吃饭，做盆腔 B 超时什么时间喝水最合适等。

（3）检查治疗过程中的沟通，必须围绕患者最关心、最愿意沟通的内容来交流，并通过观察患者对治疗检查的反应，及时掌握病情变化。

2. 护理操作前的沟通

临床护理服务中，护士面对的是生病的人，不是模拟练习的假人。人是有感情有思想的，如果只注重完成护理操作，而忽略患者的心理需求，容易造成患者对护理行为的反感。操作前做好沟通，能起到事半功倍的作用。在进行各项护理操作前，应向患者解释并介绍相关知识，讲解操作目的、意义及配合方法。沟通时尽量使用通俗易懂、简洁明快的语言，让患者听清楚。同时，态度要温和，使患者获得亲切感、信任感，从而积极主动配合医护人员，顺利完成诊疗操作。

3. 手术前的沟通

手术会使患者产生较强烈的紧张情绪。手术前，护士应认真倾听、耐心回答患者提出的问题，态度诚恳地向患者介绍有关手术的情况，尽量取得患者的信赖，增加患者的信心。根据不同的患者，用恰当的语言交代手术中要承受的痛苦。对手术后需用鼻饲管、引流管、导尿管及需在身上附加仪器的患者，手术前也应及时说明，让患者做好心理准备。如需做气管插管或术后放置鼻饲管而影响说话，就应事先告诉患者到时如何表达自己的需求。

4. 手术签字前的沟通

为更利于检查或治疗，并让患者及其家属享有知情权，患者在接受各种检查和治疗前，医护人员有必要将注意事项和可能存在的后果告诉患者及其家属，其同意并签字签字。如果沟通良好，患者对有关检查和治疗有正确、积极的认识，会愉快地接受和配合；反之，患者会因害怕而出现不必要的担心，甚至拒绝接受治疗。

医护人员首先要说清楚检查或治疗目的，并让患者及其家属了解各种检查或治疗可能发生的不良后果，解释过程中掌握尺度和分寸，既要让患者及其家属了解有可能发生的不良后果，又不要让患者及其家属产生过度的焦虑情绪。其次，患者及其家属签字前，医护人员应逐条解释，而不要将一些知情同意书交给患者自己看，因为知情同意书中有的条款患者不一定能够正确解读，从而导致错误的理解。患者及其家属签字前，医护人员应注意沟通内容的重点，交流时做到详略得当，必要时对重要内容进行重复说明。

5. 手术后的沟通

患者经过手术，尤其承受大手术后，一旦从麻醉中醒来，便渴望了解手术效果。由于身体组织受到程度不同的损伤，会感觉到伤口疼痛，加上身体不能自主活动，容易产生焦躁不安的情绪。

医护人员和患者的沟通应注意两方面：一是手术效果的告知，不是所有手术都能成功，对于手术无法治疗的疾病，必须根据患者的知情要求和患者对不良信息的处理能力进行沟通；二是沟通的内容应主要是术后的健康促进和健康维护，如术后的注意事项（注意翻身、生活护理、适当活动和休息等），对患者的不适，如疼痛、活动受限和心理反应等，应充分理解，同时帮助患者缓解疼痛，减轻抑郁反应，使患者顺利度过手术关，争取早日恢复健康。

6. 出院时的沟通

患者经过一段时间的住院治疗，大多数都能够康复出院。出院时的医患沟通应注意：向患者及其家属交代回家后的注意事项；介绍锻炼的重要性、有关锻炼的方法及注意事项；继续用药的量、服法、药物不良反应及注意事项；如需复诊，告知复诊时间、所带材料、方法等。还有个别患者，由于疾病的原因，出院时病情不但没有得到控制，还可能进一步恶化，与这一类患者沟通时，医护人员应充分理解患者及其家属的心情，注意态度温和，同时要给予患者信心与希望。患者即将出院时，护士还应具体结合患者的病情，做好出院后治疗护理的相关知识指导，时间最好不要选择出院当天，而是在治疗临近结束或者在出院前几天。将重点内容写成书面提纲，出院时再交给患者，以免患者忽略和遗忘。

第十四章　护理文书书写规范

护理文书是护士在临床护理过程中，记录患者信息，并为患者提供护理照护的纸质或电子文件，包括体温单、医嘱单、入院护理评估记录单、一般护理记录单、特别护理记录单、出入液量记录单、手术清点记录单、护理查房记录单及护理会诊或讨论记录单。护士在护理文书记录和保管中，不仅要认真负责，还必须要遵守专业技术规范。

一、基本要求

（一）护理文书书写要求

1. 清晰

护理文书书写应字迹工整，清晰可辨。记录的内容简明、扼要。

2. 及时

为避免记忆错误或遗漏，应在事件发生后及时记录，如果因各种原因未及时记录，应由责任护士当班时完成补记。

3. 有序

护理文书应当根据事件发生的时间顺序，进行客观记录。

4. 规范

护理文书记录时应遵守以下书写规范。

（1）护理文书应由医院注册护士按照规定的内容书写，记录人应为所记录内容的执行人。

（2）上级护理人员有审查修改下级护理人员所书写护理文书的责任，实习护士、试用期护士、进修护士书写的护理文书，应由本医院注册护士审阅、修改、确认并共同签名。形式为：老师 / 学生。

（3）纸质护理文书应按要求用蓝黑色签字笔或碳素墨水笔书写，不应使用铅笔或可涂擦笔书写。

（4）护理文书中的日期和时间应采用阿拉伯数字，24 小时制。

（5）计量单位应采用中华人民共和国法定计量单位。

（6）护理文书书写应使用中文，通用的外文缩写和无正式中文译名的症状、体征、疾病名称等可使用外文。

（7）护理文书记录应使用规范医学术语。

（8）护理文书书写过程中出现错别字时，应用同色双横线划掉，保持原记录清楚可辨，在出错的第一个字上方书写正确内容并注明修改时间、修改人签名。不应采用刮、粘、涂等方法掩盖或去除原来字迹。

（9）护理文书的每一页上均应有患者的识别信息，如姓名、性别、科室、住院号及病案号等。

（二）护理文书内容要求

1. 准确

（1）记录内容的表述应清楚准确，不应使用模糊不确定的描述。例如，“多饮水”应记为“2 小时内饮水不少于 1000 mL”。

（2）记录时间应与实际执行时间一致，与其他医疗文件内容一致，互相补充，不应有矛盾。

2. 客观、真实

（1）记录内容应描述患者的客观信息，护理人员通过观察、交谈、体格检查获得的信息，不应有主观推测，禁止伪造。

（2）记录内容应反映患者接受的真实照护，包括健康教育和心理护理。

3. 完整

（1）记录内容应体现患者病情变化和治疗护理的动态变化过程。

（2）记录内容应反映护理程序的全过程，体现护理问题的解决思路和过程。

4. 以患者为中心

护理文书应体现以患者为中心的服务理念。记录内容应体现患者的病情变化、健康需求及护士给予的照护等。

5. 突出中医护理特色

中医护理文书记录内容应突出中医护理特色，体现辨证施护。

二、不同护理文书书写要求

（一）体温单

体温单用于记录患者体温、脉搏、呼吸及其他情况，内容包括患者姓名、科室、入院日期、住院病历号（或病案号）、手术后天数、体温、脉搏、呼吸、血压、大便次数、出入液量、体重、住院周数等，有条件的医院亦可将疼痛评估结果记入体温单。主要由护士填写，住院期间体温单排列在病历最前面。

1. 体温单书写的基本要求

（1）体温单应以表格的形式呈现。

（2）体温单的眉栏项目、日期及页数均用蓝黑色签字笔或碳素墨水笔填写。各眉栏项目应填写齐全，字迹清晰。数字除特殊说明外，均使用阿拉伯数字，不书写计量单位。

（3）在体温单相应格内用红色笔纵式填写入院、分娩、手术、转入、出院、死亡等项目。除手术不写具体时间外，其余均按 24 小时制，精确到分钟。转入时间由转入科室填写。

（4）体温单的每页第一天应填写年、月、日，其余 6 天不填年、月，只填日。如在本页当中跨越月或年，则应填写月、日或年、月、日。

（5）体温单 34 ℃以下各栏目，用蓝黑色签字笔或碳素墨水笔填写。

（6）住院天数：自入院当日开始计数，直至出院。

（7）手术当日写 0，次日开始计数，连续填写 14 天。如在 14 天内又做手术，则第二次手术日数作为分子，第一次手术日数作为分母填写。例如，第一次手术 10 天又做第二次手术，即写“10（2），1/11，2/12，3/13，4/14”，第一次手术写到 14 天止。如在第一次、第二次手术 14 天内又做第三次手术，则将第一次、第二次手术天数作为第三次手术天数的分母进行填写。例如，在第一次手术第十二天、第二次手术第二天又做第三次手术，即写“2/12（3），1/3/13，2/4/14”体温单换页后只记录最近 1 次手术天数，其他手术天数可以不再记录。

（8）患者因做特殊检查或其他原因而未测量体温、脉搏、呼吸时，应补测并填入体温单相应栏内。患者如特殊情况必须外出时，其外出期间，在体温单 40 ～ 42 ℃相应格内用红色笔纵式填写“不在”两字，护士不测量和绘制体温、脉搏、呼吸，返院后的体温、脉搏与外出前不相连。

（9）体温在 35 ℃（含 35 ℃）以下者，可在 35 ℃横线下用蓝黑色签字笔或碳素墨水笔写上“不升”两字，不与相邻两次测量的体温相连。

2. 体温单的书写内容及要求

体温从 35 ～ 42 ℃，每一大格为 1 ℃，每一小格为 0.2 ℃，在 37 ℃处以红横线明显标出，以便辨识。体温一律以实际测量所得数值标记，不得将腋温加上 0.5 ℃或将肛温减去 0.5 ℃折算记录。

（1）体温曲线用蓝色签字笔或碳素墨水笔绘制，以“×”表示腋温，以“○”表示肛温，以“●”表示口温。

（2）降温 30 分钟后测量的体温以红圈“○”表示，再用红色笔画虚线连接降温前体温，下次所测体温应与降温前体温相连。

（3）与上次测量记录的体温相比，体温骤然上升（≥ 1.5 ℃）或突然下降（≥ 2.0 ℃）者要进行复测，在体温右上角用红笔划复测标号“v”。

（4）常规体温每日 14：00 测量 1 次。当日手术患者 6：00、10：00、18：00 各加测 1 次；手术后 3 天内每日常规测量 2 次（6：00、14：00）。新入院患者，即时测量体温 1 次，记录在相应时间栏内。

（5）发热患者（体温≥ 37.5 ℃）每 4 小时测量 1 次。如患者体温在 38 ℃以下，夜间体温酌情免测。体温正常后连测 3 次，再改常规测量。

（二）医嘱单

医嘱单是医师开写医嘱所用，也是护士执行医嘱的依据，可分为长期医嘱单和临时医嘱单。

（1）医嘱由医师直接书写在医嘱单上或输入计算机系统内，护士不得转抄、转录。

（2）长期医嘱单内容包括患者姓名、科别、住院病历号或病案号、页码、起始日期和时间、长期医嘱内容、停止日期和时间、医师签名、护士签名。临时医嘱单内容包括医嘱时间、临时医嘱内容、医师签名、执行时间、执行者签名等。

（3）医嘱内容及起始、停止时间应当由医师书写。医嘱内容应当准确、清楚，每项医嘱应当只包含一个内容，并注明下达时间，应当具体到分钟。医嘱不得涂改。需要取消时，应当使用红笔标注“取消”字样并签名。

（4）一般情况下，医师不得下达口头医嘱。因抢救急危患者需要下达口头医嘱时，护士应当复诵一遍，核对无误方可执行。抢救结束后，医师应当即刻据实补记医嘱。

（5）医嘱必须经医师签名后方为有效。

（三）入院护理评估记录单

入院护理评估记录是患者入院后，由责任护士通过查阅记录、诊断报告及利用四诊（视、触、叩、听）等方法，评估患者与护理相关的健康资料，并对资料归纳分析而成的系统的记录。

1. 入院护理评估记录单的基本要求

（1）评估内容应包括患者生理、心理、社会等方面的情况，体现整体护理理念。

（2）书写内容应基于循证、可靠，对患者诊治有价值，可作为制订护理计划和护理措施的基础。

（3）入院护理评估记录应由责任护士当班完成。

2. 入院护理评估记录单的书写内容及要求

（1）患者一般情况，应包括姓名、性别、年龄、入院时间、入院医疗诊断等内容。

（2）现在健康状况及生理功能，按发生的先后顺序记录主要症状的部位、性质、持续时间、程度、缓解或加剧因素、演变发展情况及伴随症状。

（3）日常状况及自理程度，应包括进食与营养、休息与睡眠、排泄、活动与运动等内容。

（4）心理及社会状况。

（5）症状严重程度及风险评估：①可根据患者情况进行症状严重程度及风险评估；②症状严重程度及风险评估应选择合适的评估工具和方法，选择的评估量表应具有较高的可信度和有效度；③可根据患者病情、专科特点进行症状严重程度和风险评估。

（6）中医护理评估要以中医理论为基础，遵循整体观及辨证施护原则，应用四诊方法收集与病因、病位、病性等有关资料，为辨证施护提供依据。

（四）一般护理记录单

一般护理记录是指继入院护理评估记录之后，对患者在整个住院期间的病情观察、实施的护理措施及护理效果进行的真实且及时的记录。

1. 一般护理记录单的基本要求

（1）一般护理记录应体现整体护理理念，体现护理程序的基本方法，反映护理工作的连续性。

（2）应结合相应专科疾病护理特点，反映专业护理内涵。记录内容简明、扼要。

（3）应根据病情需要决定记录频次，实时反映病情及治疗护理动态。

（4）每条护理记录的时间应具体到分钟。

（5）护理记录的格式可根据专科特点设计为表格式。

（6）病危、病重患者必须建立护理记录单，一般患者可根据病情需要做相应记录。

（7）中医护理记录要突出中医护理特色，体现辨证施护内容，正确使用中医术语。

2. 一般护理记录单的书写内容及要求

（1）患者病情评估：应根据患者病情及医嘱，评估并记录生命体征、出入量及重点观察内容的变化情况。

（2）实施的护理措施：应记录为患者实施的主要措施及实施的时间，包括病情观察、执行医嘱、各种专科护理措施、健康教育、沟通情况等。常规用药及治疗护理措施不需要记录，如常规使用抗生素、护理常规等。因病情变化而使用的特殊药物，需要记录用药情况及用药后反应。

（五）特别护理记录单

1. 术前护理记录

应重点记录病情观察、术前准备与核对情况、向患者交代注意事项及护理、健康教育执行情况等。

2. 术后护理记录

应重点记录患者返回病室时间及麻醉清醒状态、生命体征、伤口情况、术后体位、引流情况、术后医嘱执行情况及护理措施等。

3. 转科 / 转院护理记录

应记录转出日期、患者目前情况及注意事项等。

4. 出院护理记录

应记录出院日期、患者目前健康状况及出院指导等，应在患者出院 24 小时内完成。

5. 死亡护理记录

应记录对患者进行的临终护理措施。

（六）出入液量记录单

正常人液体摄入量与排出量应保持动态平衡。当患者有心脏病、肾病、大面积烧伤、出血及大手术后，可能发生液体调节失衡。记录 24 小时摄入和排出的液体量对于动态掌握患者病情变化，确定重建平衡的治疗方案非常重要。因此，护士要正确掌握出入液量记录方法。

1. 入量

入量包括食物含水量、每次饮水量、输液及输血量等，应使用量杯或固定使用已测定过容量的容器，以便准确记录。凡是固体食物除必须记录固体单位量外，还需要换算出食物的含水量，如馒头 100 g（44 mL）。

2. 出量

出量包括尿量、呕吐量、大便、各种引流量等，除大便记录次数外，液体以毫升为单位记录。为准确记录尿量，对昏迷患者或需要密切观察尿量的患者，最好留置导尿管；婴幼儿记录尿量，可先测定干尿布重量，然后称湿尿布的重量，两者的差值为尿量；对难以收集的排出量，可根据规定量液体浸湿棉织物的状况进行估计。除记录液量外，必要时还需记录颜色、性质等。

3. 记录方法

记录方法为：①用蓝色钢笔填写表格的眉栏项目及页码；②记录均以 mL 为单位，但免记计量单位；③记录同一时间的摄入量和排出量，应自同一横线上开始，不同时间的摄入量或排出量均应各自另起一行；④日间（即 7：00 到 19：00）用蓝色钢笔记录，夜间（即 19：00 起到次晨 7：00）用红色钢笔记录；⑤出入量一般分别于 12 小时、24 小时总结 1 次，12 小时小结用蓝色钢笔书写，24 小时总结用红色钢笔书写，并用蓝色钢笔将 24 小时总出入量填写到体温单的相应栏内；⑥不需继续记录出入液量后，记录单无须保存，但若出入液量是与病情变化同时记录在特别护理记录单（护理观察记录单）上的部分，则应随病历存档保留。

（七）手术清点记录单

手术清点记录是指巡回护士对手术患者术中所用血液、器械、敷料等的记录，应当在手术结束后即时完成。

1. 手术清点记录单的书写要求与内容

（1）用蓝黑色签字笔或碳素墨水笔填写，字迹清楚、整齐，不漏项。

（2）眉栏内容包括患者姓名、住院病历号或病案号、手术日期、手术名称等。

2. 物品的清点要求与记录

（1）手术开始前，器械护士和巡回护士须清点、核对手术包中各种器械及敷料的名称和数量，并逐项准确填写。

（2）手术中追加的器械、敷料应及时记录。

（3）手术中需交接班时，器械护士、巡回护士要共同交接手术进展及该台手术所用器械、敷料清点情况，并由巡回护士如实记录。

（4）关闭体腔前、后和缝合皮肤后，器械护士和巡回护士共同清点台上、台下的器械、敷料，确认数量核对无误。

（5）清点时，如发现器械、敷料的数量与术前不符，护士应当及时要求手术医师共同查找，如手术医师拒绝，护士应记录清楚，并由医师签名。

（6）器械护士、巡回护士在清点记录单上签名。

（7）术后，巡回护士将手术清点记录单放于患者病历中，一同送回病房。

（八）护理查房记录单

对危重、大手术、特殊患者进行查房时，建立护理查房记录单，做好记录，内容应体现护士长、专科护士或护理组长的意见。

（九）护理会诊或讨论记录单

对有疑难护理问题的患者应进行疑难病例讨论或护理会诊，建立护理会诊记录单，做好记录，内容应体现相关专科护士的指导意见。

三、记录的内容

1. 脉搏的记录

脉率从 20 ～ 180 次 / 分钟，每一大格为 20 次 / 分钟，每一小格为 4 次 / 分钟，在 80 次 / 分钟处与 37 ℃重叠以红横线明显标出。

（1）脉搏以红点“●”表示，连接曲线用红笔绘制。

（2）脉搏如与体温相遇时，在体温标志外画一红圈。如“○ ×”“◎”“⊙”。

（3）短绌脉的测量为二人同时进行，一人用听诊器听心率，一人测脉搏。心率以红圈“○”表示，脉搏以红点“●”表示，并以红线分别将“○”与“●”连接。在心率和脉搏两曲线之间用红色笔画斜线构成图像。

（4）脉搏过快，其数字不能在体温单上呈现时，可在 180 次 / 分横线下面用蓝黑色签字笔或碳素笔写“过快”两字，不与相邻两次测量的脉搏相连，并将具体数字记录到护理记录单上。

2. 呼吸的记录

（1）呼吸的绘制以数字表示，相邻的两次呼吸数用蓝黑色签字笔或碳素墨水笔，上下错开填写在“呼吸数”项的相应时间纵列内，每一页第一次呼吸应当记录在上方。

（2）使用呼吸机患者的呼吸以“○ R”表示，在“呼吸数”项的相应时间纵列内上下错开用蓝黑色签字笔或碳素墨水笔画“○ R”。

3. 血压的记录

（1）血压应当按医嘱或者护理常规测量。

（2）入院时应测量血压并记录。住院期间每周至少 1 次。手术前后均应测量血压，记录于体温单相应栏内。持续监测血压，每日在体温单上记录 2 次，其余测量数据根据病情需要确定记录的时间，可填写在护理记录单上。

（3）如为下肢血压应当标注，如 140/80（下）。

4. 大便的记录

（1）应在每日常规测量体温时询问患者 24 小时内大便次数，并用蓝黑色签字笔或碳素墨水笔填写。

（2）用“*”表示大便失禁，用“☆”表示人工肛门。

（3）服用导泻剂或灌肠后大便 1 次，应在当日大便次数栏内记 1/E，大便 2 次记 2/E，无大便记 0/E。1^2/E 表示自行排便 1 次，灌肠或服用导泻剂后又排便 2 次，依此类推。当大便次数无法或无须记数时，记录为 */E。

5. 尿量的记录

尿量可根据病情需要和医嘱要求进行测量并记录。一般记录前一日 24 小时总尿量。

6. 入量的记录

记录前一日 24 小时摄入总量。

7. 体重的记录

（1）体重应当按医嘱或者护理常规测量。

（2）入院当天测量体重并记录，住院期间每周至少 1 次。

（3）入院时或住院期间因病情不能测体重的，分别用“平车”“轮椅”或“卧床”表示。

8. 身高的记录

身高可根据病情需要和医嘱要求进行测量并记录。

9. 其他内容的记录

其他内容如腹围、24 小时痰量、呕吐量、引流量等，可根据病情需要和医嘱进行测量，并记录。

第十五章　护理常用评分量表

一、改良 Barthel 指数量表

（一）评分说明

1989 年，加拿大学者 Shah 和 Vanchay 等在 Barthel 指数量表（Barthel index，BI）的基础上进行改良，即改良 Barthel 指数量表。改良 Barthel 指数量表内容仍与原版相同，共 10 项，总分 100 分，共 5 个等级，不同的级别代表了独立能力水平的不同程度。最低是 1 级，最高是 5 级，总分为各项目所得分之和。级别越高，代表独立能力程度越高。总分 100 分，不需要他人照顾，评定结果＞ 60 分者，提示有轻度功能障碍，能独立完成部分日常活动，需要部分帮助；41 ～ 60 分者，提示有中度功能障碍，需要极大的帮助方能完成日常活动；≤ 40 分者，提示有重度功能障碍，大部分日常生活不能完成或需要他人服侍。

改良 Barthel 指数量表的基本评定标准为：1 级，完全依赖他人完成整项活动；2 级，某种程度上能参与，但整个活动过程中超过一半需要他人协助才能完成；3 级，能参与大部分活动，但在某个过程中仍需要他人协助才能完成整项活动；4 级，除在准备或收拾时需要协助，患者可以独立完成整项活动，或进行活动时需要他人从旁监督或提示，以保证安全；5 级，可以独立完成整项活动而不需要他人在旁监督、提示或者协助。

（二）适用范围

改良 Barthel 指数量表适用于功能障碍患者的日常生活活动能力的评定（activities of daily living，ADL）（表 15–1）。

表 15-1　改良 Barthel 指数量表说明

ADL 项目	评分依据				
	完全依赖 1 级	最大帮助 2 级	中等帮助 3 级	最小帮助 4 级	完全依赖 5 级
进餐	0	2	5	8	10
洗澡	0	1	3	4	5
修饰（洗脸、刷牙、刮脸、梳头）	0	1	3	4	5
穿衣（包括穿脱衣服、穿脱袜子、系鞋带、系扣子、拉拉链等）	0	2	5	8	10
大便控制	0	2	5	8	10
小便控制	0	2	5	8	10
如厕（包括拭净、整理衣裤、冲水）	0	2	5	8	10
床椅转移	0	3	8	12	15
平地行走	0	3	8	12	15
上下楼梯	0	2	5	8	10

二、Braden 量表

（一）评分说明

Braden 量表是由美国 Braden 博士和 Bergstrom 博士于 1987 年制定，由美国健康保健政府机构推荐使用的一种预测压力伤危险的工具，现已经被翻译成多国语言，并广泛应用于世界各个国家医疗机构，是较理想的压力伤危险因素评估量表。Braden 量表包含 6 部分内容，分别为感知能力、潮湿程度、活动能力、移动（或运动）能力、营养摄取能力、摩擦力和剪切力。每个因素都分为 4 个等级，其中只有“摩擦力和剪切力”这一因素为 3 个分数等级，总分为 6 部分内容分数相加，评分总范围为 0 ～ 23 分。每个部分的评分按照评分标准进行，目前认为，19 ～ 23 分为无危险；15 ～ 18 分为低危险；13 ～ 14 分为中危险；10 ～ 12 分为高危险；≤ 9 分为极高危险。若遇到高危险或极高危险患者，需上报。Braden 量表分值越低，说明病情越重，发生压力性损伤的危险因素越高。

（二）适用范围

Braden 量表主要适用于瘫痪、昏迷、癌症晚期、长期卧床患者及老年人。由于其评估内容与老年人压力性损伤形成因素相符，因此特别适用于老年患者。该量表使用较为广泛（表 15-2）。

表 15-2 Braden 量表说明

评分内容	评分依据			
	1分	2分	3分	4分
感知能力	完全限制	非常受限	轻度受限	没有改变
机体对压力所引起的不适感的反应能力	对疼痛刺激没有反应（没有呻吟、退缩或紧握）或者绝大部分机体对疼痛的感觉受限	只对疼痛刺激有反应，能通过呻吟或烦躁的方式表达机体不适；或者机体一半以上的部位对疼痛或不适感觉障碍	对其讲话有反应，但不是所有时间都能用语言表达不适感；或者机体的一到两个肢体对疼痛或不适感觉障碍	对其讲话有反应，机体有对疼痛或不适的感觉
潮湿程度	持久潮湿	非常潮湿	偶尔潮湿	很少潮湿
皮肤处于潮湿状态的程度	由于出汗、小便等，皮肤一直处于潮湿状态，每当移动患者或给患者翻身时发现患者的皮肤是湿的	皮肤经常但不是总处于潮湿状态，床单每天至少换1次	大约每天更换床单1次	皮肤通常是干的，只需按常规换床单即可
活动能力	卧床不起	局限于轮椅	偶尔步行	经常步行
身体活动的能力	限制在床上	行动能力严重受限或没有行走能力；不能承受自身重量或在他人帮助下坐轮椅	白天在他人帮助或无帮助的情况下偶尔可以走一段路；每天大部分时间在床上或轮椅上度过	每天至少2次室外行走，白天清醒状态下至少每2小时行走1次
移动能力	完全受限	严重受限	轻度受限	不受限
改变及控制躯体位置的能力	没有他人帮助的情况下不能完成轻微的躯体或四肢的位置变动	偶尔能轻微地移动躯体或四肢，但不能独立完成经常的或显著的躯体位置改变	能独立改变躯体或四肢的位置，但变动幅度不大	能独立完成经常性的大幅度体位改变
营养摄取能力	重度营养摄入不足	可能营养摄入不足	营养摄入适当	营养摄入良好
平常的食物摄入模式	从来不能吃完一顿饭，很少能摄入所给食物量的1/3；每天能摄入2份或以下的蛋白量（肉或者乳制品），很少摄入液体，不能摄入流质饮食；禁食、流质摄入或静脉输入＞5天	很少吃完一顿饭，通常只能摄入所给食物量的1/2；每天摄入3份蛋白量（肉或者乳制品）；偶尔能摄入规定的食物量；可摄入略低于理想量的流质或者管饲量	可摄入供给量的1/2以上；每天4份蛋白量（肉或者乳制品），偶尔拒绝肉类，如果供给食物通常会吃掉；管饲或TPN能达到绝大部分营养所需	每餐能摄入绝大部分食物，从来不拒绝食物，通常吃4份或更多蛋白量（肉或者乳制品），两餐间偶尔进食；不需其他补充食物
摩擦力和剪切力	有此问题	有潜在问题	无明显问题	

（续表）

评分内容	评分依据			
	1分	2分	3分	4分
	移动时需要中到大量的帮助，不可能做到完全抬空而不碰到床单，在床上或椅子上时经常滑落；需要大力帮助下重新摆体位；痉挛、挛缩或躁动不安时，通常导致摩擦	躯体移动乏力，或者需要一些帮助，在移动过程中，皮肤在一定程度上会碰到床单、椅子、约束带或其他设施；在床上或椅子上可保持相对好的位置，偶尔会从床上或椅子上滑落	能独立在床上或椅子上移动，并且有足够的肌肉力量在移动时完全抬空躯体；在床上和椅子上总是保持良好的位置	

三、营养筛查评估量表

营养筛查评估具体内容见表 15–3。

表 15–3 营养筛查评估量表说明

科室		床号		姓名		性别		年龄	
序号						是（1分）		否（0分）	
1	存在无法愈合的伤口或溃疡＞2周								
2	咀嚼或吞咽困难＞1周								
3	严重恶心 / 呕吐 / 腹泻 / 腹胀＞1周								
4	近1周摄食低于日常量的 50%								
5	近期（3个月内）非治疗性体重下降＞5 kg								
6	年龄＞70岁								
7	患有较严重的疾病（如危重症、晚期肿瘤等）								
8	正在接受肠外或肠内营养治疗								
总分									

注：超过两项以上答“是”，即可认为存在营养不良的危险，需要营养人员进一步评估。

四、Morse 跌倒风险评估量表

Morse 跌倒风险评估量表是由美国宾夕法尼亚大学 Morse 等人于 1989 年制定，并在多个国家及地区使用。该量表的使用有助于临床辨别跌倒高风险患者，启动防跌倒干预措施，为护士防跌倒工作提供依据（表 16–4）。

（一）评分说明

Morse 跌倒风险评估量表是专门用于预测跌倒可能性的量表，由 6 个条目组成，包括跌倒史、多于一个疾病诊断、行走辅助、接受药物治疗、步态、精神状态。总分为各项目得分之和，最高得分为 125 分，评分＞ 45 分确定为跌倒高风险，25 ～ 44 分为中风险，＜ 25 分为低风险。得分越高，表示跌倒风险越大。临床应用中还要考量患者年龄，因为高龄也是风险因素之一。

（二）使用范围

Morse 跌倒风险评估量表适用于一般人跌倒危险因素的评估。

（三）评分依据

行走辅助是指评估行动辅助用具的使用，主要通过观察和询问患者在行走或转移时是否需要辅助来评估患者的活动能力及平衡能力，以此判断患者是否有行动和平衡能力障碍及因此而导致跌倒的风险。

步态评估是通过观察患者行走时的步态来评估平衡及活动能力。

精神状态评估是通过询问患者是否能正确判断跌倒危险从而主动提高预防跌倒的意识。

表 15-4　Morse 跌倒风险评估量表说明

项目	评分
近 3 个月有无跌倒	无 =0 分；有 =25 分
多于一个疾病诊断	无 =0 分；有 =15 分
使用行走辅助用具	不需要、卧床休息、护士辅助 =0 分； 步行时借助拐杖、助步器、手杖 =15 分； 依扶家具行走 =30 分
接受静脉 / 药物治疗	否 =0 分；是 =20 分
步态 / 移动	正常、卧床不能移动 =0 分； 虚弱无力 =10 分；功能障碍 =20 分
认知状态	量力而行 =0 分；高估自己的能力，忘记自己受限制 =15 分

五、疼痛程度分级法

（一）主诉疼痛程度分级法

主诉疼痛程度分级法（verbal rating scale，VRS）为：0 分描述最轻度疼痛，以后每个级别的疼痛都增加 1 分。每个级别都有疼痛程度相对应的描述，0 分为无痛；1 分为轻度疼痛，可以忍受，能保证正常睡眠；2 分为中度疼痛，将影响到睡眠质量，需要用镇痛片方可镇痛；3 分为中度疼痛，已经影响到睡眠，需要使用麻醉类镇痛药方可镇痛；4 分为疼痛剧烈，较严重影响到睡眠，并伴有其他症状；5 分为无法忍受疼痛，严重影响睡眠，并伴有其他症状。该量表简单易懂，但精确度不够，有时难以通过患者的描述找到相匹配的疼痛程度（表 15–5）。

表 15–5　主诉疼痛程度分级法

级别	疼痛程度
0 分	无痛
1 分	轻度痛
2 分	中度痛
3 分	重度痛
4 分	剧烈痛
5 分	最痛

（二）Wong-Baker 面部表情疼痛评估量表

Wong-Baker 面部表情疼痛评分量表的评估方法是通过从微笑到哭泣 6 种面部表情来表达疼痛的程度，适用于超过 3 岁的人群，主要用于老年人、小儿、急性疼痛患者、丧失表达能力者（表 15–6）。

表 15–6　Wong-Baker 面部表情疼痛评估量表说明

级别	疼痛程度
0	无痛
2	有点痛
4	轻微疼痛
6	疼痛明显
8	疼痛严重
10	剧烈痛

（三）长海痛尺

长海痛尺是将 0 ～ 10 数字疼痛量表（numerical rating scale，NRS）和 VRS 二者相结合，对 VRS 和 NRS 两者综合利用，因此，这不仅可以对疼痛程度进行精确评分，又有利于患者进行理解和描述，有利于对被评估者进行更为贴切的健康宣教，保证评估结果的精确性。

长海痛尺评估患者疼痛时，若患者无力指示或区分量表上的数字，可利用其眨眼动作来协助评估疼痛，另外还可利用患者拇指和食指之间的角度来描述患者自身疼痛，两手指张开的角度越大，疼痛感觉越强（表 15-7）。

表 15-7　长海痛尺说明

0　1　2　3　4　5　6　7　8　9　10

无痛	轻度疼痛：可以忍受，不影响睡眠	中度疼痛：轻度影响睡眠，需使用止痛药	重度疼痛：已影响睡眠，需使用麻醉类止痛药	剧烈疼痛：较严重地影响睡眠，伴有其他症状	无法忍受疼痛：严重影响睡眠，被动体位或伴有其他症状
0	1 ~ 2	3 ~ 4	5 ~ 6	7 ~ 8	9 ~ 10

注：0 表示无痛，表现为悠闲的、平静的表情；1 ~ 2 表示轻度疼痛，表现为紧张的、焦急的表情；3 ~ 4 表示中度疼痛，表现为保持性动作、痛苦的表情；5 ~ 6 表示重度疼痛，表现为呻吟的、坐立不安；7 ~ 8 表示剧烈疼痛，表现为大声抱怨；9 ~ 10 表示无法忍受的疼痛，表现为被动体位、抱怨更加强烈。

六、肌力分级

肌力分为 0 ～ 5 级，共 6 个级别，具体内容见表 15-8。

表 15-8　肌力分级说明

分级	临床表现
0	肌肉并没有出现收缩，完全不能产生肌肉运动（完全瘫痪）
1	肌肉可出现轻微收缩，但不能产生动作（不能活动关节）
2	肌肉在平面的方向能够运动，能够在床上平移，可引起关节活动，但不能抵抗地心引力，即不能抬起
3	肢体能够抵抗重力离开床面进行运动，但不能抵抗阻力
4	肢体能够抵抗部分阻力，但未达到正常
5	正常肌力，可正常抵抗阻力

第十六章　病区规范化管理标准

为了使病区环境整洁、安静、舒适、安全，给患者创造一个良好的治疗、康复环境，使病区管理标准化、规范化，不断提高管理水平，现制定各区域规范化管理标准。

一、病房的管理标准

（1）病房要求整齐、清洁、安静，空气清新，定时开窗通风。工作人员做到走路轻、关门轻、说话轻、操作轻。

（2）病室内无折叠床，陪护椅及时折叠，不晾衣物，不乱贴报纸及胶布，床头桌上只摆放暖水瓶、水杯，床下物品整齐。

（3）病床保持清洁，床单无渣屑，定时更换无污渍。

（4）病室内不准使用医疗仪器以外的电器，如电饭煲、热得快等，以免发生意外。

（5）责任护士或值班护士认真执行分级护理制度，按时巡视病房，发现病情变化及时通知医师予以处理。

二、护士站、护士值班室的管理标准

（1）除办公护士外，其他人员不准在护士站聊天、吃东西，不看与工作无关的书籍。

（2）护士站保持清洁（地面、办公桌、电话、病历车、水池等），纸篓及时处理。

（3）做好病历车的管理，各种申请单、报告单及时入病历。

（4）护士值班室建立卫生值日制度，全体工作人员养成良好的卫生习惯。不乱扔纸屑，被褥叠放整齐，桌面整洁，各种物品放置整齐，无异味和杂物。

三、治疗室、换药室、处置室的管理标准

（1）工作人员进入治疗室、换药室，要戴口罩，操作前洗手。非工作人员不准入内，无事不在室内滞留、闲谈。

（2）非医疗用品不得在室内存放，各种医疗用品按规定放置。

（3）各种治疗车及车轮无噪声、灵活，车内、外清洁无杂物；各处无尘土、碎安瓿及空纸盒等杂物；地面、桌面、物品表面，每日用消毒液擦拭 2 次。

（4）各种药（包括外用药、内用药、毒麻局限药、抢救药）管理符合要求，在有效期内，标签醒目。

（5）做好各种急救物品的管理，专人管理，定位放置，处于备用状态。

（6）医用垃圾用黄色塑料袋，每日放到指定地点统一处理。

（7）处置室内医疗垃圾分类放置，各种物品放置整齐，保持地面干燥、清洁。

四、公共区域的管理标准

（1）走廊地面干燥、清洁无污迹，有防滑警示牌，无杂物摆放，空间便于人员活动，适合治疗和抢救需要。

（2）开水炉及公用洗手池地面干燥、无污迹，开水炉有使用说明卡，有防滑、防烫伤标识及措施。

（3）卫生间无尿迹、无粪迹、无异味、无死角、地面干燥，安全通道畅通无阻，应急灯功能完好。

附录　护士执业相关规定

附1　护士条例

《护士条例》是为维护护士的合法权益，规范护理行为，促进护理事业发展，保障医疗安全和人体健康而制定的。2008年1月23日由中华人民共和国国务院第206次常务会议通过，于2008年1月31日发布，自2008年5月12日起施行。《护士条例》既维护了护士的合法权益，又对护士的行为进行了规范和约束。护士首先要掌握条例的具体内容，才能在工作过程中清楚地认知自己的工作行为是否符合规范。

第一章　总则

第一条　为了维护护士的合法权益，规范护理行为，促进护理事业发展，保障医疗安全和人体健康，制定本条例。

第二条　本条例所称护士，是指经执业注册取得护士执业证书，依照本条例规定从事护理活动，履行保护生命、减轻痛苦、增进健康职责的卫生技术人员。

第三条　护士人格尊严、人身安全不受侵犯。护士依法履行职责，受法律保护。全社会应当尊重护士。

第四条　国务院有关部门、县级以上地方人民政府及其有关部门，以及乡（镇）人民政府应当采取措施，改善护士的工作条件，保障护士待遇，加强护士队伍建设，促进护理事业健康发展。国务院有关部门和县级以上地方人民政府应当采取措施，鼓励护士到农村、基层医疗卫生机构工作。

第五条　国务院卫生主管部门负责全国的护士监督管理工作。县级以上地方人民政府卫生主管部门负责本行政区域的护士监督管理工作。

第六条　国务院有关部门对在护理工作中做出杰出贡献的护士，应当授予全国卫生系统先进工作者荣誉称号或者颁发白求恩奖章，受到表彰、奖励的护士享受省部级劳动模范、先进工作者待遇；对长期从事护理工作的护士应当颁发荣誉证书。具体办法由国务院有关部门制定。县级以上地方人民政府及其有关部门对本行政区域内做出突出贡献的护士，按照省、自治区、直辖市人民政府的有关规定给予表彰、奖励。

第二章　执业注册

第七条　护士执业，应当经执业注册取得护士执业证书。申请护士执业注册，应当具备下列条件：①具有完全民事行为能力；②在中等职业学校、高等学校完成国务院教育主管部门和国务院卫生主管部门规定的普通全日制3年以上的护理、助产专业课程学习，包括在教学、综合医院完成8个月以上护理临床实习，并取得相应学历证书；③通过国务院卫生主管部门组织的护士执业资格考试；④符合国务院卫生主管部门规定的健康标准。护士执业注册申请，应当自通过护士执业资格考试之日起3年内提出；逾期提出申请的，除应当具备前款第①项、第②项和第④项规定条件外，还应当在符合国务院卫生主管部门规定条件的医疗卫生机构接受3个月临床护理培训并考核合格。护士执业资格考试办法由国务院卫生主管部门会同国务院人事部门制定。

第八条　申请护士执业注册的，应当向拟执业地省、自治区、直辖市人民政府卫生主管部门提出申请。收到申请的卫生主管部门应当自收到申请之日起20个工作日内做出决定，对具备本条例规定条件的，准予注册，并发给护士执业证书；对不具备本条例规定条件的，不予注册，并书面说明理由。护士执业注册有效期为5年。

第九条　护士在其执业注册有效期内变更执业地点的，应当向拟执业地省、自治区、直辖市人民政府卫生主管部门报告。收到报告的卫生主管部门应当自收到报告之日起7个工作日内为其办理变更手续。护士跨省、自治区、直辖市变更执业地点的，收到报告的卫生主管部门还应当向其原执业地省、自治区、直辖市人民政府卫生主管部门通报。

第十条　护士执业注册有效期届满需要继续执业的，应当在护士执业注册有效期届满前30日向执业地省、自治区、直辖市人民政府卫生主管部门申请延续注册。

收到申请的卫生主管部门对具备本条例规定条件的，准予延续，延续执业注册有效期为5年；对不具备本条例规定条件的，不予延续，并书面说明理由。护士有行政许可法规定的应当予以注销执业注册情形的，原注册部门应当依照行政许可法的规定注销其执业注册。

第十一条　县级以上地方人民政府卫生主管部门应当建立本行政区域的护士执业良好记录和不良记录，并将该记录记入护士执业信息系统。护士执业良好记录包括护士受到的表彰、奖励及完成政府指令性任务的情况等内容。护士执业不良记录包括护士因违反本条例及其他卫生管理法律、法规、规章或者诊疗技术规范的规定受到行政处罚或处分的情况等内容。

第三章　权利和义务

第十二条　护士执业，有按照国家有关规定获取工资报酬、享受福利待遇、参加社会保险的权利。任何单位或者个人不得克扣护士工资，降低或者取消护士福利等待遇。

第十三条　护士执业，有获得与其所从事的护理工作相适应的卫生防护、医疗保健服务的权利。从事直接接触有毒有害物质、有感染传染病危险工作的护士，有依照有关法律、行政法规的规定接受职业健康监护的权利；患职业病的，有依照有关法律、行政法规的规定获得赔偿的权利。

第十四条　护士有按照国家有关规定获得与本人业务能力和学术水平相应的专业技术职务、职称的权利；有参加专业培训、从事学术研究和交流、参加行业协会和专业学术团体的权利。

第十五条　护士有获得疾病诊疗、护理相关信息的权利和其他与履行护理职责相关的权利，可以对医疗卫生机构和卫生主管部门的工作提出意见和建议。

第十六条　护士执业，应当遵守法律、法规、规章和诊疗技术规范的规定。

第十七条　护士在执业活动中，发现患者病情危急，应当立即通知医师；在紧急情况下为抢救垂危患者生命，应当先行实施必要的紧急救护。护士发现医嘱违反法律、法规、规章或者诊疗技术规范规定的，应当及时向开具医嘱的医师提出；必要时，应当向该医师所在科室的负责人或者医疗卫生机构负责医疗服务管理的人员报告。

第十八条　护士应当尊重、关心、爱护患者，保护患者的隐私。

第十九条　护士有义务参与公共卫生和疾病预防控制工作。发生自然灾害、公共卫生事件等严重威胁公众生命健康的突发事件，护士应当服从县级以上人民政府卫生主管部门或者所在医疗卫生机构的安排，参加医疗救护。

第四章　医疗卫生机构的职责

第二十条　医疗卫生机构配备护士的数量不得低于国务院卫生主管部门规定的护士配备标准。

第二十一条　医疗卫生机构不得允许下列人员在本机构从事诊疗技术规范规定的护理活动：①未取得护士执业证书的人员；②未依照本条例第九条的规定办理执业地点变更手续的护士；③护士执业注册有效期届满未延续执业注册的护士。在教学、综合医院进行护理临床实习的人员应当在护士指导下开展有关工作。

第二十二条　医疗卫生机构应当为护士提供卫生防护用品，并采取有效的卫生防护措施和医疗保健措施。

第二十三条　医疗卫生机构应当执行国家有关工资、福利待遇等规定，按照国家有关规定为在本机构从事护理工作的护士足额缴纳社会保险费用，保障护士的合法权益。对在艰苦边远地区工作，或者从事直接接触有毒有害物质、有感染传染病危险工作的护士，所在医疗卫生机构应当按照国家有关规定给予津贴。

第二十四条　医疗卫生机构应当制定、实施本机构护士在职培训计划，并保证护士接受培训。护士培训应当注重新知识、新技术的应用；根据临床专科护理发展和专科护理岗位的需要，开展对护士的专科护理培训。

第二十五条　医疗卫生机构应当按照国务院卫生主管部门的规定，设置专门机构或者配备专（兼）职人员负责护理管理工作。

第二十六条　医疗卫生机构应当建立护士岗位责任制并进行监督检查。护士因不履行职责或者违反职业道德受到投诉的，其所在医疗卫生机构应当进行调查。经查证属实的，医疗卫生机构应当对护士做出处理，并将调查处理情况告知投诉人。

第五章　法律责任

第二十七条　卫生主管部门的工作人员未依照本条例规定履行职责，在护士监督管理工作中滥用职权、徇私舞弊，或者有其他失职、渎职行为的，依法给予处分；构成犯罪的，依法追究刑事责任。

第二十八条　医疗卫生机构有下列情形之一的，由县级以上地方人民政府卫生主管部门依据职责分工责令限期改正，给予警告；逾期不改正的，根据国务院卫生主管部门规定的护士配备标准和在医疗卫生机构合法执业的护士数量核减其诊疗科目，或者暂停其6个月以上1年以下执业活动；国家举办的医疗卫生机构有下列情形之一、情节严重的，还应当对负有责任的主管人员和其他直接责任人员依法给予处分：①违反本条例规定，护士的配备数量低于国务院卫生主管部门规定的护士配备标准的；②允许未取得护士执业证书的人员或者允许未依照本条例规定办理执业地点变更手续、延续执业注册有效期的护士在本机构从事诊疗技术规范规定的护理活动的。

第二十九条　医疗卫生机构有下列情形之一的，依照有关法律、行政法规的规定给予处罚；国家举办的医疗卫生机构有下列情形之一、情节严重的，还应当对负有责任的主管人员和其他直接责任人员依法给予处分：①未执行国家有关工资、福利待遇等规定的；②对在本机构从事护理工作的护士，未按照国家有关规定足额缴纳社会保险费用的；③未为护士提供卫生防护用品，或者未采取有效的卫生防护措施、医疗保健措施的；④对在艰苦边远地区工作，或者从事直接接触有毒有害物质、有感染传染病危险工作的护士，未按照国家有关规定给予津贴的。

第三十条　医疗卫生机构有下列情形之一的，由县级以上地方人民政府卫生主管部门依据职责分工责令限期改正，给予警告：①未制定、实施本机构护士在职培训计划或者未保证护士接受培训的；②未依照本条例规定履行护士管理职责的。

第三十一条　护士在执业活动中有下列情形之一的，由县级以上地方人民政府卫生主管部门依据职责分工责令改正，给予警告；情节严重的，暂停其6个月以上1年以下执业活动，直至由原发证部门吊销其护士执业证书：①发现患者病情危急未立即通知医师的；②发现医嘱违反法律、法规、规章或者诊疗技术规范的规定，未依照本条例第十七条的规定提出或者报告的；③泄露患者隐私的；④发生自然灾害、公共卫生事件等严重威胁公众生命健康的突发事件，不服从安排参加医疗救护的。护士在执业活动中造成医疗事故的，依照医疗事故处理的有关规定承担法律责任。

第三十二条　护士被吊销执业证书的，自执业证书被吊销之日起2年内不得申请执业注册。

第三十三条　扰乱医疗秩序，阻碍护士依法开展执业活动，侮辱、威胁、殴打护士，或者有其他侵犯护士合法权益行为的，由公安机关依照治安管理处罚法的规定给予处罚；构成犯罪的，依法追究刑事责任。

附 2　中华人民共和国护士管理办法

第一章　总则

第一条　为加强护士管理，提高护理质量，保障医疗和护理安全，保护护士的合法权益，制定本办法。

第二条　本办法所称护士系指按本办法规定取得《中华人民共和国护士执业证书》并经过注册的护理专业技术人员。

第三条　国家发展护理事业，促进护理学科的发展，加强护士队伍建设，重视和发挥护士在医疗、预防、保健和康复工作中的作用。

第四条　护士的执业权利受法律保护。护士的劳动受全社会的尊重。

第五条　各省、自治区、直辖市卫生行政部门负责护士的监督管理。

第二章　考试

第六条　凡申请护士执业者必须通过国家卫健委统一执业考试，取得《中华人民共和国护士执业证书》。

第七条　获得高等医学院校护理专业专科以上毕业文凭者，以及获得经省级以上卫生行政部门确认免考资格的普通中等卫生（护士）学校护理专业毕业文凭者，可以免于护士执业考试。获得其他普通中等卫生（护士）学校护理专业毕业文凭者，可以申请护士执业考试。

第八条　护士执业考试每年举行 1 次。

第九条　护士执业考试的具体办法另行制定。

第十条　符合本办法第七条规定及护士执业考试合格者，由省、自治区、直辖市卫生行政部门发给《中华人民共和国护士执业证书》。

第十一条　《中华人民共和国护士执业证书》由国家卫健委监制。

第三章　注册

第十二条　获得《中华人民共和国护士执业证书》者，方可申请护士执业注册。

第十三条　护士注册机关为执业所在地的县级卫生行政部门。

第十四条　申请首次护士注册必须填写《护士注册申请表》，缴纳注册费，并向注册机关缴验：①《中华人民共和国护士执业证书》；②身份证明；③健康检查证明；④省级卫生行政部门规定提交的其他证明。

第十五条　注册机关在受理注册申请后，应当在30日内完成审核，审核合格的，予以注册；审核不合格的，应当书面通知申请者。

第十六条　护士注册的有效期为2年。护士连续注册，在前一注册期满前60日，对《中华人民共和国护士执业证书》进行个人或集体校验注册。

第十七条　中断注册五年以上者，必须按省、自治区、直辖市卫生行政部门的规定参加临床实践3个月，并向注册机关提交有关证明，方可办理再次注册。

第十八条　有下列情形之一的，不予注册：①服刑期间；②因健康原因不能或不宜执行护理业务；③违反本办法被中止或取消注册；④其他不宜从事护士工作的。

第四章　执业

第十九条　未经护士执业注册者不得从事护士工作。护理专业在校生或毕业生进行专业实习，以及按本办法第十八条规定进行临床实践的，必须按照国家卫健委的有关规定在护士的指导下进行。

第二十条　护理员只能在护士的指导下从事临床生活护理工作。

第二十一条　护士在执业中应当正确执行医嘱，观察患者的身心状态，对患者进行科学的护理。遇紧急情况应及时通知医师并配合抢救，医师不在场时，护士应当采取力所能及的急救措施。

第二十二条　护士有承担预防保健工作、宣传防病治病知识、进行康复指导、开展健康教育、提供卫生咨询的义务。

第二十三条　护士执业必须遵守职业道德和医疗护理工作的规章制度及技术规范。

第二十四条　护士在执业中得悉就医者的隐私，不得泄露，但法律另有规定的除外。

第二十五条　遇有自然灾害、传染病流行、突发重大伤亡事故及其他严重威胁人群生命健康的紧急情况，护士必须服从卫生行政部门的调遣，参加医疗救护和预防保健工作。

第二十六条　护士依法履行职责的权利受法律保护，任何单位和个人不得侵犯。

第五章　罚则

第二十七条　违反本办法第十九条规定，未经护士执业注册从事护士工作的，由卫生行政部门予以取缔。

第二十八条　非法取得《中华人民共和国护士执业证书》的，由卫生行政部门予以缴销。

第二十九条　护士执业违反医疗护理规章制度及技术规范的，由卫生行政部门视情节予以警告、责令改正、中止注册直至取消其注册。

第三十条　违反本办法第二十六条规定，非法阻挠护士依法执业或侵犯护士人身权利的，由护士所在单位提请公安机关予以治安行政处罚；情节严重，触犯刑律的，提交司法机关依法追究刑事责任。

第三十一条　违反本办法其他规定的，由卫生行政部门视情节予以警告、责令改正、中止注册直至取消其注册。

第三十二条　当事人对行政处理决定不服的，可以依照国家法律、法规的规定申请行政复议或者提起行政诉讼。当事人对行政处理决定不履行又未在法定期限内申请复议或提起诉讼的，卫生行政部门可以申请人民法院强制执行。

附　则

第三十三条　本办法实施前已经取得护士以上技术职称者，经省、自治区、直辖市卫生行政部门审核合格，发给《中华人民共和国护士执业证书》，并准许按本办法的规定办理护士执业注册。本办法实施前从事护士工作但未取得护士职称者的执业证书颁发办法，由省、自治区、直辖市卫生行政部门根据本地区的实际情况和当事人实际水平做出具体规定。

第三十四条　境外人员申请在中华人民共和国境内从事护士工作的，必须依本办法的规定通过执业考试，取得《中华人民共和国护士执业证书》并办理注册。

第三十五条　护士申请开业及成立护理服务机构，由县级以上卫生行政部门比照医疗机构管理的有关规定审批。

第三十六条　本办法的解释权在国家卫健委。

第三十七条　本办法的实施细则由省、自治区、直辖市制定。

第三十八条　本办法自1994年1月1日起施行。

附3　中华人民共和国传染病防治法

第一章　总则

第一条　为了预防、控制和消除传染病的发生与流行，保障人体健康和公共卫生，制定本法。

第二条　国家对传染病防治实行预防为主的方针，防治结合、分类管理、依靠科学、依靠群众。

第三条　本法规定的传染病分为甲类、乙类和丙类。甲类传染病是指：鼠疫、霍乱。乙类传染病是指：传染性非典型肺炎、艾滋病、病毒性肝炎、脊髓灰质炎、人感染高致病性禽流感、麻疹、流行性出血热、狂犬病、流行性乙型脑炎、登革热、炭疽、细菌性和阿米巴性痢疾、肺结核、伤寒和副伤寒、流行性脑脊髓膜炎、百日咳、白喉、新生儿破伤风、猩红热、布鲁氏菌病、淋病、梅毒、钩端螺旋体病、血吸虫病、疟疾。丙类传染病是指：流行性感冒、流行性腮腺炎、风疹、急性出血性结膜炎、麻风病、流行性和地方性斑疹伤寒、黑热病、包虫病、丝虫病，除霍乱、细菌性和阿米巴痢疾、伤寒和副伤寒以外的感染性腹泻。国务院卫生行政部门根据传染病暴发、流行情况和危害程度，可以决定增加、减少或者调整乙类和丙类传染病病种并予以公布。

第四条　对乙类传染病中传染性非典型肺炎、炭疽中的肺炭疽和人感染高致病性禽流感，采取本法所称甲类传染病的预防、控制措施。其他乙类传染病和突发原因不明的传染病需要采取本法所称甲类传染病的预防、控制措施的，由国务院卫生行政部门及时报经国务院批准后予以公布、实施。需要解除依照前款规定采取的甲类传染病预防、控制措施的，由国务院卫生行政部门报经国务院批准后予以公布。省、自治区、直辖市人民政府对本行政区域内常见、多发的其他地方性传染病，可以根据情况决定按照乙类或者丙类传染病管理并予以公布，报国务院卫生行政部门备案。

第五条　各级人民政府领导传染病防治工作。县级以上人民政府制定传染病防治规划并组织实施，建立健全传染病防治的疾病预防控制、医疗救治和监督管理体系。

第六条　国务院卫生行政部门主管全国传染病防治及其监督管理工作。县级以上地方人民政府卫生行政部门负责本行政区域内的传染病防治及其监督管理工作。县级以上人民政府其他部门在各自的职责范围内负责传染病防治工作。军队的传染病防治工作，依照本法和国家有关规定办理，由中国人民解放军卫生主管部门实施监督管理。

第七条　各级疾病预防控制机构承担传染病监测、预测、流行病学调查、疫情报告以及其他预防、控制工作。医疗机构承担与医疗救治有关的传染病防治工作和责任区域内的传染病预防工作。城市社区和农村基层医疗机构在疾病预防控制机构的指导下，承担城市社区、农村基层相应的传染病防治工作。

第八条　国家发展现代医学和中医药等传统医学，支持和鼓励开展传染病防治的科学研究，提高传染病防治的科学技术水平。国家支持和鼓励开展传染病防治的国际合作。

第九条　国家支持和鼓励单位和个人参与传染病防治工作。各级人民政府应当完善有关制度，方便单位和个人参与防治传染病的宣传教育、疫情报告、志愿服务和捐赠活动。居民委员会、村民委员会应当组织居民、村民参与社区、农村的传染病预防与控制活动。

第十条　国家开展预防传染病的健康教育。新闻媒体应当无偿开展传染病防治和公共卫生教育的公益宣传。各级各类学校应当对学生进行健康知识和传染病预防知识的教育。医学院校应当加强预防医学教育和科学研究，对在校学生及其他与传染病防治相关人员进行预防医学教育和培训，为传染病防治工作提供技术支持。疾病预防控制机构、医疗机构应当定期对其工作人员进行传染病防治知识、技能的培训。

第十一条　对在传染病防治工作中做出显著成绩和贡献的单位和个人，给予表彰和奖励。对因参与传染病防治工作致病、致残、死亡的人员，按照有关规定给予补助、抚恤。

第十二条　在中华人民共和国领域内的一切单位和个人，必须接受疾病预防控制机构和医疗机构有关传染病的调查、检验、采集样本、隔离治疗等预防、控制措施，如实提供有关情况。疾病预防控制机构、医疗机构不得泄露涉及个人隐私的有关信息、资料。卫生行政部门及其他有关部门、疾病预防控制机构和医疗机构因违法实施行政管理或者预防、控制措施，侵犯单位和个人合法权益的，有关单位和个人可以依法申请行政复议或者提起诉讼。

第二章　传染病预防

第十三条　各级人民政府组织开展群众性卫生活动，进行预防传染病的健康教育，倡导文明健康的生活方式，提高公众对传染病的防治意识和应对能力，加强环境卫生建设，消除鼠害和蚊、蝇等病媒生物的危害。各级人民政府农业、水利、林业行政部门按照职责分工负责指导和组织消除农田、湖区、河流、牧场、林区的鼠害与血吸虫危害，以及其他传播传染病的动物和病媒生物的危害。铁路、交通、民用航空行政部门负责组织消除交通工具及相关场所的鼠害和蚊、蝇等病媒生物的危害。

第十四条　地方各级人民政府应当有计划地建设和改造公共卫生设施，改善饮用水卫生条件，对污水、污物、粪便进行无害化处置。

第十五条　国家实行有计划的预防接种制度。国务院卫生行政部门和省、自治区、直辖市人民政府卫生行政部门，根据传染病预防、控制的需要，制定传染病预防接种规划并组织实施。用于预防接种的疫苗必须符合国家质量标准。国家对儿童实行预防接种证制度。国家免疫规划项目的预防接种实行免费。医疗机构、疾病预防控制机构与儿童的监护人应当相互配合，保证儿童及时接受预防接种。具体办法由国务院制定。

第十六条　国家和社会应当关心、帮助传染病患者、病原携带者和疑似传染病患者，使其得到及时救治。任何单位和个人不得歧视传染病患者、病原携带者和疑似传染病患者。传染病患者、病原携带者和疑似传染病患者，在治愈前或者在排除传染病嫌疑前，不得从事法律、行政法规和国务院卫生行政部门规定禁止从事的易使该传染病扩散的工作。

第十七条　国家建立传染病监测制度。国务院卫生行政部门制定国家传染病监测规划和方案。省、自治区、直辖市人民政府卫生行政部门根据国家传染病监测规划和方案，制定本行政区域的传染病监测计划和工作方案。各级疾病预防控制机构对传染病的发生、流行以及影响其发生、流行的因素，进行监测；对国外发生、国内尚未发生的传染病或者国内新发生的传染病，进行监测。

第十八条　各级疾病预防控制机构在传染病预防控制中履行下列职责：①实施传染病预防控制规划、计划和方案；②收集、分析和报告传染病监测信息，预测传染病的发生、流行趋势；③开展对传染病疫情和突发公共卫生事件的流行病学调查、现场处理及其效果评价；④开展传染病实验室检测、诊断、病原学鉴定；⑤实施免疫规划，负责预防性生物制品的使用管理；⑥开展健康教育、咨询，普及传染病防治知识；⑦指导、培训下级疾病预防控制机构及其工作人员开展传染病监测工作；⑧开展传染病防治应用性研究和卫生评价，提供技术咨询。国家、省级疾病预防控制机构负责对传染病发生、流行及分布进行监测，对重大传染病流行趋势进行预测，提出预防控制对策，参与并指导对暴发的疫情进行调查处理，开展传染病病原学鉴定，建立检测质量控制体系，开展应用性研究和卫生评价。设区的市和县级疾病预防控制机构负责传染病预防控制规划、方案的落实，组织实施免疫、消毒、控制病媒生物的危害，普及传染病防治知识，负责本地区疫情和突发公共卫生事件监测、报告，开展流行病学调查和常见病原微生物检测。

第十九条　国家建立传染病预警制度。国务院卫生行政部门和省、自治区、直辖市人民政府根据传染病发生、流行趋势的预测，及时发出传染病预警，根据情况予以公布。

第二十条　县级以上地方人民政府应当制定传染病预防、控制预案，报上一级人民政府备案。传染病预防、控制预案应当包括以下主要内容：①传染病预防控制指挥部的组成和相关部门的职责；②传染病的监测、信息收集、分析、报告、通报制度；③疾病预防控制机构、医疗机构在发生传染病疫情时的任务与职责；④传染病暴发、流行情况的分级以及相应的应急工作方案；⑤传染病预防、疫点疫区现场控制，应急设施、设备、救治药品和医疗器械以及其他物资和技术的储备与调用。地方人民政府和疾病预防控制机构接到国务院卫生行政部门或者省、自治区、直辖市人民政府发出的传染病预警后，应当按照传染病预防、控制预案，采取相应的预防、控制措施。

第二十一条　医疗机构必须严格执行国务院卫生行政部门规定的管理制度、操作规范，防止传染病的医源性感染和医院感染。医疗机构应当确定专门的部门或者人员，承担传染病疫情报告、本单位的传染病预防、控制及责任区域内的传染病预防工作；承担医疗活动中与医院感染有关的危险因素监测、安全防护、消毒、隔离和医疗废物处置工作。疾病预防控制机构应当指定专门人员负责对医疗机构内传染病预防工作进行指导、考核，开展流行病学调查。

第二十二条　疾病预防控制机构、医疗机构的实验室和从事病原微生物实验的单位，应当符合国家规定的条件和技术标准，建立严格的监督管理制度，对传染病病原体样本按照规定的措施实行严格监督管理，严防传染病病原体的实验室感染和病原微生物的扩散。

第二十三条　采供血机构、生物制品生产单位必须严格执行国家有关规定，保证血液、血液制品的质量。禁止非法采集血液或者组织他人出卖血液。疾病预防控制机构、医疗机构使用血液和血液制品，必须遵守国家有关规定，防止因输入血液、使用血液制品引起经血液传播疾病的发生。

第二十四条　各级人民政府应当加强艾滋病的防治工作，采取预防、控制措施，防止艾滋病的传播。具体办法由国务院制定。

第二十五条　县级以上人民政府农业、林业行政部门及其他有关部门，依据各自的职责负责与人畜共患传染病有关的动物传染病的防治管理工作。与人畜共患传染病有关的野生动物、家畜家禽，经检疫合格后，方可出售、运输。

第二十六条　国家建立传染病菌种、毒种库。对传染病菌种、毒种和传染病检测样本的采集、保藏、携带、运输和使用实行分类管理，建立健全严格的管理制度。对可能导致甲类传染病传播的及国务院卫生行政部门规定的菌种、毒种和传染病检测样本，

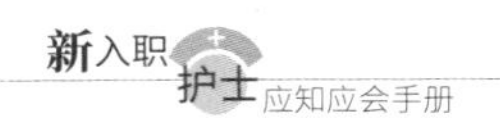

确需采集、保藏、携带、运输和使用的，须经省级以上人民政府卫生行政部门批准。具体办法由国务院制定。

第二十七条　对被传染病病原体污染的污水、污物、场所和物品，有关单位和个人必须在疾病预防控制机构的指导下或者按照其提出的卫生要求，进行严格消毒处理；拒绝消毒处理的，由当地卫生行政部门或者疾病预防控制机构进行强制消毒处理。

第二十八条　在国家确认的自然疫源地计划兴建水利、交通、旅游、能源等大型建设项目的，应当事先由省级以上疾病预防控制机构对施工环境进行卫生调查。建设单位应当根据疾病预防控制机构的意见，采取必要的传染病预防、控制措施。施工期间，建设单位应当设专人负责工地上的卫生防疫工作。工程竣工后，疾病预防控制机构应当对可能发生的传染病进行监测。

第二十九条　用于传染病防治的消毒产品、饮用水供水单位供应的饮用水和涉及饮用水卫生安全的产品，应当符合国家卫生标准和卫生规范。饮用水供水单位从事生产或者供应活动，应当依法取得卫生许可证。生产用于传染病防治的消毒产品的单位和生产用于传染病防治的消毒产品，应当经省级以上人民政府卫生行政部门审批。具体办法由国务院制定。

第三章　疫情报告、通报和公布

第三十条　疾病预防控制机构、医疗机构和采供血机构及其执行职务的人员发现本法规定的传染病疫情或者发现其他传染病暴发、流行及突发原因不明的传染病时，应当遵循疫情报告属地管理原则，按照国务院规定的或者国务院卫生行政部门规定的内容、程序、方式和时限报告。军队医疗机构向社会公众提供医疗服务，发现前款规定的传染病疫情时，应当按照国务院卫生行政部门的规定报告。

第三十一条　任何单位和个人发现传染病患者或者疑似传染病患者时，应当及时向附近的疾病预防控制机构或者医疗机构报告。

第三十二条　港口、机场、铁路疾病预防控制机构及国境卫生检疫机关发现甲类传染病患者、病原携带者、疑似传染病患者时，应当按照国家有关规定立即向国境口岸所在地的疾病预防控制机构或者所在地县级以上地方人民政府卫生行政部门报告并互相通报。

第三十三条　疾病预防控制机构应当主动收集、分析、调查、核实传染病疫情信息。接到甲类、乙类传染病疫情报告或者发现传染病暴发、流行时，应当立即报告当地卫生行政部门，由当地卫生行政部门立即报告当地人民政府，同时报告上级卫生行政部门和国务院卫生行政部门。疾病预防控制机构应当设立或者指定专门的部门、人员负责传染病疫情信息管理工作，及时对疫情报告进行核实、分析。

第三十四条　县级以上地方人民政府卫生行政部门应当及时向本行政区域内的疾病预防控制机构和医疗机构通报传染病疫情及监测、预警的相关信息。接到通报的疾病预防控制机构和医疗机构应当及时告知本单位的有关人员。

第三十五条　国务院卫生行政部门应当及时向国务院其他有关部门和各省、自治区、直辖市人民政府卫生行政部门通报全国传染病疫情及监测、预警的相关信息。毗邻的及相关的地方人民政府卫生行政部门，应当及时互相通报本行政区域的传染病疫情及监测、预警的相关信息。县级以上人民政府有关部门发现传染病疫情时，应当及时向同级人民政府卫生行政部门通报。中国人民解放军卫生主管部门发现传染病疫情时，应当向国务院卫生行政部门通报。

第三十六条　动物防疫机构和疾病预防控制机构，应当及时互相通报动物间和人间发生的人畜共患传染病疫情及相关信息。

第三十七条　依照本法的规定负有传染病疫情报告职责的人民政府有关部门、疾病预防控制机构、医疗机构、采供血机构及其工作人员，不得隐瞒、谎报、缓报传染病疫情。

第三十八条　国家建立传染病疫情信息公布制度。国务院卫生行政部门定期公布全国传染病疫情信息。省、自治区、直辖市人民政府卫生行政部门定期公布本行政区域的传染病疫情信息。传染病暴发、流行时，国务院卫生行政部门负责向社会公布传染病疫情信息，并可以授权省、自治区、直辖市人民政府卫生行政部门向社会公布本行政区域的传染病疫情信息。公布传染病疫情信息应当及时、准确。

第四章　疫情控制

第三十九条　医疗机构发现甲类传染病时，应当及时采取下列措施：①对患者、病原携带者，予以隔离治疗，隔离期限根据医学检查结果确定；②对疑似患者，确诊前在指定场所单独隔离治疗；③对医疗机构内的患者、病原携带者、疑似患者的密切接触者，在指定场所进行医学观察和采取其他必要的预防措施。拒绝隔离治疗或者隔离期未满擅自脱离隔离治疗的，可以由公安机关协助医疗机构采取强制隔离治疗措施。医疗机构发现乙类或者丙类传染病患者，应当根据病情采取必要的治疗和控制传播措施。医疗机构对本单位内被传染病病原体污染的场所、物品及医疗废物，必须依照法律、法规的规定实施消毒和无害化处置。

第四十条　疾病预防控制机构发现传染病疫情或者接到传染病疫情报告时，应当及时采取下列措施：①对传染病疫情进行流行病学调查，根据调查情况提出划定疫点、疫区的建议，对被污染的场所进行卫生处理，对密切接触者，在指定场所进行医学观察和采取其他必要的预防措施，并向卫生行政部门提出疫情控制方案；②传染病暴发、流行时，对疫点、疫区进行卫生处理，向卫生行政部门提出疫情控制方案，并按照卫生行政部门的要求采取措施；③指导下级疾病预防控制机构实施传染病预防、控制措施，组织、指导有关单位对传染病疫情的处理。

第四十一条　对已经发生甲类传染病病例的场所或者该场所内的特定区域的人员，所在地的县级以上地方人民政府可以实施隔离措施，并同时向上一级人民政府报告；接到报告的上级人民政府应当即时做出是否批准的决定。上级人民政府做出不予批准决定的，实施隔离措施的人民政府应当立即解除隔离措施。在隔离期间，实施隔离措施的人民政府应当对被隔离人员提供生活保障；被隔离人员有工作单位的，所在单位不得停止支付其隔离期间的工作报酬。隔离措施的解除，由原决定机关决定并宣布。

第四十二条　传染病暴发、流行时，县级以上地方人民政府应当立即组织力量，按照预防、控制预案进行防治，切断传染病的传播途径，必要时，报经上一级人民政府决定，可以采取下列紧急措施并予以公告：①限制或者停止集市、影剧院演出或者其他人群聚集的活动；②停工、停业、停课；③封闭或者封存被传染病病原体污染的公共饮用水源、食品及相关物品；④控制或者扑杀染疫野生动物、家畜及家禽；⑤封闭可能造成传染病扩散的场所。上级人民政府接到下级人民政府关于采取前款所列紧急措施的报告时，应当即时做出决定。紧急措施的解除，由原决定机关决定并宣布。

第四十三条　甲类、乙类传染病暴发或流行时，县级以上地方人民政府报经上一级人民政府决定，可以宣布本行政区域部分或者全部为疫区；国务院可以决定并宣布跨省、自治区、直辖市的疫区。县级以上地方人民政府可以在疫区内采取本法第四十二条规定的紧急措施，并可以对出入疫区的人员、物资和交通工具实施卫生检疫。省、自治区、直辖市人民政府可以决定对本行政区域内的甲类传染病疫区实施封锁；但是，封锁大、中城市的疫区或者封锁跨省、自治区、直辖市的疫区，以及封锁疫区导致中断干线交通或者封锁国境的，由国务院决定。疫区封锁的解除，由原决定机关决定并宣布。

第四十四条　发生甲类传染病时，为了防止该传染病通过交通工具及其乘运的人员、物资传播，可以实施交通卫生检疫。具体办法由国务院制定。

第四十五条　传染病暴发、流行时，根据传染病疫情控制的需要，国务院有权在全国范围或者跨省、自治区、直辖市范围内，县级以上地方人民政府有权在本行政区域内紧急调集人员或者调用储备物资，临时征用房屋、交通工具及相关设施和设备。紧急调集人员的，应当按照规定给予合理报酬。临时征用房屋、交通工具及相关设施和设备的，应当依法给予补偿；能返还的，应当及时返还。

第四十六条　患甲类传染病、炭疽死亡的，应当将尸体立即进行卫生处理，就近火化。患其他传染病死亡的，必要时，应当将尸体进行卫生处理后火化或者按照规定深埋。为了查找传染病病因，医疗机构在必要时可以按照国务院卫生行政部门的规定，对传染病患者尸体或者疑似传染病患者尸体进行解剖查验，并应当告知死者家属。

第四十七条　疫区中被传染病病原体污染或者可能被传染病病原体污染的物品，经消毒可以使用的，应当在当地疾病预防控制机构的指导下，进行消毒处理后，方可使用、出售和运输。

第四十八条　发生传染病疫情时，疾病预防控制机构和省级以上人民政府卫生行政部门指派的其他与传染病有关的专业技术机构，可以进入传染病疫点、疫区进行调查、采集样本、技术分析和检验。

第四十九条　传染病暴发、流行时，药品和医疗器械生产、供应单位应当及时生产、供应防治传染病的药品和医疗器械。铁路、交通、民用航空经营单位必须优先运送处理传染病疫情的人员及防治传染病的药品和医疗器械。县级以上人民政府有关部门应当做好组织协调工作。

第五章　医疗救治

第五十条　县级以上人民政府应当加强和完善传染病医疗救治服务网络的建设，指定具备传染病救治条件和能力的医疗机构承担传染病救治任务，或者根据传染病救治需要设置传染病医院。

第五十一条　医疗机构的基本标准、建筑设计和服务流程，应当符合预防传染病医院感染的要求。医疗机构应当按照规定对使用的医疗器械进行消毒；对按照规定1次使用的医疗器具，应当在使用后予以销毁。医疗机构应当按照国务院卫生行政部门规定的传染病诊断标准和治疗要求，采取相应措施，提高传染病医疗救治能力。

第五十二条　医疗机构应当对传染病患者或者疑似传染病患者提供医疗救护、现场救援和接诊治疗，书写病历记录以及其他有关资料，并妥善保管。医疗机构应当实行传染病预检、分诊制度；对传染病患者、疑似传染病患者，应当引导至相对隔离的分诊点进行初诊。医疗机构不具备相应救治能力的，应当将患者及其病历记录复印件一并转至具备相应救治能力的医疗机构。具体办法由国务院卫生行政部门规定。

第六章　监督管理

第五十三条　县级以上人民政府卫生行政部门对传染病防治工作履行下列监督检查职责：①对下级人民政府卫生行政部门履行本法规定的传染病防治职责进行监督检查；②对疾病预防控制机构、医疗机构的传染病防治工作进行监督检查；③对采供血机构的采供血活动进行监督检查；④对用于传染病防治的消毒产品及其生产单位进行监督检查，并对饮用水供水单位从事生产或者供应活动及涉及饮用水卫生安全的产品进行监督检查；⑤对传染病菌种、毒种和传染病检测样本的采集、保藏、携带、运输、使用进行监督检查；⑥对公共场所和有关单位的卫生条件和传染病预防、控制措施进行监督检查。省级以上人民政府卫生行政部门负责组织对传染病防治重大事项的处理。

第五十四条　县级以上人民政府卫生行政部门在履行监督检查职责时，有权进入被检查单位和传染病疫情发生现场调查取证，查阅或者复制有关的资料和采集样本。被检查单位应当予以配合，不得拒绝、阻挠。

第五十五条　县级以上地方人民政府卫生行政部门在履行监督检查职责时，发现被传染病病原体污染的公共饮用水源、食品及相关物品，如不及时采取控制措施可能导致传染病传播、流行的，可以采取封闭公共饮用水源、封存食品及相关物品或者暂停销售的临时控制措施，并予以检验或者进行消毒。经检验，属于被污染的食品，应当予以销毁；对未被污染的食品或者经消毒后可以使用的物品，应当解除控制措施。

第五十六条　卫生行政部门工作人员依法执行职务时，应当不少于两人，并出示执法证件，填写卫生执法文书。卫生执法文书经核对无误后，应当由卫生执法人员和当事人签名。当事人拒绝签名的，卫生执法人员应当注明情况。

第五十七条　卫生行政部门应当依法建立健全内部监督制度，对其工作人员依据法定职权和程序履行职责的情况进行监督。上级卫生行政部门发现下级卫生行政部门不及时处理职责范围内的事项或者不履行职责的，应当责令纠正或者直接予以处理。

第五十八条　卫生行政部门及其工作人员履行职责，应当自觉接受社会和公民的监督。单位和个人有权向上级人民政府及其卫生行政部门举报违反本法的行为。接到举报的有关人民政府或者其卫生行政部门，应当及时调查处理。

第七章 保障措施

第五十九条 国家将传染病防治工作纳入国民经济和社会发展计划，县级以上地方人民政府将传染病防治工作纳入本行政区域的国民经济和社会发展计划。

第六十条 县级以上地方人民政府按照本级政府职责负责本行政区域内传染病预防、控制、监督工作的日常经费。国务院卫生行政部门会同国务院有关部门，根据传染病流行趋势，确定全国传染病预防、控制、救治、监测、预测、预警、监督检查等项目。中央财政对困难地区实施重大传染病防治项目给予补助。省、自治区、直辖市人民政府根据本行政区域内传染病流行趋势，在国务院卫生行政部门确定的项目范围内，确定传染病预防、控制、监督等项目，并保障项目的实施经费。

第六十一条 国家加强基层传染病防治体系建设，扶持贫困地区和少数民族地区的传染病防治工作。地方各级人民政府应当保障城市社区、农村基层传染病预防工作的经费。

第六十二条 国家对患有特定传染病的困难人群实行医疗救助，减免医疗费用。具体办法由国务院卫生行政部门会同国务院财政部门等部门制定。

第六十三条 县级以上人民政府负责储备防治传染病的药品、医疗器械和其他物资，以备调用。

第六十四条 对从事传染病预防、医疗、科研、教学、现场处理疫情的人员，以及在生产、工作中接触传染病病原体的其他人员，有关单位应当按照国家规定，采取有效的卫生防护措施和医疗保健措施，并给予适当的津贴。

第八章 法律责任

第六十五条 地方各级人民政府未依照本法的规定履行报告职责，或者隐瞒、谎报、缓报传染病疫情，或者在传染病暴发、流行时，未及时组织救治、采取控制措施的，由上级人民政府责令改正，通报批评；造成传染病传播、流行或者其他严重后果的，对负有责任的主管人员，依法给予行政处分；构成犯罪的，依法追究刑事责任。

第六十六条 县级以上人民政府卫生行政部门违反本法规定，有下列情形之一的，由本级人民政府、上级人民政府卫生行政部门责令改正，通报批评；造成传染病传播、流行或者其他严重后果的，对负有责任的主管人员和其他直接责任人员，依法给予行政处分；构成犯罪的，依法追究刑事责任：①未依法履行传染病疫情通报、报告或者公布职责，或者隐瞒、谎报、缓报传染病疫情的；②发生或者可能发生传染病传播时未及时采取预防、控制措施的；③未依法履行监督检查职责，或者发现违法行为不及时查处的；④未及时调查、处理单位和个人对下级卫生行政部门不履行传染病防治职责的举报的；⑤违反本法的其他失职、渎职行为。

第六十七条　县级以上人民政府有关部门未依照本法的规定履行传染病防治和保障职责的，由本级人民政府或者上级人民政府有关部门责令改正，通报批评；造成传染病传播、流行或者其他严重后果的，对负有责任的主管人员和其他直接责任人员，依法给予行政处分；构成犯罪的，依法追究刑事责任。

第六十八条　疾病预防控制机构违反本法规定，有下列情形之一的，由县级以上人民政府卫生行政部门责令限期改正，通报批评，给予警告；对负有责任的主管人员和其他直接责任人员，依法给予降级、撤职、开除的处分，并可以依法吊销有关责任人员的执业证书；构成犯罪的，依法追究刑事责任：①未依法履行传染病监测职责的；②未依法履行传染病疫情报告、通报职责，或者隐瞒、谎报、缓报传染病疫情的；③未主动收集传染病疫情信息，或者对传染病疫情信息和疫情报告未及时进行分析、调查、核实的；④发现传染病疫情时，未依据职责及时采取本法规定的措施的；⑤故意泄露传染病患者、病原携带者、疑似传染病患者、密切接触者涉及个人隐私的有关信息或资料的。

第六十九条　医疗机构违反本法规定，有下列情形之一的，由县级以上人民政府卫生行政部门责令改正，通报批评，给予警告；造成传染病传播、流行或者其他严重后果的，对负有责任的主管人员和其他直接责任人员，依法给予降级、撤职、开除的处分，并可以依法吊销有关责任人员的执业证书；构成犯罪的，依法追究刑事责任：①未按照规定承担本单位的传染病预防、控制工作、医院感染控制任务和责任区域内的传染病预防工作的；②未按照规定报告传染病疫情，或者隐瞒、谎报、缓报传染病疫情的；③发现传染病疫情时，未按照规定对传染病患者、疑似传染病患者提供医疗救护、现场救援、接诊、转诊的，或者拒绝接受转诊的；④未按照规定对本单位内被传染病病原体污染的场所、物品以及医疗废物实施消毒或者无害化处置的；⑤未按照规定对医疗器械进行消毒，或者对按照规定 1 次使用的医疗器具未予销毁，再次使用的；⑥在医疗救治过程中未按照规定保管医学记录资料的；⑦故意泄露传染病患者、病原携带者、疑似传染病患者、密切接触者涉及个人隐私的有关信息或资料的。

第七十条　采供血机构未按照规定报告传染病疫情，或者隐瞒、谎报、缓报传染病疫情，或者未执行国家有关规定，导致因输入血液引起经血液传播疾病发生的，由县级以上人民政府卫生行政部门责令改正，通报批评，给予警告；造成传染病传播、流行或者其他严重后果的，对负有责任的主管人员和其他直接责任人员，依法给予降级、撤职、开除的处分，并可以依法吊销采供血机构的执业许可证；构成犯罪的，依法追究刑事责任。非法采集血液或者组织他人出卖血液的，由县级以上人民政府卫生行政部门予以取缔，没收违法所得，可以并处十万元以下的罚款；构成犯罪的，依法追究刑事责任。

第七十一条　国境卫生检疫机关、动物防疫机构未依法履行传染病疫情通报职责的，由有关部门在各自职责范围内责令改正，通报批评；造成传染病传播、流行或者其他严重后果的，对负有责任的主管人员和其他直接责任人员，依法给予降级、撤职、开除的处分；构成犯罪的，依法追究刑事责任。

第七十二条　铁路、交通、民用航空经营单位未依照本法的规定优先运送处理传染病疫情的人员以及防治传染病的药品和医疗器械的，由有关部门责令限期改正，给予警告；造成严重后果的，对负有责任的主管人员和其他直接责任人员，依法给予降级、撤职、开除的处分。

第七十三条　违反本法规定，有下列情形之一，导致或者可能导致传染病传播、流行的，由县级以上人民政府卫生行政部门责令限期改正，没收违法所得，可以并处五万元以下的罚款；已取得许可证的，原发证部门可以依法暂扣或者吊销许可证；构成犯罪的，依法追究刑事责任：①饮用水供水单位供应的饮用水不符合国家卫生标准和卫生规范的；②涉及饮用水卫生安全的产品不符合国家卫生标准和卫生规范的；③用于传染病防治的消毒产品不符合国家卫生标准和卫生规范的；④出售、运输疫区中被传染病病原体污染或者可能被传染病病原体污染的物品，未进行消毒处理的；⑤生物制品生产单位生产的血液制品不符合国家质量标准的。

第七十四条　违反本法规定，有下列情形之一的，由县级以上地方人民政府卫生行政部门责令改正，通报批评，给予警告，已取得许可证的，可以依法暂扣或者吊销许可证；造成传染病传播、流行及其他严重后果的，对负有责任的主管人员和其他直接责任人员，依法给予降级、撤职、开除的处分，并可以依法吊销有关责任人员的执业证书；构成犯罪的，依法追究刑事责任：①疾病预防控制机构、医疗机构和从事病原微生物实验的单位，不符合国家规定的条件和技术标准，对传染病病原体样本未按照规定进行严格管理，造成实验室感染和病原微生物扩散的；②违反国家有关规定，采集、保藏、携带、运输和使用传染病菌种、毒种和传染病检测样本的；③疾病预防控制机构、医疗机构未执行国家有关规定，导致因输入血液、使用血液制品引起经血液传播疾病发生的。

第七十五条　未经检疫出售、运输与人畜共患传染病有关的野生动物、家畜家禽的，由县级以上地方人民政府畜牧兽医行政部门责令停止违法行为，并依法给予行政处罚。

第七十六条　在国家确认的自然疫源地兴建水利、交通、旅游、能源等大型建设项目，未经卫生调查进行施工的，或者未按照疾病预防控制机构的意见采取必要的传染病预防、控制措施的，由县级以上人民政府卫生行政部门责令限期改正，给予警告，处五千元以上三万元以下的罚款；逾期不改正的，处三万元以上十万元以下的罚款，并可以提请有关人民政府依据职责权限，责令停建、关闭。

第七十七条　单位和个人违反本法规定，导致传染病传播、流行，给他人人身、财产造成损害的，应当依法承担民事责任。

第九章　附则

第七十八条　本法中下列用语的含义：①传染病患者、疑似传染病患者：指根据国务院卫生行政部门发布的《中华人民共和国传染病防治法规定管理的传染病诊断标准》，符合传染病患者和疑似传染病患者诊断标准的人；②病原携带者：指感染病原体无临床症状但能排出病原体的人；③流行病学调查：指对人群中疾病或者健康状况的分布及其决定因素进行调查研究，提出疾病预防控制措施及保健对策；④疫点：指病原体从传染源向周围播散的范围较小或者单个疫源地；⑤疫区：指传染病在人群中暴发、流行，其病原体向周围播散时所能波及的地区；⑥人畜共患传染病：指人与脊椎动物共同罹患的传染病，如鼠疫、狂犬病、血吸虫病等；⑦自然疫源地：指某些可引起人类传染病的病原体在自然界的野生动物中长期存在和循环的地区；⑧病媒生物：指能够将病原体从人或者其他动物传播给人的生物，如蚊、蝇、蚤类等；⑨医源性感染：指在医学服务中，因病原体传播引起的感染；⑩医院感染：指住院患者在医院内获得的感染，包括在住院期间发生的感染和在医院内获得出院后发生的感染，但不包括入院前已开始或者入院时已处于潜伏期的感染，医院工作人员在医院内获得的感染也属医院感染；⑪实验室感染：指从事实验室工作时，因接触病原体所致的感染；⑫菌种、毒种：指可能引起本法规定的传染病发生的细菌菌种、病毒毒种；⑬消毒：指用化学、物理、生物的方法杀灭或者消除环境中的病原微生物；⑭疾病预防控制机构：指从事疾病预防控制活动的疾病预防控制中心及与上述机构业务活动相同的单位；

⑮医疗机构：指按照《医疗机构管理条例》取得医疗机构执业许可证，从事疾病诊断、治疗活动的机构。

第七十九条　传染病防治中有关食品、药品、血液、水、医疗废物和病原微生物的管理及动物防疫和国境卫生检疫，本法未规定的，分别适用其他有关法律、行政法规的规定。

第八十条　本法自2004年12月1日起施行。

附4　中华人民共和国侵权责任法（医疗损害责任）

第七章　医疗损害责任

第五十四条　患者在诊疗活动中受到损害，医疗机构及其医务人员有过错的，由医疗机构承担赔偿责任。

第五十五条　医务人员在诊疗活动中应当向患者说明病情和医疗措施。需要实施手术、特殊检查、特殊治疗的，医务人员应当及时向患者说明医疗风险、替代医疗方案等情况，并取得其书面同意；不宜向患者说明的，应当向患者的近亲属说明，并取得其书面同意。医务人员未尽到前款义务，造成患者损害的，医疗机构应当承担赔偿责任。

第五十六条　因抢救生命垂危的患者等紧急情况，不能取得患者或者其近亲属意见的，经医疗机构负责人或者授权的负责人批准，可以立即实施相应的医疗措施。

第五十七条　医务人员在诊疗活动中未尽到与当时的医疗水平相应的诊疗义务，造成患者损害的，医疗机构应当承担赔偿责任。

第五十八条　患者有损害，因下列情形之一的，推定医疗机构有过错：①违反法律、行政法规、规章及其他有关诊疗规范的规定；②隐匿或者拒绝提供与纠纷有关的病历资料；③伪造、篡改或者销毁病历资料。

第五十九条　因药品、消毒药剂、医疗器械的缺陷，或者输入不合格的血液造成患者损害的，患者可以向生产者或者血液提供机构请求赔偿，也可以向医疗机构请求赔偿。患者向医疗机构请求赔偿的，医疗机构赔偿后，有权向负有责任的生产者或者血液提供机构追偿。

第六十条　患者有损害，因下列情形之一的，医疗机构不承担赔偿责任：①患者或者其近亲属不配合医疗机构进行符合诊疗规范的诊疗；②医务人员在抢救生命垂危的患者等紧急情况下已经尽到合理诊疗义务；③限于当时的医疗水平难以诊疗。前款第一项情形中，医疗机构及其医务人员也有过错的，应当承担相应的赔偿责任。

第六十一条　医疗机构及其医务人员应当按照规定填写并妥善保管住院志、医嘱单、检验报告、手术及麻醉记录、病理资料、护理记录、医疗费用等病历资料。患者要求查阅、复制前款规定的病历资料的，医疗机构应当提供。

第六十二条　医疗机构及其医务人员应当对患者的隐私保密。泄露患者隐私或者未经患者同意公开其病历资料，造成患者损害的，应当承担侵权责任。

第六十三条　医疗机构及其医务人员不得违反诊疗规范实施不必要的检查。

第六十四条　医疗机构及其医务人员的合法权益受法律保护。干扰医疗秩序，妨害医务人员工作、生活的，应当依法承担法律责任。

参考文献

[1] 中华人民共和国国务院 . 护士条例 [M]. 北京：中国法制出版社，2008.

[2] 中华人民共和国护士管理办法（第 31 号）[J]. 中国卫生事业管理，1993（6）：287-289.

[3] 全国人民代表大会常务委员会 . 中华人民共和国传染病防治法 [M]. 北京：中国法制出版社，2013.

[4] 全国人民代表大会常务委员会 . 中华人民共和国侵权责任法 [M]. 北京：中国法制出版社，2010.

[5] 燕铁斌 . 康复护理学 [M].3 版 . 北京：人民卫生出版社，2012.

[6] 郑彩娥，李秀云 . 实用康复护理学 [M]. 北京：人民卫生出版社出版，2012.

[7] 陈爱萍，谢家兴 . 实用康复护理学 [M]. 北京：中国医药科技出版社，2018.

[8] 曹伟新，李乐之 . 外科护理学 [M].4 版 . 北京：人民卫生出版社，2006.

[9] 尤黎明，吴瑛 . 内科护理学 [M].4 版 . 北京：人民卫生出版社，2008.

[10] 霍孝蓉 . 护理常规 [M]. 南京：东南大学出版社，2013.

[11] 李优优，符雅屏 . 康复科住院患者口服药管理中引入品管圈的价值 [J]. 中医药管理杂志，2017，25（13）：89-90.

[12] 韩美林，郭海洋 . 品管圈活动在提高康复科住院患者口服药规范服用率中的应用效果 [J]. 护理研究，2014，28（47）：2278-2279.

[13] 林丽跃，王美兰，谢强丽，等 . 持续质量改进在为老年患者发放口服药管理中的应用体会 [J]. 解放军护理杂志，2011，28（18）：60-61.

[14] 谢婉花，陈怡禄，和凡 . 基于 JCI 标准的高危药品管理的实践 [J]. 中华护理杂志，2014，49（10）：1222-1225.

[15] 梁琴，杨长萍，樊安之 . 肿瘤化疗药物渗漏的预防与处理 [J]. 中华肿瘤防治杂志，2018，25（S1）：309-310.

[16] 陈君华 . 如何保护静脉化疗患者的血管 [J]. 中华护理杂志，1994，2：90-92.

[17] 韩玉芳，王玉玲 . 安全静脉输液护理实践指南 [M]. 青岛：青岛出版社，2014.

[18] 佟青，张钊华，刘馨 . 医院感染规范化管理与控制 [M]. 北京：人民军医出版社，2012.

[19] 李居凤 . 医院感染管理手册 [M]. 上海：上海交通大学出版社，2011.

[20] 蒋艳，刘素珍，王颖 . 新冠肺炎防控医院护理工作指南 [M]. 成都：四川科学技术出版社，2020.

[21] 魏丽丽 . 黄霞，祝凯 . 临床护士职业礼仪手册 [M]. 北京：科学出版社，2019.

[22] 屈红，王非凡，潘群 . 临床护理应急预案与处理流程 [M]. 北京：科学出版社，2019.

[23] 靳斓 . 医护礼仪与医患沟通技巧 [M]. 北京：中国经济出版社，2018.

[24] 陈娜，陆连生 . 内科疾病观察与护理技能 [M]. 北京：中国医药科技出版社，2019.

[25] 石会乔，魏静 . 外科疾病观察与护理技能 [M]. 北京：中国医药科技出版社，2019.

[26] 周会兰 . 急危重症护理学 [M]. 北京：人民卫生出版社，2013.

[27] 苏冠华，王朝晖 . 临床用药速查手册 [M]. 北京：中国协和医科大学出版社，2011.

[28] 吴东，李骥 . 北京协和医院内科住院医师手册 [M]. 北京：人民卫生出版社，2012.

[29] 芦良花，张红梅，臧舒婷 . 实用急诊急救护理手册 [M]. 郑州：河南科学技术出版社，2017.

[30] 姜安丽，石琴 . 新编护理学基础 [M]. 北京：高等教育出版社，1999.